妇产科疾病
规范化治疗与进展

FUCHANKE JIBING
GUIFANHUA ZHILIAO YU JINZHAN

主编 张存虎 许金平 马红梅 孙莉娜

U0311345

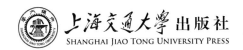

上海交通大学 出版社
SHANGHAI JIAO TONG UNIVERSITY PRESS

内容提要

本书从妇产科临床工作的实际需求出发，充分汲取国内外新理论、新技术、新方法，紧密结合临床实践经验，系统性地阐述了妇产科临床的相关内容。本书内容翔实、条理清晰，适合各级医院妇产科医师及医学院校师生参考使用。

图书在版编目（CIP）数据

妇产科疾病规范化治疗与进展 / 张存虎等主编. ‑‑
上海 ：上海交通大学出版社，2022.9
ISBN 978‑7‑313‑27330‑7

Ⅰ．①妇… Ⅱ．①张… Ⅲ．①妇产科病－诊疗 Ⅳ.
①R71

中国版本图书馆CIP数据核字（2022）第156654号

妇产科疾病规范化治疗与进展
FUCHANKE JIBING GUIFANHUA ZHILIAO YU JINZHAN

主　　编：张存虎　许金平　马红梅　孙莉娜			
出版发行：上海交通大学出版社	地　　址：上海市番禺路951号
邮政编码：200030	电　　话：021‑64071208
印　　制：广东虎彩云印刷有限公司	
开　　本：710mm×1000mm 1/16	经　　销：全国新华书店
字　　数：244千字	印　　张：14.5
版　　次：2023年1月第1版	插　　页：2
书　　号：ISBN 978‑7‑313‑27330‑7	印　　次：2023年1月第1次印刷
定　　价：128.00元	

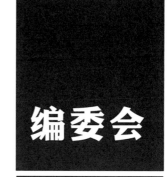

编委会

主 编

张存虎（山东省阳谷县人民医院）

许金平（山东颐养健康集团肥城医院）

马红梅（山东省微山县人民医院）

孙莉娜（山东省威海市立第三医院）

副主编

王 耸（山东省青岛市第八人民医院）

李碧容（贵州省遵义市习水县中医医院）

梁惠珍（湖南省妇幼保健院）

强春花（甘肃省天祝藏族自治县人民医院）

前言

FOREWORD

妇产科是临床医学四大主要学科之一,与内科、外科、儿科等有密切联系。近年来,随着科学技术的发展和医疗技术的进步,妇产科疾病诊疗水平得到不断提升,出现了许多新理论、新方法和新技术。同时,现代分子生物学、肿瘤学、遗传学、生殖内分泌学及免疫学等医学理论的深入研究和临床检测技术的进步,深化了妇产科学的发展。长期以来,讲述妇产科疾病治疗的出版物在市场上屡见不鲜,但大多未能做到紧密结合临床实践,也未能汲取新的理论与技术。为了介绍妇产科领域的新知识,提高妇产科基层医师的临床诊疗水平,规范治疗流程,我们编写了《妇产科疾病规范化治疗与进展》一书。

本书在编写时紧密结合实践经验,贴近临床实际,内容共 10 章。开篇介绍了女性生殖系统的解剖结构;随后对妇产科的常见症状和常用检查方法进行了详细叙述,其中重点讲述了女性生殖器官影像学检查;而后对妇科常见疾病展开了阐述,包括妇科炎症、内分泌疾病、肿瘤,还涉及了妇科疾病的腹腔镜治疗;接着论述了妊娠与分娩过程中几种常见异常情况的处理;结尾对缩宫素应用、人工破膜等助产术进行了详细介绍。本书立足于妇产科临床实际需求,并汲取国内外新理论、新技术,内容涵盖面广,条理清晰、逻辑通顺,是一本集实用性和科学性于一体的参考书。书中涉及较多妇产科治疗的新进展,有利于提高临床医师的理论知识水平,同时也有助于提高临床医师的诊疗水平。本书适合各级医院临床医师和医学院校师生阅读学习。

　　由于知识水平和工作经验有限,医学技术发展飞速,加之编写时间较为仓促,书中难免存在疏漏和错误,敬请广大读者批评指正,以便日臻完善。

　　　　　　　　　　　　　　　　《妇产科疾病规范化治疗与进展》编委会
　　　　　　　　　　　　　　　　2022 年 4 月

目录
CONTENTS

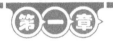

女性生殖系统解剖

第一节 外 阴

女性外阴是由阴阜、大阴唇、小阴唇、阴蒂和开口于阴道前庭的腺体结构组成。其大小、形态及各结构的色泽、阴毛的分布,在不同种族和个体中差异很大。女性阴毛的正常分布呈倒三角形,基底位于阴阜上正中,但约有 25% 的正常妇女的阴毛可沿腹白线向上延伸。阴毛的类型部分取决于个体的色素沉着,从黑人的浓密、粗大、卷曲型到东方妇女的稀少、纤细、毫毛型变化不等。外阴各结构的长度和大小受骨盆结构的影响,同时也影响着会阴区各外生殖器的位置。女性各外生殖器在男性都有相应的结构。

一、大阴唇

(一)表面解剖

大阴唇由两个圆形隆起的组织组成,起于阴阜止于会阴,构成外阴的侧界,长 7~9 cm,宽 2~4 cm,其大小与身高、体重、种族、年龄、是否经产和骨盆的结构有关。在发生学上,这些永久的皮肤皱褶与男性的阴囊相对应,表面布满毛发,向上到阴阜的两侧。外侧面靠近股部内表面,两腿并拢时形成一深沟。大阴唇的两内侧面相对应,或被外突的小阴唇隔开。前部相对形成的裂隙为前连合,后部的裂隙不太明显称之为后连合,两唇形成的裂隙的中间部分称为会阴裂。

(二)深部结构

皮下是一层薄而发育极差的肌层称为阴唇肉膜,大部分有纤维穿行,并与表面的皮纹成直角,形成正交形态。肉膜层的深面是一薄筋膜层,由于在年轻人或老年人有大量脂肪和蜂巢组织,因此易识别。大阴唇有大量汗腺,多分布于内侧区。大阴唇的再深层是纵向肌束,其与子宫圆韧带相接并偶可在阴唇上部见到腹膜鞘突。除了在其起始部位,在大多数妇女中无法分辨阴阜提肌的存在。

(三)动脉

供应大阴唇的动脉来自阴部内、外动脉的大量吻合支。大阴唇内为一环状动脉,起自会阴动脉的分支,前外侧来自阴部外动脉和子宫圆韧带的小动脉支。来自会阴动脉的下支,起自阴部内动脉,经阴部管(Alcock 管)与阴部外动脉形成血管网的基础。这些动脉起自股部内侧,向内经臀肌和收肌,并发出分支供应肌群。最终在大阴唇内形成环状血管网,邻近卵圆窝的阔筋膜,越过圆韧带,并发出分支供应阴蒂。

(四)静脉

静脉引流广泛,并与大阴唇的吻合支形成静脉丛。另外,还与阴蒂背静脉、小阴唇静脉、会阴静脉及痔下静脉丛相连。每一侧的后股静脉都与相应的阴部外静脉相通,在其入卵圆窝前终止于大隐静脉。

(五)淋巴管

大阴唇淋巴管很丰富,有浅淋巴和深淋巴两个系统。浅淋巴系统位于皮下,深淋巴系统则位于皮下组织内。浅淋巴管从左右大阴唇上 2/3 处向耻骨联合区走行,然后反向外侧,连接于内侧的腹股沟浅淋巴结。浅表腹股沟下淋巴结也汇流来自下肢和臀部的浅表淋巴管,包括来自会阴的淋巴结。在耻骨联合区,左右侧淋巴结之间淋巴管形成吻合丛。因此,任何累及大阴唇的病变间接反射对侧腹股沟区的淋巴结。大阴唇的下部,浅部淋巴管和深部淋巴管,与会阴区共用。引流的淋巴管部分汇入浅表腹股沟淋巴结。

(六)神经

髂腹神经起源于第 1 胸椎和第 1 腰椎,在髂嵴外侧进入腹横肌和腹内斜肌之间,并分成两支:①前腹下神经沿耻骨联合表面的皮肤向前下延伸,支配大阴唇和阴蒂的上部;②游走神经走行至臀部。髂腹股沟神经起源于第 1 腰椎,行走路线略低于髂腹下神经并常与其形成吻合,髂腹股沟神经分支成许多小纤维束终止于大阴唇的上正中部。股神经(第 1～2 腰椎)穿出于腰大肌的前面,于大阴唇深层分支支配肉膜肌和位于大阴唇内的睾提肌。其腰腹股沟分支继续走行到股部股后皮神经,在第 1～2 骶椎的后分支及第 2～3 骶椎的前分支,并分成几个分支,一部分称会阴支,支配股内侧和大阴唇。阴部神经主要由第 2～4 骶椎组成,常合并第 1 骶椎的一束,发出神经纤维到大阴唇内侧。

二、小阴唇

(一)表面解剖

小阴唇是位于外阴裂内的一对皮肤皱襞，长约 5 cm，厚为 0.5～1.0 cm，宽度随年龄和经产状况而异，最窄直径 2～3 cm，最宽至 5～6 cm，表面覆以许多皱褶。小阴唇起于阴蒂基部，前端融合处连以阴蒂包皮，向后中部延伸与大阴唇后联合相会。在正中线阴蒂下方、近尿道和阴道处形成刚唇联合，在阴道前庭窝的右侧和左侧，沿处女膜终止于大阴唇系带；该系带在大阴唇后联合处的上方，在大小阴唇间形成一个深裂痕。小阴唇的皮肤光滑，有色素沉着，其颜色及膨胀程度取决于性兴奋的水平及个体色素的深浅。

(二)动脉

主要的动脉供应来自会阴浅动脉的吻合支，起于阴蒂背动脉和大阴唇内侧的动脉网，静脉丛及静脉分布也很广泛。

(三)静脉

静脉汇入会阴静脉和阴道静脉的内侧血管支，而后直接入大阴唇静脉，上入阴蒂静脉。

(四)淋巴

淋巴管向内后上与阴道下 1/3 侧与大阴唇淋巴管汇合，汇入腹股沟浅淋巴结和深淋巴结。在中线处，其与阴蒂淋巴管汇合后，继与大阴唇处的淋巴管汇合，共同汇入对侧。

(五)神经

小阴唇的神经部分来自支配大阴唇和出阴道（Alcock 管）的阴部神经纤维，这些神经分支来源于会阴神经。小阴唇和前庭部与男性尿道和阴茎皮肤同源，长约 0.5 cm 的男性尿道膜部与女性前庭中部为同源组织。

三、阴蒂

(一)表面解剖

阴蒂与阴茎背部同源，包括两个可勃起的空洞体，终止于阴蒂头冠原基。可勃起的组织，即阴蒂体，包括两个阴蒂脚和一个阴蒂头，其上有包皮，相当于阴茎包皮，阴蒂脚向两外侧延伸至外阴的前部。空洞体相当于男性包茎海绵体，在女性表现为小阴唇的血管结构。在耻骨弓的下部，有一个三角形的纤维带，延伸至阴蒂上(悬韧带)将两个角分开,向内、向下、向外靠近耻骨联合的下支。阴蒂脚位于坐骨海绵体肌下方,阴蒂头位于阴蒂脚融合末端的上方。由可勃起组织及皮肤组织构成,皮肤呈一包膜,称包皮。在其腹面,有一阴蒂系带,是小阴唇融合连接而成。

(二)动脉

阴蒂的血液供应来自阴蒂背动脉,是阴部内动脉的一个末端分支。阴部内动脉又是髂内动脉后部的末端分支。阴蒂背动脉进入阴蒂后分为两支,即阴蒂深动脉和阴蒂背动脉。在其进入阴蒂之前,向后分出一小分支供应外尿道。

(三)静脉

阴蒂的静脉回流开始于围绕阴蒂头冠部的丰富的静脉丛,沿前侧面与深部静脉汇合,继续向下与来自小阴唇、大阴唇、会阴的阴部静脉丛汇合,最后形成阴部静脉。

(四)淋巴

阴蒂的淋巴回流与小阴唇基本一致,左右两侧注入对侧的腹股沟浅表淋巴结。此外,其更广泛的网状结构进一步向下、向后注入外尿道,进入前庭的前半部分。

(五)神经

阴蒂的神经是阴部神经的末端分支。阴部神经起源于骶丛,走行于阴蒂背动脉的外侧,其分支终止于阴蒂、头冠和包皮。阴蒂头缺乏神经末梢而包皮却有丰富的神经分布,阴蒂内缺乏神经末梢分布具有临床意义。

四、前庭

(一)表面解剖

前庭部两侧为小阴唇,后为阴唇系带(或后联合),前为尿道口和阴蒂,下为处女膜环。阴道口或阴道与前庭的连接点处,外、后延伸达尿道外口的下部,称作处女膜。其形状、开口形式因年龄、经产情况及性经历而不同,开口的形式可能是幼稚型的、环形的、半圆形的、筛状的,甚至可能是闭锁的。已婚经产女性的处女膜称为处女膜痕。尿道外在阴蒂后,在其开口周围有很多黏膜皱襞,两侧和表面是尿道旁腺体的开口,大约在5和7点处,恰在处女膜环外侧,布两个丘状隆起,即前庭大腺(巴氏腺)的开口。舟状窝位于处女膜环与阴唇系带之间。前庭周围皮肤主要为复层鳞状上皮,也有少许乳突状和网状组织。

（二）动脉

前庭的血液供应是与会阴浅动脉相吻合的广泛的毛细管网，来自阴部动脉的分支在舟状窝与皮下动脉吻合。尿道前部的血液供应是阴蒂背动脉和阴道前壁奇动脉的分支。

（三）静脉

静脉回流广泛，与前面所描述的动脉网相伴行。

（四）淋巴

淋巴回流有区域性，前半部分包括尿道外部的淋巴回流与小阴唇和阴蒂的淋巴外上回流。尿道以下部分可与尿道前部分一起注入前庭的淋巴丛，终止于腹股沟浅淋巴结、腹股沟下浅淋巴结、腹股沟深淋巴结和髂外淋巴系统，舟状窝和处女膜淋巴可与阴道后壁淋巴和痔下动脉相伴而行的直肠淋巴相汇。这种区域性模式对于癌症（的扩散）有非常重大的意义。淋巴回流从阴部开始，经过前庭淋巴丛，到达腹股沟区。

（五）神经

前庭的神经基本上起源于骶丛的会阴神经，值得注意的是缺乏常见的触觉模式，处女膜环的前庭部分具有丰富的游离神经末梢（痛觉）。

五、前庭大腺

前庭大腺（或巴氏腺）的导管直径约为 5 mm，腺体位于球海绵体的外下侧，呈小管状和小泡状。有一薄薄的隔膜将其分成许多小叶，小叶中偶然可发现平滑肌纤维。上皮为立方和柱状上皮细胞，细胞质内容物为嗜酸的黏液小滴和胶状物。导管的上皮类型简单，其和前庭一样是复层鳞状上皮。分泌物为黏液样的丝状黏稠物质，pH 为碱性。分泌物在性活动中起积极作用。然而，30 岁后腺体开始萎缩和减少。前庭大腺的动脉供应来自球海绵肌上的动脉的一个分支。静脉回流和球海绵体基本一致。淋巴回流直接注入前庭淋巴丛，沿痔下淋巴管进入阴道后壁，也可经会阴引入腹股沟区。前庭大腺的神经来自会阴神经的一个小分支，直接穿入其组织内。

六、外生殖器的肌肉

女性外生殖器和海绵体的肌肉与男性相应的部分同源，但发育并不太好。

（一）球海绵体肌

球海绵体肌和深部的前庭球或海绵组织在中线起会阴中心腱后部，与对侧纤维相对各环绕阴道上升,覆盖前庭球:①阴蒂背部的纤维组织;②覆盖阴蒂脚的纤维被膜;③联结坐骨海绵体肌的交叉纤维处,并在结合的中下 1/3 处形成尿道纹状括约肌。血液供应源于阴部内动脉在坐骨直肠窝前部上升时分出的会阴动脉,深入到下部穿过尿生殖膈筋膜(Colles 筋膜)、坐骨海绵体肌和球海绵体肌之间后,阴部动脉发出 1～2 分支,直接进入球海绵体肌和前庭体,并向前延续,终止于阴蒂背动脉。除此之外,还向后通过痔下静脉、侧方通过会阴静脉(阴部内静脉的一个分支)引流。淋巴结主要与前庭淋巴丛伴行,在下方引流至直肠淋巴结,在前侧方与大小阴唇共同引流到腹股沟浅淋巴结,还引流球海绵体肌和前庭体上部对侧的淋巴管。

(二)坐骨海绵体肌

坐骨海绵体肌与周围海绵状组织形成一薄层肌肉,向下越过耻骨联界面中下表面,止于阴蒂底部耻骨联合的前表面,而与发出纤维分支,到达尿道中上1/3 处,组成随意括约肌的大部分。血供来自会阴动脉的分支。会阴动脉上行于球海绵体肌和坐骨海绵体肌之间,而终止于阴蒂背动脉。神经源自阴部神经会阴分支的坐骨海绵体支。

(三)横肌

会阴浅横肌起于坐骨下支和坐骨结节。其纤维横过会阴并插入会阴中心腱,与对侧横肌相接。通常会阴浅横肌、耻骨直肠肌、球海绵体肌的纤维及肛门外括约肌(偶尔)相互交错。血供来自阴部内动脉会阴支的一个分支,神经支配为阴部神经的会阴分支。

(四)感受器

在球海绵体肌和坐骨海绵肌的海绵组织中有环层小体和多纪尔小体。

(五)尿生殖膈内层

尿生殖膈内层是一个潜在的空间,取决于肌群的大小和发育、骨盆结构及经产情况。含有疏松结缔组织和脂肪组织。由会阴浅横肌和耻骨直肠肌支撑的球海绵体肌各作为在两侧的一个固着点,支撑着外阴、外生殖器及阴道。

(六)手术意义

中线会阴切开术是减少外阴、球海绵体及会阴浅横肌支持组织创伤的最有效方法。分娩时胎先露及胎体对阴道的过分撑胀形成暂时的囊状扩张,如果膨胀速度过快或膨胀超过了阴道的膨胀限度,阴道肌群便会撕裂,常于阴道前壁形成楔状沟,于后壁形成舌状突出。因此,阴道和外阴恢复到非孕状态取决于产时肌肉的紧张度和阴道的膨胀程度。

第二节 骨 盆

骨盆是一个盆状的骨环,是躯干的远端边缘,位于下肢骨上方并支撑脊柱。由两块髋骨组成,左右各一块,在前面相融合,在后面与骶骨相连接。骨盆可分为上方的假骨盆(又称大骨盆)和下方的真骨盆(又称小骨盆),假骨盆主要由髂耻连线上方的空间组成,包括两个髂窝及其之间的部分;真骨盆位于髂耻连线以下,前方由耻骨组成,后方由骶尾骨组成,侧面由坐骨和髂骨的一小部分组成。

一、髋骨

髋骨包括髂骨、坐骨和耻骨三部分。

(一)髂骨

髂骨由上方的髂骨翼和下方肥厚的骨体组成。髂骨体构成髋臼的上部,与坐骨和耻骨相连。髂骨内侧面是一个大的凹窝,前部是髂窝,后部较小,由粗糙的髂结节组成,较低部分是与骶骨相连的大关节面。髂窝的内下界有一圆形嵴,即弓状线,向前止于髂耻隆起,弓状线向后与骶骨翼的前缘相连续并穿过骶髂关节前面。向前,与耻骨上支的耻骨梳或耻骨棘相连续。髂骨外面或背面有三个横嵴,即前、后、下臀线,上缘称髂嵴,其两末端是髂前、后上棘。髂骨前缘的主要特点是有一较大的髂前下棘。后缘的主要特点是有髂后上、下棘,在后者下方即为坐骨大切迹,其后方以坐骨为界线。髂骨下缘参与髋臼的组成。

髂骨的主要脉管系统出现在最肥厚处。髂骨内面的血供来自髂腰动脉、旋髂深动脉和闭孔动脉的分支。髂骨外侧面的血供主要在臀线之下,来自臀动脉的营养分支。深部臀上动脉下支形成髂外侧营养动脉,沿途与旋股外侧动脉相吻合,在梨状肌下,即将离开骨盆时分出许多分支,其中一组到达髋关节。

(二)坐骨

坐骨由一体、上下两支和一个结节组成。坐骨体是整块骨中最厚的一部分,与髂骨体和耻骨共同连接成髋臼。坐骨有 3 个面:①光滑的内表面,上与髋骨体内表面相连续,下与坐骨上支内表面相连续,这几部分共同组成了真骨盆侧壁的后部;②坐骨的外表面是组成髋臼的一部分;③后表面位于髋臼缘与后缘之间,呈凸面,被一条宽沟与坐骨结节相分离。后缘与髂骨组成了坐骨大切迹的骨缘。坐骨上支从坐骨体下行与下支形成近90°角,坐骨大结节和其下部分位于这个角的凸面。坐骨结节的下部支持人保持坐姿。后表面被一条斜线分成两部分。坐骨小切迹即上支的后缘,位于坐骨棘和坐骨结节之间。坐骨下支前行与耻骨下支相接形成耻骨弓(坐耻弓)。坐骨的血供来自闭孔肌的旋内、旋外动脉,最大的血管位于髋臼和坐骨结节之间。

(三)耻骨

耻骨由一体和上下两支组成。耻骨体参与髋臼的组成,在髂耻隆起处与髂骨体相连接,在髋臼切迹处与坐骨体相连接。耻骨上支自耻骨体向内、向前在耻骨联合与对侧支相连接。耻骨上支的前、内侧部分前后平坦而宽阔,曾被称作耻骨。"体"有一外侧面和内侧面、耻骨联合面和耻骨嵴(上缘)。离耻骨支内缘约2 cm处,有与其上缘在一条直线上的耻骨结节,是一个重要的骨性标志。耻骨嵴下面是前、后或下表面。耻骨上支的内侧部分向下延续为耻骨下支,其外侧部分的前上方平坦宽阔,其后有一不规则的嵴,这就是耻骨梳,形成了弓状线末端的前部。耻骨梳前下方是从坐骨结节到髋臼切迹的闭孔嵴。在耻骨上支下面的是闭孔沟。耻骨下支与耻骨上支相连续,向后下方与坐骨下支共同形成坐耻弓。耻骨血供来自闭孔动脉发出的耻骨支和旋内、外动脉的分支。

二、骶骨

骶骨在成年人由5～6块骶椎融合而成,有时第5腰椎也与其融为一体,此融合过程称为脊柱的"骶骨化"。骶骨构成了脊柱的基底,作为一整块骨,它由一底、一尖及两个面(盆面和背面)和两个外侧部分构成。骶骨底朝上,其中心由第1骶椎体的上面和二翼侧面构成。骶骨体通过纤维软骨盘与第5腰椎体形成关节。翼是指与两髂骨相连的第1骶椎的横突。骶骨体的前缘称骶骨岬,与第5腰椎构成了骶椎角。每一翼圆形前缘构成了中线末端的后部。骶骨盆面凹陷不平,在中线上是骶正中嵴(由棘突融合而成),两面是由数层融为一体的骶椎构成的平面。在大多数情况下,第5骶椎和第4骶椎是不完全的(棘突也不存在),偶然也有第3骶椎不完整现象,这样骶管后壁就形成了一个开口,称骶管裂孔。骶骨的外侧面是关节联结嵴(包括左、右两侧),其与成对的上关节突在一条直线上。骶骨的横突与第5腰椎下关节突构成了关节联结。下关节嵴延伸形成了骶角,骶侧与骶管裂孔相接,尾骨角附着其上。尾骨角在活体中可触到,而且是骶管下口的重要标志(用于骶尾麻醉)。骶骨的外侧部由骶椎横突融合组成。在背侧形成一骶外侧嵴,与前3个椎骨相应的部分形成一个面,其外侧面积大,叫作关节面,与髂骨形成关节。关节面后面的粗糙骨叫作骶骨粗隆,面向髂骨粗隆。顶端是第5骶骨体的下表面构成的小区域。尾骨由4个(偶尔为3个或5个)尾椎组成。第2～4尾椎常融合成单一的骨,通过纤维软骨与第1尾椎结合。整个的尾骨可以骨化,并与骶骨融合(骶尾关节)。

骶骨接受骶中动脉(从主动脉的分支开始延伸到尾骨的尖端)和骶外动脉(是一条迅速分支的动脉,或作为由髂内动脉发出的两条独立动脉的分支)的血供。骶中动脉的最低腰分支在骶骨外侧上方分支,向后在第5腰椎与骶骨间走行,并且上与腰动脉吻合,下与臀动脉吻合。骶外动脉的分支(通常为四条)在尾骨的前面与骶外动脉下支相吻合,并发出小的棘支,穿过骶孔,提供椎管和骶骨后部分的血供。

三、骶髂关节

骶髂关节是个表面不平整的可动关节,关节表面有一层软骨。关节腔是个狭窄的缝隙。骶骨上的深层软骨透明,但比附于髂骨上的软骨要厚。关节囊附着于关节面的边缘。各骨骼由骶髂前、骶髂后及骨间韧带连接在一起。另外,还有3条属于骨盆自身的、也对骶髂关节起辅助作用的韧带,它们是髂腰韧带、骶棘韧带和骶结节韧带。骶髂前韧带把骶骨的基底部和外侧部与髂骨连起来,并与骨盆表面的骨膜融合,然后到达髂骨的弓状线,附着于关节盂旁沟;骶髂后韧带非常坚韧,主要由深层和表浅纤维构成,各自形成短和长骶髂后韧带。短骶髂后韧带向内下,穿过髂骨结节(粗隆),走行于关节表面和髂后下棘之后,到达骶骨外侧部的后面及骶关节突起的上面,包括从骶突本身到第1骶突的范围。长骶髂后韧带穿过髂后上棘的下面到达骶骨后面的第2～4关节结节,部分覆盖于短韧带,并继续延伸至骶结节韧带之下。骨间韧带是所有韧带中最坚韧的。它由来自两骨之间不同方向、不同长度的纤维构成,从骶骨结节粗糙的表面延伸至骶骨外侧相应的关节面的上方和后方。

四、韧带

骶结节韧带与长的骶髂后韧带相似,附着于髂嵴之上和髂后棘及下3个骶尾椎的后面,再向下主要附着于坐骨结节的内侧。另一端的部分纤维沿坐骨支内面向前延伸形成镰状突起,其他后纤维束继续形成腘绳肌腱。

骶棘韧带是很薄的三角形,从骶、尾骨的外侧缘至坐骨棘。该韧带向内侧(深)到骶结节韧带,其中部分沿骶骨外缘与骶结节韧带相融合。髂腰韧带把第4～5腰椎与髂嵴联系起来。该韧带始于第5腰椎的横突,并与骶腰韧带密切相交,其中一部分纤维向下延伸至第5腰椎体,其他部分上升至椎间盘之上,附着于髂嵴内缘上约5 cm。通常认为骶腰韧带是髂腰韧带的一部分,是不可分的。

五、耻骨联合

耻骨联合是一个由耻骨联合面组成的不动关节,与它相关的韧带包括①耻骨间纤维软骨;②耻骨上韧带;③耻骨前韧带;④弓状韧带。耻骨间纤维软骨的前部较后部为厚,并凸出于骨缘(尤其是从后面观),在其边缘与韧带紧密混合。有时会游离,但常出现伸长狭窄的裂隙,其中充有液体,把纤维软骨部分分成两个盘面。耻骨间纤维软骨与覆盖在耻骨联合表面的透明软骨紧密相连。耻骨上韧带沿着每一侧的耻骨嵴外侧各自延伸至耻骨结节,在中线上与耻骨间软骨相合。又厚又坚韧的耻骨前韧带与起自耻骨支的肌肉筋膜紧紧连在一起,该韧带由几层厚厚的、倾斜角度不同的纤维交叉构成,表浅束是倾斜度最大及延伸至关节最底下的纤维。弓状韧带由一束厚厚的紧密相连的纤维组成,充满耻骨支之间的角,形成一光滑、圆润的耻骨弓。在关节的前后,该韧带发出交叉纤维,与对侧相互连接,以加固关节。

六、髋关节

髋关节是典型的球臼关节,股骨圆头被髋臼的深盂窝和髋臼唇容纳。两个关节面均被软骨包被,上方覆盖着股骨头的部分较厚,承受身体的重量;在下面变成一薄边。股骨头上的窝状股骨头韧带,它是唯一未被软骨覆盖的部分。髋臼上的软骨呈马靴状,表面类似半月形,上方比下方厚。韧带有关节囊韧带、髋臼横韧带、髋股韧带、坐股韧带和轮匝带、耻骨囊韧带和圆肌韧带。

(一)关节囊

关节囊是身体最强壮的韧带之一,上附着于骨盆髂前下棘,后附着于距髋臼边缘几毫米处,下附着于髋臼与坐骨结节间沟的上缘,前固定于闭孔肌沟附近的耻骨、髂耻隆凸,向后固定于髂前下嵴的基底。在股骨上,关节囊固定于大转子上缘的前部和股骨颈结节。关节囊沿转子间线下行,到股骨的内侧面,在此,位于小转子下部,而后沿一斜线向上、向后到达小转子的前面和上方,并沿股骨颈后侧延续,几乎位于转子间嵴的上方,并与之平行。最终关节囊沿转子窝的内侧走行到达大转子的前上角。一些较深部的纤维,即系带在靠近股骨头处附着,一条与转子间线的上部相接,一条与转子间线的下部相应,另一条则位于转子颈的上、后方。

(二)髋臼横韧带

髋臼横韧带穿过髋臼切迹,支持髋臼唇并与股骨头韧带和关节囊相连接。横韧带由交叉纤维组成。交叉纤维分别沿切迹两侧自髋臼边缘上升。来自耻骨的纤维走行表浅,在坐骨形成该韧带的深部;在坐骨表浅的纤维,在耻骨却位于深部。

(三)髂股韧带

髂股韧带位于关节囊的前方,为三角形。其尖端附着于髂骨的一条弧线上,恰在髂前下棘下、后不远处。基底固定于大转子前缘的下面和转子间线上。上部纤维几乎呈直线,而内侧纤维是倾斜的,呈倒"Y"形。

(四)坐骨囊韧带

位于关节囊后面的坐骨囊韧带,沿切迹上缘附着于坐骨体。在切迹上方,坐骨囊韧带固定于髋臼的坐骨缘。上方的纤维向上、向外倾斜并固定于大转子上。其余纤维从外侧到达转子窝内侧的附着处,越向上越弯曲。深部纤维环形走向,在关节囊的背部和底部形成一个环,在此,没有纵向纤维。该环即轮匝肌,包绕股骨颈。

(五)耻骨囊韧带

附着于闭孔肌嵴和髂耻隆起前缘,向下达髋臼切迹的耻骨端。在下方肌纤维到达股骨颈,并固定于髂股韧带最下方纤维的上、后部,并与之融合。

(六)股骨头韧带

股骨头韧带联结于髋臼窝与股骨头之间,有两个骨附着点,一个附着于关节软骨下之髋臼切迹,其中间部分的纤维发自横韧带的下部;另一个附着于股骨头凹及周围的软骨。

七、真骨盆出口

真骨盆上有入口,下有出口。小骨盆入口从后向前:①骶岬;②骶骨前缘,弓状线耻骨梳;③耻骨嵴或其上缘,终于耻骨联合。

前后径从骶岬正中至耻骨联合,有两个径线。①真前后径,从骶岬至耻骨联合上端;②骨盆对角径,从骶岬至耻骨联合下端。横径是盆腔入口的横向最大距离,斜径从一侧骶髂关节至对侧髂耻隆起。

骨盆出口向下并略向后,十分不规则。从前向后由耻骨弓状韧带(在中线)、坐耻弓、坐骨结节、骶结节韧带、尾骨围成。前后径是从耻骨联合下缘至尾骨尖,横径为两坐骨结节的间距。

八、附着的肌群

(一)髂骨

髂嵴上附有腹外斜肌、腹内斜肌、腹横肌、腰方肌(后方)、骶棘肌(内侧后方)和阔筋膜张肌及缝匠肌(髂前上棘)。髂后上棘附有多裂肌。股直肌附于髂前下棘。髂肌起源于髂窝。在髂前下棘和髂耻隆起之间的沟中附有髂腰肌的肌腱。臀大肌的一小部分起源于后臀线与髂嵴之间。臀中肌起源于前臀线与髂嵴间的骨面,臀小肌源于前下臀线之间。坐骨闭孔内肌从坐骨体和上支之内侧发出。坐骨棘根部的内侧面附有尾骨肌和肛提肌,外侧面附有股上肌。坐骨支的外侧面有大收肌和闭孔外肌。会阴横肌附于坐骨下缘。坐骨棘上附有半膜肌、半腱肌和二头肌长头,它的下侧有大收肌,上缘有股下肌,外侧有股方肌。耻骨上支的前面有长收肌和闭孔外肌,以及闭孔内肌和肛提肌,上缘附有腹直肌和锥状肌,耻骨下部有耻骨肌,上支后面附有闭孔内肌的筋膜,前面和下支附有内收肌、大收肌和闭孔外肌,后面附有尿道括约肌和闭孔内肌。

(二)骶骨

骶骨的骨盆面发出梨状肌。第5骶椎的外侧面附有髂肌和臀大肌。髂翼附有髂肌的纤维。

(三)尾骨

背侧附有臀大肌和肛门外括约肌,外缘附有尾骨肌的一部分和髂尾肌。

(四)大转子

外侧附有臀小肌,内侧附有闭孔外肌(在转子凹处),同时附有闭孔内肌和两个肌。上缘附有梨状肌,前缘有臀小肌,股方肌附于方肌结节上,下缘有股外肌。小转子顶端附有髂腰肌,髂筋膜延伸于转子上并附着于骨体表面。

九、孔

骨盆有几个孔,髂骨韧带为坐骨大孔和坐骨小孔的分界线。这些孔被骶结节韧带和股骨分成大的间隙。梨状肌从坐骨大孔出骨盆至大腿,臀部的血管和神经、阴部内动脉、静脉和神经及闭孔内肌的神经、盆腔肌肉与其伴行,也从此孔出骨盆,并再经坐骨小孔入会阴区。闭孔内肌从坐骨小孔出骨盆。闭孔位于坐骨和耻骨之间,闭孔内缘衬有膜状组织,在上部搭桥形成闭孔沟,后面的转变形成闭孔管,闭孔神经和血管由此通过。骶骨的骨盆部两侧各有 4 个骶前孔,其内走行前 4 对骶神经背面;有 4 对骶后孔,走行前 4 对骶神经的后支。

十、骨盆关系

(一)骨盆的入口处

骨盆入口的横径是最宽的直径,在此骨骼围成 360°的环状。横径从耻骨线伸展到耻骨线,将骨盆分为前、后节段。产科径与对角径、真正的直径不同,它是从耻骨联合后上部下降(在此骨骼形成 360°的环状面)到骶骨的交叉点的一条线,这一点不在骶骨岬处。产科径分为两个节段,①前矢状线起于产科径与骨盆入口横径的交叉点,终止于耻骨联合;②后矢状线起于骨盆入口的横径,终止于与骶骨的交叉点。

(二)棘间径

在中骨盆最有意义的直径是棘间径。它是一条从坐骨棘到坐骨棘的连线,中骨盆的后矢状径是一条从棘间径中间垂直下降的等分线,在同一平面上到达与骶骨的交叉点,这是在中骨盆具有最重要意义的一点。有时候,它被认为应从棘间径的交叉线的后节段下行,起于耻骨下方表面,经过棘间径到达骶骨。这种结构使后矢状径在骨盆中低于棘间径。棘间径和中骨盆的后矢状径一起决定了在劳动时股骨头是否有足够的空间下降和延伸。

(三)结节间径

骨盆出口的结节间径仅反映骨盆入口的前横径长度。所以,结节间径决定了在骨盆入口前节段可利用的空间,与之相应,聚合的程度影响着骨盆出口双顶径的长度。

(四)后矢状径

骨盆出口的后矢状径是一条从结节间径中部下降到达骶尾接合处的交叉线。它反映骶骨朝向骨盆出口的倾斜度,以在分娩过程中调节胎头的位置。应该提到,骨盆的复杂度量仅在某种程度上有意义。对于分娩时估计头盆关系和对劳动行为约束的估价时,骨盆的评价显得更加重要。

第三节　骨盆腔内容物

女性骨盆的器官:膀胱、输尿管、尿道、子宫、输卵管、卵巢、阴道和直肠。除了直肠下部和大部分阴道,其余的都直接位于腹膜之下。子宫、输卵管和卵巢几乎全部被腹膜覆盖,并被韧带悬吊,其余的器官部分被覆盖。这些器官不完全充填盆腔,剩余的空间被回肠和乙状结肠占据。

一、膀胱

膀胱为一肌性空腔器官,位于耻骨联合后方,子宫与阔韧带前方。其形状、大小、位置随充盈程度而改变。膀胱空虚时形似锥形,分顶、底两部,有上、下两面,而下面又可被一中间嵴分为两个下外侧面。

(一)毗邻

覆盖于膀胱上面的腹膜向上延续覆盖于脐索,从而形成膀胱侧凹。膀胱后面的腹膜向后在子宫颈、体交界处返折向上,覆盖于子宫前面,形成膀胱子宫陷凹。膀胱空虚时,子宫俯屈于其上面,而膀胱充盈时,其上方为小肠。膀胱底无腹膜覆盖,借富含静脉的疏松结缔组织与阴道前壁和子宫颈相邻接。当膀胱充盈时,其与阴道邻接的范围更广。膀胱下外侧壁借潜在的膀胱前间隙与盆壁相隔,此间隙含少量疏松结缔组织,但没有大血管。此面无腹膜覆盖,便于选为手术入路。面对耻骨联合的膀胱壁的后外侧,左右下外侧均邻接闭孔内筋膜,闭孔血管和闭孔神经,其上方有闭锁的脐动脉,下方有肛提肌的筋膜。膀胱下面后正中部位尿道膀胱相接处为膀胱底,此处为膀胱固定程度最大的部位。

(二)筋膜、韧带和肌肉

膀胱由一薄层筋膜,即膀胱鞘包绕。由耻骨膀胱韧带或称耻骨前列腺韧带的中部和外侧部形成的两层增厚的筋膜形成,其起自膀胱子宫连接区相毗连的肛提肌处,从膀胱前下方向前延伸固定耻骨。膀胱两侧有外侧真韧带,也为两层增厚的筋膜形成,起自膀胱两侧的下部,向两侧止于骨盆侧壁。膀胱子宫连接部的后方紧贴于阴道前壁。

脐正中韧带或脐尿管为一从膀胱顶部连至脐的纤维索,为胚胎期尿囊的残余物。脐内侧韧带为两条沿膀胱侧缘上行,连于脐的纤维索,由闭锁的脐动脉形成。此血管常常不闭锁,则形成膀胱上动脉。腹膜对膀胱的覆盖仅限于其上面,腹膜于盆腔各脏器壁的返折处称为前侧,左右侧和后侧假韧带。膀胱的平滑肌纵横交错,没有明显的层次,最后延续为内纵外环的尿道括约肌。

膀胱的黏膜为玫瑰红色,形成许多杂乱的皱襞。当膀胱充盈时,皱襞可消失。膀胱三角的 3 个角分别为双侧输尿管内口和尿道内口所在地,此区颜色发红,没有皱襞。其后界为两侧输尿管内口间的一条横行皱襞。膀胱悬雍垂为中线上一纵向突起,伸向尿道内口。正常时尿道内口位于膀胱的最低处,即膀胱后面与下外侧面交界处。尿道内口周围有一环状突起,即尿道环,大约位于耻骨联合中心水平。膀胱壁由黏膜层、疏松结缔组织构成的黏膜下层和肌层构成。膀胱颈处有无平滑肌构成的括约肌,现在尚无定论。

(三)动脉、静脉和淋巴

膀胱的血供来自髂内动脉的分支,髂动脉为髂内动脉的一终末支,在闭锁段前发出膀胱上动脉。膀胱上动脉与膀胱中动脉和膀胱下动脉一起穿过其后上方的膀胱前间隙抵达膀胱,发出分支分布于膀胱上部,并发出侧支与对侧动脉和下方的膀胱中动脉、膀胱下动脉相通。膀胱中动脉可起自上级血管或由脐动脉分出,分支分布于膀胱的两侧和膀胱底。膀胱下动脉常直接起自髂内动脉,通常与子宫动脉并行或作为其一分支,于中央下行,分支分布于膀胱下部。

膀胱底部还可接收来自痔中动脉、闭孔动脉和阴道动脉的细小分支。静脉血由膀胱两侧和底部的状静脉丛收集,经小静脉汇入髂内静脉干。膀胱的淋巴一部分经淋巴管伴随静脉走行,而汇入髂内淋巴结,也可向两侧汇入髂外淋巴结。来自膀胱底部的淋巴还汇入骶岬部的淋巴结。膀胱顶部的淋巴分左右两侧分别引流,很少交叉;膀胱底部有广泛的淋巴管吻合支,还接受来自膀胱颈部的淋巴。

(四)神经

膀胱的神经支配部分来自腹下交感丛,部分来自第 2~3 对腰神经(勃起神经)。

二、输尿管

(一)毗邻

输尿管为一略扁平管道,自肾盂末端向下达膀胱底的外上角,长 26~28 cm,一部分位于腹腔,一部分位于盆腔,走行于腹膜后,直径根据扩张程度在 4~6 mm 间变化。但有 3 处狭窄,其一位于输尿管相移行处,称上峡部;其二位于输尿管越过小骨盆入口缘处,称下峡部;其三(壁内段)位于输尿管终端穿经膀胱壁处。输尿管的盆腔段起于输尿管穿过小骨盆入口缘处,在卵巢动脉下方靠近髂总动脉分支处,沿盆腔侧壁向后外方走行达盆底,大约在坐骨棘水平折向前抵达膀胱。输尿管盆腔段的上方为骶髂关节,向下紧贴闭孔内肌和筋膜,越过脐动脉起始部、闭孔血管和闭孔神经。输尿管前面的卵巢及卵巢血管,从膀胱中动脉前方穿过,经阴道穹隆侧方,走行 8～12 mm 到膀胱。两条输尿管间距约 5 mm,向前内侧的倾角穿越膀胱,形成裂隙样小口中,开口于膀胱内,两内口间相隔约 2.5 m。

(二)输尿管壁

输尿管壁约 3 mm 厚,由 3 层组织构成。外层为纤维结缔组织层,中间为平滑肌,内层为黏膜。平滑肌层由外环、内纵两层平滑肌构成,几乎贯穿全程,仅余下端 1/3 处只有纵向肌层。黏膜层形成纵向皱襞,输尿管壁的平滑肌间歇性运动,推动尿液射入膀胱输尿管的膀胱壁内段可起活瓣的作用。但当膀胱过度充盈时,尿液仍被迫流入输尿管。

(三)动脉、静脉和淋巴

输尿管盆腔部的血供来自髂内动脉的分支,向上与髂腰动脉相通,向下与膀胱动脉和痔动脉相通。输尿管的淋巴分流伴髂内动静脉走行,入髂内和髂外淋巴结,再向下行至输尿管中部,再入主动脉旁和主动脉、腔静脉间淋巴结。

(四)神经

输尿管的神经支配来自肾卵巢和腹下神经丛。此神经丛还支配膀胱底部区域。输尿管中段接受来自腹神经丛的交感、副交感节后纤维。输尿管上段的神经支配与肾相同。

三、尿道

(一)尿道壁的解剖

尿道壁的伸缩性很大,由黏膜和黏膜下层覆盖富含海绵状静脉的海绵状肌纤维组织构成。在尿道空虚时,形成纵向条纹状,最突出一条位于后壁,称为尿道嵴。尿道内还有许多小腺体的开口(如类似于男性前列腺的尿道旁腺和尿道前腺)。其中最大的为尿道旁腺,由一对腺管开口于阴道前庭的两侧。尿道上端为移行上皮,下端为鳞状上皮。尿道下 2/3 的肌层为外环、内纵的平滑肌。而上 1/3 平滑肌束互相缠绕,编织成网状,延续于膀胱肌层。尿道环形肌的运动如同不随意括约肌。在尿道中下 1/3 交界处,交叉纤维(纹状纤维)构成球海绵体肌和坐骨海绵体肌中间顶点,包绕尿道形成尿道括约肌(随意括约肌)。

(二)动脉、静脉

尿道的动脉血供来自阴道前壁的血管和膀胱的"十"字形吻合支。阴道两侧有许多阴道动脉,分别来自子宫颈部的冠状动脉、膀胱下动脉和子宫动脉分支。阴道壁前方有发自子宫颈部冠状动脉的阴道奇动脉,从阴道侧方的动脉大约分出五支经阴道壁前方连于阴道奇动脉,途中分出细小分支分布于阴道。在尿道出口处有丰富的侧支血管网,由阴道内动脉的终末支—阴蒂动脉(尿道的分支)分出阴蒂背动脉和阴蒂浅动脉。尿道的静脉引流途径尚不清楚,但基本与动脉走行相伴。在阴道上方区域有广泛的静脉网,称为阴部静脉网。

(三)淋巴

尿道的淋巴十分丰富。尿道前壁的淋巴分流形成阴道前庭丛、腹股沟浅淋巴结和股髂外淋巴结链。尿道后壁的淋巴分流分三部分,即上区、前外侧区和后区。前上淋巴结经膀胱壁前方越过脐动脉前外侧注入髂外淋巴结中链。尿道后壁前外侧的淋巴有数条引流途径,一部分经膀胱壁外侧上注入闭孔神经附近的髂外淋巴结内侧链或注入髂内外淋巴结链分叉处的髂内淋巴结链;另一部分入坐骨直肠窝,穿过阴部淋巴管,在臀动脉和闭孔动脉外侧上行至骶和髂内淋巴结群外侧淋巴结。尿道后壁后区的淋巴引流,穿过尿道阴道隔,上行至子宫颈和子宫丛,越过输尿管,沿脐动脉上行至髂外淋巴结中链,或至子宫颈下方和髂内淋巴结。

(四)神经

尿道由副交感、交感神经和腰神经共同支配。交感、副交感神经来自腹下神经丛;腰神经发出阴部神经至阴道,起支配作用。

四、子宫

(一)解剖

子宫为一梨形、肌性、厚壁器官,位于膀胱底与直肠之间,两侧由两层阔韧带包绕,其上与输卵管相连,下方连接阴道。子宫大体可分略大的子宫体和略小的子宫颈两部分,两者中间为子宫峡部。子宫体部呈扁平状,其左右径远远大于前后径。即便在怀孕时,其左右径仍大于前后径。紧贴膀胱的子宫,前面较平坦,后面则凸起。输卵管在子宫上部两侧角处与子宫相连,以两侧输卵管子宫汇合处为两点,其连线所成平面上方的子宫圆形部分为子宫底部,其为子宫最宽的部位。从前或后面观察宫腔,其为一底朝上的三角形。宫腔与子宫颈管相互延续部位为子宫峡部,形成宫腔内口。子宫颈部呈管状,其下端成 45°～90°角,并突出于阴道,并被宫颈的阴道附着线分为宫颈阴道部和阴道部。宫颈前面约 1/4 和后面约 1/2 伸入阴道,属于阴道部。

宫颈阴道部末端有一开口,为宫腔外口,分娩前为圆形或卵圆形,生育后变成裂隙状,分成前后唇。子宫颈管呈梭形,有自内向外的纵向皱襞和浅沟。正常情况下,在不同年龄和不同生理发育期,子宫的大小变化很大。未生育的成年人,子宫长有 7～8 cm,最宽处为 4～5 cm。青春期前期,子宫相当小;妇女生育后,子宫变得较大;而妊娠时,子宫的大小、形态、特征随妊娠时间的变化而变化。

(二)位置和方向轴

子宫轴的方向变化多端。正常情况下子宫与阴道形成一个锐角,因此,直立时其前面位于膀胱的上面,子宫体是水平位置。子宫峡部有一弯曲,子宫颈由此向下。这个位置是常见的子宫前倾位,也可以后置(后倾)、无角度(中位),或偏向一边(侧倾)。子宫峡部向前弯曲称为前屈,相对应也可有后屈和侧屈。在正常和病理性子宫前倾位置之间无明显的界线。

(三)毗邻

在前面,子宫体靠于膀胱的后上面,二者通过腹膜的膀胱子宫陷凹相隔。整个子宫颈的前壁低于此陷凹平面,与膀胱的底部仅有结缔组织相隔;在后面,腹膜下行到达阴道的上部。因此整个子宫后面都被腹膜覆盖,后壁与直肠间有直肠子宫陷凹(Douglas 陷凹)相隔。

小肠的肠管可位于子宫的后面也可位于直肠子宫陷凹内;在外侧,子宫在阔韧带的维持下同多种结构相联系,如输卵管、圆韧带、卵巢韧带、子宫动静脉及输尿管。输尿管和子宫动脉的关系在手术学上非常重要。输尿管在向膀胱走行过程中,平行宫颈走行为 8～12 cm,子宫动脉在子宫颈附近距阴道侧穹隆 1.5 cm 处向前上方跨过输尿管。输尿管在子宫动脉下的这种位置关系称"桥下流水"。

(四)韧带

虽然子宫颈被固定了,但子宫体可随膀胱的充盈或空虚上下移动。支持子宫的韧带有骶韧带、宫颈横韧带(主韧带、主要支持韧带、横穿韧带、Mackenrodt 韧带)、圆韧带和阔韧带。子宫颈被包埋入宫旁组织,其中包括大量平滑肌组织。宫骶韧带和宫颈横韧带(主韧带)连接宫旁组织和宫颈壁。后者主要作用是支持和悬吊子宫于骨盆腔的外侧壁。宫骶韧带实际上是阔韧带后下方腹膜的皱褶,主要由神经束构成。这些神经束来自腹下神经丛,包括节前、节后神经纤维和来自交感神经腰神经节的 C 纤维、来自骶神经的副交感神经纤维及部分感觉神经纤维或脊髓段的 C 纤维。

主韧带由纵向平滑肌纤维组成,上方起自子宫,下方起自阴道,向脏层筋膜扇形展开,与宫颈内口共同支持子宫。在它的边缘(子宫外口)和子宫颈峡部(子宫内口)有自然的薄弱环节,脉管系统和神经由此进入子宫。子宫圆韧带,虽然没有形成真正的支持作用但它辅助维持子宫在膀胱上的前倾位。该韧带由结缔组织和平滑肌组成,其肌纤维来自子宫外层。圆韧带在卵巢固定于子宫附着处下方迅速向侧下走行,然后在两层阔韧带系膜之间向前,穿过腹股沟环和腹股沟管,呈扇形止于大阴唇,并同结缔组织相延续。圆韧带呈圆索形(子宫圆韧带),是女性体内的遗迹现象。其内有一条卵巢动脉和一条卵巢静脉丛分支。在其行程的较低处跨越腹壁下动脉分支,进入腹股沟环。在通过腹股沟管时,与路腹股沟神经和生殖股神经的外侧支同行。

阔韧带为直肠和膀胱之间骨盆底部的腹膜横向皱襞,对子宫的支持作用很小。除了这些韧带的静力支持作用外,盆膈(肛提肌)也起间接和动力支持作用。这些肌肉实际上并不直接与子宫相连,但它们辅助支持阴道和加强骨盆底以抵抗向下的压力。肌肉的这些有效作用依赖于会阴(会阴中心腱、球海绵体)的完整性,一旦被撕裂或减弱力量,韧带会渐渐拉长,导致子宫下降。子宫及其附属组织及阴道实际上是一个连续的整体。

(五)子宫壁

子宫壁非常厚,由浆膜层、肌层、黏膜层 3 层组成。浆膜层(子宫浆膜)即一层覆盖子宫的腹膜,很薄,紧贴子宫的底部和大部分子宫体;后方增厚,被宫旁组织将其与肌肉分开。肌层(子宫肌层)非常厚,同输卵管和阴道肌层相连续。也可以延伸入卵巢和圆韧带、宫颈主韧带,最低可到宫骶韧带。肌层基本分为两层,外层较薄,主要由纵向肌纤维构成;内层较厚,肌纤维沿不同的方向交错,其内混有大量静脉丛。肌层在子宫颈内口处增厚构成一括约肌。子宫颈从内口向外,平滑肌逐渐消失,远端部分为弹性组织。实际上,它是子宫的"活性肌腱",分娩过程中,子宫和阴道均在这个位置直接产生作用。黏膜层(子宫内膜)柔软,呈海绵状,由类似胚胎性结缔组织构成。表层为单层纤毛柱状上皮,组织相当纤细、易碎,含有很多腺管,开口于子宫腔。

(六)动脉

子宫的血液供应来自子宫动脉和卵巢动脉。作为髂内动脉的终末支,子宫动脉向下向内走行,在子宫颈附近跨过输尿管,然后穿过宫旁组织沿子宫侧缘迂曲上行,发出外侧支到子宫表面,最后在子宫系膜内同卵巢动脉相吻合,卵巢动脉是主要的辅助血源。子宫内的子宫动脉在宫底形成弓形,同对侧呈"十"字形吻合。弓状动脉的分支呈直角透过子宫肌层形成子宫内膜基底部的基底小动脉和子宫内膜的螺旋动脉。螺旋动脉在结构上迂曲,并不是由于子宫内膜的生长,而是本身发育而形成的。当子宫的大小与位置发生变化时,动脉血供也随之变化。因此子宫内的螺旋动脉能够增加足够的动脉血流到胎盘。另一方面,子宫内膜静脉是一系列小静脉窦,连接于子宫肌层的较大血管窦,后者融合入子宫的大静脉。由此可见子宫肌层在分娩过程中控制静脉出血的重要意义。

子宫颈的动脉供应主要来自子宫左右动脉的宫颈分支。它们围绕子宫颈形成一个网(冠状动脉),在前后中线处形成奇动脉。在两侧,此动脉与阴道动脉吻合形成"十"字形血流供应前壁,同时在阴道后壁与左右痔动脉吻合供应后壁和直肠。

(七)静脉

诸多静脉形成静脉丛,静脉血从子宫静脉回流至髂内静脉。在静脉伴随圆韧带行进中同卵巢静脉和腹壁下静脉相吻合。

(八)淋巴

淋巴引流涉及多组淋巴结。腹膜下淋巴丛收集子宫下段的淋巴,经子宫颈注入髂外淋巴组,或经峡部注入骶旁淋巴组。沿圆韧带引流的淋巴管经腹股沟浅淋巴结,注入股淋巴结,最后注入髂外淋巴组。经卵巢悬韧带外侧引流淋巴,经腹膜后穿行向前到输尿管,注入沿主动脉分布的腰淋巴组(主动脉腔静脉)间,向下到肾。

(九)神经

骨盆自主神经系统可分下腹上神经丛(骶骨前神经丛)、下腹中神经丛和下腹下神经丛。下腹上神经丛起于肠系膜下动脉下方,由1～3个相互交错的神经束组成,这些神经束与肠系膜下神经节相连,但神经节不属此神经丛的组成部分。肠系膜下神经接收腰交感神经节的分支。

1.下腹上神经丛

下腹上神经丛延伸入下腹中神经丛。骶前神经在第1骶椎水平形成网格样,同腰干末段分出的神经相连。大部分下腹上中神经丛在中线偏左。

2.下腹下神经丛

在第1骶椎处,此神经丛分为12个分支分布于骨盆的左右两侧。这些神经形成了左右下腹下神经丛的起始部。下腹下神经丛是下腹中神经丛、下腹上神经丛、骶前神经的延续,由两侧几个平行的神经构成。这群神经分布在骨盆内,位于髂总动脉的后方和骶神经丛的前方,向外侧弯曲,最终止于宫骶皱襞。骶神经的内侧发出的神经纤维(勃起神经)在宫骶皱襞处进入骨盆神经丛。此神经丛既有交感神经(下腹下神经丛)又有副交感神经(勃起神经)。

3.勃起神经

感觉神经大部分存在于内脏神经中,勃起神经中也有。如果考虑行脊髓麻醉以消除子宫的感觉时,必须注意交感神经中存在一定数量的感觉神经。

4.髂总神经

髂总神经起于下腹上神经丛,沿动静脉下降,其中一部分穿过股环,另一部分沿髂内神经走行,最后进入骨盆神经丛。

5.下腹神经节

子宫两侧阔韧带的基底部都有大的神经丛,称作下腹神经节,是由大小不同的神经节和神经分支及下腹下神经丛的分支和勃起神经构成的,平行于骨盆侧壁,外侧缘在髂内神经及其分支表面。神经丛上面是输尿管。膀胱中动脉穿过并供应神经丛,中间分支供应直肠系膜。神经丛大部分最终形成大的分支,在子宫颈内口处进入子宫,小部分支配阴道和膀胱。支配子宫的神经丛分支主要通过宫骶皱襞或韧带进入子宫峡部。在峡部,子宫入口的外面,分支穿过阔韧带,进入宫体较高位,但不支配输卵管。一部分下腹下神经丛可直接达子宫,而不进入盆神经丛。

神经节邻近子宫动脉和输尿管,在膀胱和阴道腹膜、膀胱阴道中隔处。进入神经节的神经束包括髓鞘神经和无髓鞘神经两类。组织中可见板型小体(环层小体),并常在神经束中,特别是那些骶分裂的神经束。子宫内既有髓鞘神经,也有无髓鞘神经。这些神经沿着一些血管进入子宫,在子宫峡部分布最丰富。神经纤维沿血管向子宫基底部走行,沿途数量逐渐减少,使基底部成为分布最稀疏区。神经纤维平行于肌束,在形成神经末梢终止于肌质前,可分支形成合胞体。

(十)感觉小体

环层小体(板型小体)存在于子宫外面。多纪尔和克劳泽小体(球状小体)存在于子宫颈管内膜中,也可以同环层小体一起存在于阔韧带中和子宫动脉与子宫的结合点处。这些小体起调整牵张反应的作用,从而在分娩过程中反射性地刺激子宫收缩。

子宫颈的神经分布中偶有游离的神经末梢终止于宫颈阴道部的复层鳞状上皮乳头。子宫颈内膜层含有丰富的神经末梢,尤其是子宫颈内口处。在非孕期,与子宫其他部位相比,子宫颈管内膜和子宫峡部的神经和血管分布最丰富。已在此发现有板型小体。神经穿过子宫肌层,进入子宫内膜。黏膜下层含有穿透纤维的神经丛,占内膜基底层 1/3 处,其分支终止于基质、基底小动脉和螺旋小动脉的起始处。子宫内膜的外 2/3 处缺乏神经。

五、输卵管

(一)解剖

输卵管的作用是将卵子送入子宫。起于子宫上角到达卵巢附近,穿行于阔韧带上缘内(中间管)。在起始处,输卵管接近水平位稍向后走行,在卵巢下极(子宫侧)的上方,输卵管转向上,平行于卵巢系膜前缘,然后弓形向后,越到上极的上方,在后面下降终止于内侧面。每侧输卵管长约 7.14 cm,可分为峡部、壶腹部、漏斗部三部分。峡部较狭窄,同子宫直接相连,比较直,有一段较长的子宫壁内行程,直接开口于子宫,直径约有 1 mm。紧接峡部的是较宽大弯曲的壶腹部。它同漏斗形的扩大部—漏斗部相连。在漏斗部的边缘内有许多散开的穗状物,称为伞。最长的卵巢伞附着于卵巢。漏斗部的漏斗形开口,即腹部的开口,直径约 3 mm,尽管它可能在排卵期更贴近卵巢表面,但实际上与腹腔相通。

(二)壁层

输卵管管壁分四层,包括浆膜(腹膜)层、浆膜下层或外膜(纤维性和血管性的)层、肌层和黏膜层。除了在其下面输卵管系膜附着处以外,每侧输卵管都在腹膜覆盖之下。漏斗部和输卵管伞边缘覆盖的腹膜直接与输卵管内的黏膜层延续。靠近输卵管的浆膜下组织松弛,内有血管和神经分布。肌层有外部纵向和内部环状的平滑肌纤维层,在子宫侧肌层增厚并与子宫肌层相连续。黏膜层为有粗糙纵向皱襞的纤毛柱状上皮,在峡部黏膜薄而简单,在壶腹部增厚和更加复杂化。黏膜上皮向外延伸进入伞部。纤毛向子宫方向摆动。

(三)韧带

漏斗部由骨盆漏斗韧带(卵巢悬韧带)向骨盆入口悬吊。输卵管的这部分可与阑尾尖毗邻并与之融合。

(四)动脉和静脉

输卵管的血供来源于卵巢和子宫动脉。子宫动脉输卵管支沿输卵管的下面走行,直到伞端,并可发出分支到输卵管、圆韧带。子宫动脉卵巢支沿卵巢的附着边走行,并发出输卵管分支。两分支在输卵管系膜内形成"十"字形吻合,静脉与动脉相伴行。

(五)淋巴管

淋巴引流管通过躯干,跨过腹膜后,在输尿管的前面沿主动脉到达腰淋巴结,在下面到达肾脏。

(六)神经

神经支配来源于骨盆神经丛(副交感神经与交感神经)和卵巢神经丛。壶腹部的神经由到卵巢的神经分支发出。峡部的神经则来自子宫的神经分支。神经纤维穿过输卵管系膜进入输卵管肌层,形成一个在平滑肌细胞之间有游离末梢的神经网。

六、卵巢

(一)解剖

卵巢是一对器官,位于小骨盆入口的稍下面,靠近骨盆两侧的侧壁。每个卵巢长 22.5 cm,宽 1.5~3.0 cm,厚 0.7~1.5 cm,重为 4~8 g。有两个面:内侧面和外侧面;两个边缘:前缘或卵巢系膜缘和后缘或游离缘;两个极:上极或输卵管极和下极或子宫极。当子宫和附件在正常位置时,卵巢的长轴几乎是垂直的,但其下部向内向前略有弯曲,所以下极趋向于指向子宫。内侧面呈圆形,后面可以有许多瘢痕和隆凸,标志着发育中的卵泡或卵泡破裂的位置。

(二)毗邻

卵巢上方被输卵管伞悬吊,其余部分与小肠襻有关。外表面扁平并朝向骨盆壁,形成一个明显的凹陷一卵巢窝,内衬腹膜,上为髂外血管,下为闭孔血管及神经,后为输尿管和子宫动静脉,阔韧带的骨盆附着位于其前面。卵巢系膜边缘或前缘相当直,便于卵巢系膜附着。卵巢通过一条腹膜皱襞附着于阔韧带后上叶。由于血管神经和淋巴管经此进入卵巢,所以称为卵巢门。此门前面是男性或女性胚芽细胞管的胚胎残留。后边缘或游离边缘较宽和凸出,直接游离进入直肠子宫陷凹。上极或输卵管极大而圆,被输卵管壶腹部紧紧悬吊,并通过卵巢悬韧带(腹膜皱襞)与骨盆上缘相连接。下极或子宫极较小,直接朝向子宫。卵巢固有韧带附着于此。

(三)卵巢系膜

卵巢由卵巢系膜、卵巢悬韧带和卵巢固有韧带悬吊。卵巢系膜由两层腹膜组成,与卵巢上皮层和阔韧带后叶相连续,短且宽,容纳卵巢和子宫动脉的分支以及神经丛、蔓状静脉丛和卵巢韧带的外侧末端。卵巢悬韧带为腹膜的一个三角形皱襞,实际上是阔韧带的外上角,在骨盆入口开始与壁腹膜融合,附着于卵巢系膜,并在内侧附着于壶腹部的腹膜层。由此,悬吊着卵巢和输卵管。卵巢动脉、静脉和神经通过骨盆入口进入卵巢系膜之前,走行在卵巢悬韧带内。卵巢韧带为一结缔组织束,并有许多肌肉纤维,位于阔韧带两层之间,在输卵管系膜和子宫系膜边缘。一端连接卵巢下极(子宫极),端连接在子宫侧壁,恰好附着于输卵管下方,在子宫圆韧带附着点之间,并与子宫圆韧带相连续。

(四)卵巢结构

卵巢由立方和砥柱状上皮覆盖,分为皮质和髓质。髓质由纤维结缔组织、平滑肌细胞和许多血管、神经、淋巴管及支持组织组成。皮质由细小的堪质、丰富的血管及分散的始基卵泡(卵巢细胞)组成。更成熟的卵泡扩大,突起于卵巢的游离表面,在此肉眼可见,称表状卵泡。完全成熟时,卵泡破裂释放卵子并开始转变成黄体,随后,黄体被瘢痕组织代替,形成白体。

(五)动脉

卵巢动脉是卵巢血供的主要来源。尽管两侧动脉可能都起源于腹主动脉的分支,似左侧常起源于左肾动脉,右侧少见。血管下行时彼此分开,在到达髂总动脉平面之上时,转向内侧,并跨过该动脉和输尿管,向后弯曲下降分别进入骨盆,在卵巢悬韧带的两层皱襞之间进入卵巢系膜。另一血供来自子宫动脉的卵巢分支,其穿行于卵巢的附着缘。进入卵巢门的血管呈离心状发出细小的毛细血管分支。

(六)静脉

静脉沿动脉走行,从卵巢门出来后,在卵巢系膜两层之间形成一个高度发达的静脉丛(毡状丛),在静脉丛的筛孔内可见平滑肌纤维,起支持作用。

(七)淋巴管

卵巢淋巴管连同输卵管和部分子宫淋巴管一起进入腹膜后,到达腰淋巴结,沿主动脉再到达肾。卵巢内淋巴管的分布很广泛,提示这些淋巴管可能在排卵前、卵泡肿胀时为卵巢提供额外的液体。

(八)神经

卵巢的神经支配来自腰部的交感神经,沿卵巢动脉到达生殖腺。

七、阴道

阴道是一个强壮的肌件管道,从子宫延伸到外生殖器的前庭,以 45°～90°角与子宫颈相连,所以阴道的前壁比后壁短 1.5～2.0 cm,环绕子宫颈形成的圆形陷凹称为穹隆,并分为 4 个部分:前穹隆、后穹隆及两个侧穹隆。底部末端,阴道穿入泌尿生殖器的隔膜,并被两个球海绵体肌和球海绵体环绕,形成括约肌(阴道括约肌)。在处女时期,血符和黏膜组织形成一个不完全的皱褶,即处女膜,部分封闭阴道外口。

(一)毗邻

按顺序,阴道前壁与膀胱、输尿管、尿道有密切关系。后穹隆被阴道陷凹的腹膜覆盖,其内可容纳小肠襻,在陷凹下方,阴道几乎直接在直肠上面,仅隔一层薄的疏松结缔组织。在阴道的底部末端,直肠急转向后,阴道和直肠间的距离明显增大。此区间充满肌纤维、结缔组织和脂肪,叫作会阴中心腱。侧穹隆位于阔韧带根部之下,距子宫动脉跨过输尿管之处约 1 cm。侧穹隆下方的阴道侧壁与肛提肌前部边缘相连,并由球海绵体肌及球海绵体支持,下部由肛提肌支持,上部由子宫横韧带(主韧带)支持。在阴道一侧常可见卵巢冠纵管和导管较低部分的残留,细小导管或纤维索带。这些残余结构常表现为半透明样区域。

(二)阴道壁的结构

阴道壁由黏膜和肌层组成。肌层分 3 层,平滑肌纤维在中界线外部纵向层、环状层和内部纵向层,在下 1/3 处,环状纤维包绕尿道。黏膜层分布密集的静脉和淋巴管丛。黏膜层有许多横行和斜行的皱褶向内突入明显,以至于在横切面上阴道腔像一个"H"形的狭长裂。这些嵴在前、后壁更加突出,前壁下端形成尿道的隆凸,在此,阴道黏膜全部由复层鳞状膜覆盖,似也有分泌物出现,系由子宫颈黏液、脱落上皮细胞及性兴奋时出现的一种间接渗出液组成。

(三)动脉和静脉

阴道的主要血供来自子宫动脉的阴道分支。在形成颈的冠状或环状动脉以后,向内在输尿管后发出分支到前壁并达中线,这些分支与奇动脉(子宫颈冠状动脉在中线的分支)相吻合,向下延伸供应阴道前壁和尿道下 2/3 的血液。子宫动脉最后与阴蒂动脉的尿道支相吻合。阴道后壁由痔中、痔下动脉的分支供给。这些动脉从子宫颈冠状动脉分出,横向中线走行,与奇动脉会合,在会阴与会阴横浅、横深动脉相吻合。

(四)淋巴管

淋巴管系许多黏膜淋巴丛与深部肌层淋巴丛相汇合而成。上组淋巴管与子宫颈淋巴管汇合,并沿子宫动脉终于髂外淋巴结或与子宫淋巴管丛形成吻合。中组淋巴管引流阴道大部分淋巴液,沿阴道动脉到达腹下淋巴管。另外,在直肠阴道隔膜内有淋巴结,主要负责直肠和部分阴道后壁的淋巴回流。下组淋巴管左右间常形成吻合,或者上行与中组淋巴管吻合,或者进入外阴,引流入腹股沟淋巴结。

(五)神经

阴道的神经支配包括交感和副交感神经纤维。偶尔在黏膜上可见神经末梢,未见其他类型的神经末梢。

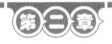

妇产科常见症状

第一节 白 带 异 常

白带是指女性外阴和阴道所排出的分泌物,由于分泌物多呈白色,故称白带。白带来源于女性生殖道,有生理性和病理性之分。在正常情况下,女性阴道和外阴经常有少量分泌物以保持其湿润,此为生理性白带。分泌物增多或性状异常则为病理性白带。虽然如此,女性对白带的感觉往往因人而异,有的患者白带增多但无自觉不适,无意就医;另一些人则虽白带不多,仅因外阴部潮湿而惶惑不安,急于求治。故在诊治过程中,必须首先区分生理性白带和病理性白带,并对引起病理性白带的各种有关疾病进行鉴别,从而做出正确处理。

一、病史要点

临床应详细询问以下各点。

(1)白带异常出现的时间,与月经周期及性生活有无关系,是否已绝经。

(2)白带及其性状,有无腥臭或恶臭味。

(3)是否伴有外阴瘙痒、尿频、尿痛及其他症状(如腹痛、停经或月经紊乱等)。

(4)发病前是否使用过公用浴盆、浴巾,公用浴池、游泳池或有不洁性生活史。

(5)同性别家人中有无类似的白带增多情况。

(6)目前是否放置宫内节育器。

(7)近期是否服用过雌激素类药物,是否有阴道用药或药液灌洗阴道史。

(8)有无全身性疾病,如心力衰竭、糖尿病等慢性疾病。

二、体检及妇科检查重点

(一)外阴检查

注意外阴、大腿内侧及肛周有无皮损、发红、水肿、湿疹或赘生物,观察前庭大腺开口处及尿道口有无充血、分泌物,挤压尿道旁腺有无脓性分泌物外溢。

(二)阴道检查

观察白带是来源于外阴、阴道、宫颈还是宫颈管内,注意白带的量、颜色和性状。检查阴道壁有无红肿、出血点、结节、溃疡或赘生物,宫颈有无充血、糜烂、肥大、撕裂、内膜外翻、息肉或赘生物及宫颈管内有无块状物突出。

(三)双合诊和三合诊检查

除阴道炎外,其他妇科疾病如子宫黏膜下肌瘤、子宫内膜癌、输卵管癌均可引起白带增多。故应常规进行双合诊和三合诊检查,了解子宫的位置与大小,特别是附件有无包块和压痛。

三、重要辅助检查

根据病史及检查所见白带特征和局部病变情况,可选用下述相应辅助诊断方法,以便作出诊断。

(一)悬滴法或培养法找阴道毛滴虫

用无菌棉签自阴道后穹涂抹少许阴道分泌物,置入载玻片上预置的一小滴生理盐水中,立即在低倍显微镜下观察有无活动的滴虫;也可将白带放入装有2~3 mL 生理盐水的小瓶中,混匀后取一小滴于玻片上进行观察。悬滴法未能找到滴虫者可采用培养法,但需时较长且操作复杂,一般极少采用。

(二)涂片法或培养法找念珠菌

取可疑白带作涂片,固定后用革兰氏染色,置油镜下观察,可见成群革兰氏阳性孢子和假菌丝。如涂片阴性,可用培养法找孢子和菌丝。

(三)涂片法找线索细胞

取阴道分泌物置于涂片上,加数滴生理盐水均匀混合,通过革兰氏染色,在油镜下观察找寻线索细胞。所谓线索细胞即阴道复层扁平上皮脱落的表层细胞边缘黏附大量颗粒状物,以致细胞边缘原有棱角消失。此类颗粒状物即为阴道加德纳菌等厌氧菌,故在涂片找到线索细胞即找到了诊断细菌性阴道疾病的依据。

（四）胺试验

取阴道分泌物少许置玻片上，加入 10％氢氧化钾溶液 1～2 滴，立即嗅到一种鱼腥味为胺试验阳性，多提示有细菌性阴道疾病存在。

（五）涂片法及培养法找淋病奈瑟菌

淋病奈瑟菌多藏匿于前庭大腺、尿道旁腺和宫颈腺体内，但以宫颈管内腺体的阳性率为最高。取材时先揩净宫颈表面分泌物，以小棉签置入宫颈管内 1.0～1.5 cm处，转动 1～2 周，并停留 1 分钟，然后取出棉签做涂片或培养。涂片经革兰氏染色后，油镜下检验如见中性粒细胞内有成对革兰氏阴性双球菌为阳性，但涂片法阳性率低，故目前均主张对女性淋病的诊断采用培养法。

（六）沙眼衣原体检测

可取宫颈管分泌物作吉姆萨染色，在光镜下观察寻找包涵体，但阳性率不高。培养法确诊可靠，因技术条件要求高，目前临床很少采用。以单克隆抗体荧光标记或用酶来直接检查标本中的沙眼衣原体抗原是一种快速诊断法，已有试剂盒。此外，也可用间接血凝试验、荧光抗体试验或 ELISA 检查血清中的抗体。

（七）支原体培养

可取宫颈管分泌物培养，检测支原体。但目前多认为支原体阳性诊断价值不大。

（八）宫颈刮片细胞学或 TCT 细胞学检查

应常规进行，可发现宫颈癌前病变或早期宫颈癌。TCT 法检查可靠性高，但价格较昂贵。

（九）活体组织检查

对宫颈、阴道或外阴等部位赘生物或有恶变可疑者均应取活检以明确诊断。如能在阴道镜检下对宫颈或阴道可疑病变部位取活检则更为准确。

（十）分段诊断性刮宫

凡分泌物来自颈管内或其以上部位者，应行分段诊断性刮宫，先刮宫颈管，后刮宫腔，将刮出组织分别送检。

四、生理性白带的鉴别

在对病理性白带进行鉴别前，临床应首先认识正常女性的生理性白带。

生理性白带是女性生殖器在适量内源性或外源性雌激素作用下形成的分泌

物,包括以下几种。①外阴双侧前庭大腺分泌的少量无色透明黏液,用以保持前庭部黏膜潮润,性兴奋可促使黏液分泌有所增加。②外阴部汗腺、皮脂腺的极少量分泌物。③阴道黏膜分泌物混有脱落的阴道扁平上皮细胞及正常寄生在阴道内的多种需氧菌和厌氧菌,一般以阴道杆菌为主。由于阴道上皮细胞内含有丰富的糖原,阴道杆菌可将糖原转化为乳酸,因而阴道分泌物呈酸性(pH$\leqslant$4.5),其量可在性兴奋时显著增加。④宫颈管腺体分泌的碱性蛋清样高度黏性液体,其中混有极少量颈管柱状上皮细胞。⑤黄体晚期子宫内膜分泌的极少量碱性液。生理性白带呈白色糊状,高度黏稠,无腥臭味,量少,一般仅沉积于阴道后穹,但其量和性状可随妇女年龄及卵巢分泌激素的变化而有所改变。

(一)新生儿白带

胎儿的阴道和宫颈管黏膜受到胎盘分泌的雌激素影响而增生,出生前阴道内有较多分泌物积聚。出生后因其体内雌激素水平急剧下降,增生的上皮脱落并随阴道内积聚的分泌物排出体外,故新生儿在出生后最初10天内外阴有较多无色或白色黏稠分泌物;少数新生儿由于子宫内膜随雌激素水平下降而剥脱,还可出现撤退性出血,故其白带为粉红色或血性,甚至有少量鲜血流出。

(二)青春期白带

随着青春期的到来,卵巢的卵泡开始发育,在卵泡分泌的雌激素影响下,少女于初潮前1~2年开始常有少量黏液样白带,可持续至初潮后1~2年排卵性月经周期建立时为止。

(三)育龄期白带

育龄期女性在每次月经周期的排卵前2~3天,由于体内雌激素水平逐渐上升达高峰,宫颈管腺体分泌的黏液增多,此时可出现稀薄透明的黏性白带;在月经来潮前2~3天,因盆腔充血,多有较黏稠的白带出现。

(四)妊娠期白带

在妊娠期,特别是从妊娠3~4个月开始,由于雌、孕激素水平显著上升,阴道壁的分泌物及宫颈腺体分泌的黏液均增加,往往有较多黏厚白带排出。

(五)产褥期白带

产后最初数天有较多血液排出,称血性恶露;继而排出物中有较多坏死内膜组织,内含少量血液,呈淡红色,称浆液性恶露;产后2~3周始排出的为退化蜕膜组织、宫颈黏液、阴道表皮细胞及细菌的混合物,色泽较白,称白色恶露,也称产褥期白带,可持续至产后 4～6 周甚至更晚。

(六)外源性雌激素所致白带

使用己烯雌酚或雌激素制剂治疗闭经或功能失调性子宫出血等妇科疾病可促使宫颈管和阴道分泌物增加而出现白带。

五、病理性白带的鉴别

(一)根据白带性状进行鉴别

1.透明黏性白带

其性状与生理性白带相同,类似鸡蛋清,但量显著增多,远远超出正常生理范围,一般多见于慢性宫颈炎、宫颈管内膜外翻、卵巢功能失调、阴道腺病或宫颈高分化腺癌的患者。

2.白色或灰黄色泡沫状白带

白色或灰黄色泡沫状白带为滴虫性阴道炎的特征,可伴有外阴瘙痒。

3.凝乳状白带

白带呈白色豆渣状或凝乳状,为念珠菌性阴道炎的特征。患者常伴有严重外阴瘙痒或灼痛。妊娠,糖尿病,长期使用抗生素、肾上腺皮质激素或免疫抑制剂为念珠菌感染的高危因素。

4.脓性白带

白带色黄或黄绿,质黏稠呈脓样,多有臭味,一般为化脓性细菌感染所致,常见于滴虫性阴道炎、急性或亚急性淋菌性宫颈炎和阴道炎、急性衣原体宫颈炎、萎缩性阴道炎,也可见于子宫内膜炎、宫腔积脓或阴道内异物残留等情况。

5.灰白色腥味白带

白带呈灰白色,稀薄,有腥臭味,特别是在性交后腥臭味更剧。一般为细菌性阴道疾病所引起。

6.血性白带

白带中混有血液,应警惕宫颈癌、子宫内膜腺癌等恶性肿瘤的可能性。但宫颈息肉、黏膜下肌瘤、萎缩性阴道炎也可导致血性白带。放置宫内节育器引起者也较多见。

7.水样白带

持续流出淘米水样白带应考虑晚期宫颈癌、阴道癌或黏膜下肌瘤伴感染。阵发性排出淡黄色或淡红色水样液有输卵管癌的可能。输卵管积水患者偶有间歇性清澈的水样排液。

(二)引起白带增多的常见疾病

生殖系统不同部位的疾病均可引起白带增多,其中除因外阴疾病引起者外,诊断多无困难故不予介绍,其余介绍如下。

1.滴虫性阴道炎

由阴道毛滴虫感染所致,为常见的阴道感染之一。除通过性交传播外,还可通过浴室、便器、共用浴巾或内衣裤间接传染。

(1)阴道分泌物异常增多,呈稀薄泡沫状或脓性。

(2)轻度外阴瘙痒。

(3)阴道壁充血,有时可见散在黏膜下红色出血点。

(4)阴道分泌物镜检可见活动毛滴虫。

2.念珠菌性阴道炎

念珠菌性阴道炎为目前我国最多见的阴道感染。正常女性阴道内可寄生有白色念珠菌,当阴道内环境改变,如孕妇阴道内糖原增多、应用皮质激素或大量使用广谱抗生素等引起阴道内菌群失调时,念珠菌大量繁殖即可发病。

(1)阴道排出物为干酪样或豆渣样,黏厚,无臭味。

(2)外阴、阴道严重瘙痒,外阴红肿,排尿时灼热感,性交可使症状加剧。

(3)检查时可见阴道内有豆渣样白色分泌物覆盖于黏膜表面,擦净后见黏膜充血、水肿。

(4)阴道分泌物镜检可见念珠菌孢子和假菌丝。

3.细菌性阴道病

由阴道加德纳菌和其他厌氧菌及需氧菌混合感染引起的非特异性阴道炎。阴道分泌物增多,呈灰白色,质稀薄,有腥臭味,性交后更明显,但也可能无白带增多。检查可嗅到分泌物呈鱼腥味。分泌物稀薄,黏着于阴道壁,易擦去。阴道黏膜外观正常。阴道分泌物胺试验呈阳性,镜检下可找到线索细胞。

4.老年性阴道炎

又称萎缩性阴道炎,是由于雌激素水平过低和继发感染所致,常见于绝经后、卵巢切除后或盆腔放射治疗(以下简称放疗)后的妇女。

(1)阴道有少量黄色或血性白带,伴阴部烧灼痛和性交痛。

(2)常伴有尿频、尿痛等不适症状。

(3)检查见阴道黏膜菲薄、充血、皱襞消失,有出血斑点,甚至表浅破损。

5.阿米巴性阴道炎

常继发于肠道阿米巴病,原发于阴道者几乎没有。

(1)大量阴道分泌物,呈血性、浆液性或黄色脓性黏液,有腥味。

(2)外阴、阴道因分泌物刺激而有疼痛、不适。

(3)患者曾有腹泻或痢疾史。

(4)检查可见外阴、阴道有溃疡,溃疡边缘隆起,基底有黄色坏死碎片,易出血。

(5)分泌物涂片检查或培养可见阿米巴滋养体,溃疡活检可见原虫。

6.阴道内异物残留

术后或产后阴道内残留纱布未取出或长期安放子宫托均可引起脓性白带,伴有奇臭味。妇科检查时即能发现。

7.阴道癌

原发性阴道癌少见,一般多继发于宫颈癌。因阴道无腺体,故大多为鳞状上皮细胞癌,极少数为腺癌。

(1)40岁以上,特别是绝经后发病者为多。

(2)早期为无痛性阴道出血,晚期继发感染,有脓血性分泌物。

(3)检查病变多位于阴道上1/3的阴道壁,形态不一,表现为硬块、结节、溃疡或菜花状生长,接触性出血明显。

(4)取病变组织活检可证实,但必须排除宫颈癌的存在。

8.急性宫颈炎

临床上淋病奈瑟菌可引起急性宫颈炎和宫颈管内膜炎。此外,在产褥期内链球菌、葡萄球菌等化脓性细菌感染也可引起急性宫颈炎。

(1)阴道有大量脓性分泌物排出。

(2)宫颈充血、水肿,宫颈管内见大量黄绿色脓性分泌物。

(3)淋病奈瑟菌感染时,常同时并发有阴道黏膜充血、水肿。

(4)若淋病奈瑟菌由宫颈管上升,可引起急性淋病奈瑟菌性输卵管炎。

9.慢性宫颈炎(包括慢性宫颈管内膜炎)

宫颈阴道部黏膜为单层光滑呈鲜红色柱状上皮覆盖时仍为正常宫颈,一般无症状。但当其表面呈沙粒状甚至乳突状不平时则可导致白带增多,称慢性宫颈炎。但必须通过宫颈刮片、阴道镜检甚至宫颈活检除外宫颈上皮内瘤变和早期宫颈浸润癌的存在。

(1)宫颈阴道部黏膜部分呈沙粒状或乳突状鲜红色,表面有较多黏稠白色分泌物覆盖。白带常规有白细胞,但无致病微生物发现。

(2)宫颈管外口处乳白色或黄白色黏液分泌物增多,不易拭净,一般为慢性宫颈管内膜炎。白带常规检查有白细胞计数增多,若找到淋病奈瑟菌或细胞内衣原体包涵颗粒时,应分别确诊为慢性淋病奈瑟菌宫颈炎或慢性衣原体宫颈炎。

10.宫颈结核

一般继发于子宫内膜结核和输卵管结核,患者多有肺结核病史。

(1)早期有接触性出血。

(2)阴道有脓血性分泌物。

(3)妇科检查发现宫颈颗粒状糜烂或溃疡形成,也可呈菜花状,接触性出血明显。但肉眼观察,难以与宫颈癌区分。

(4)宫颈活检镜下找到结核结节即可证实,并可除外宫颈癌。

11.宫颈癌

多发生于40岁左右的妇女,但近年此病有年轻化趋势。以鳞状上皮细胞癌为多,少数为腺癌。

(1)早期宫颈癌有接触性出血。

(2)中、晚期宫颈癌特别是晚期宫颈癌有大量脓血性白带,有奇臭味。

(3)晚期宫颈鳞状上皮细胞癌外观呈结节状、菜花状或火山口状溃疡,质脆易出血。

(4)宫颈腺癌可能仅有宫颈呈桶状增大、质硬,表面光滑或轻度糜烂。

(5)宫颈黏液腺癌可分泌大量稀薄透明黏液性白带,需长期用卫生垫。

(6)宫颈组织活检是最后的确诊方法。

12.急性子宫内膜炎

一般多发生于产后、自然流产、人工流产或宫腔内安放节育器后。宫腔内有退化绒毛残留,更易诱发感染。

(1)有分娩或宫腔手术史,可能伴低热。

(2)宫腔分泌物多呈赭色。

(3)若无绒毛组织残留,一般在用抗生素治疗后分泌物会逐渐消失。

13.子宫黏膜下肌瘤伴感染

一般见于脱出至颈管或阴道内的有蒂黏膜下肌瘤。

(1)患者月经量过多。

(2)阴道有大量脓性分泌物。

(3)妇科检查在阴道内或宫颈管口处见到球状质实块状物,表面为坏死组织覆盖。块状物有蒂与宫颈管或宫腔相连。

14.慢性子宫内膜炎

子宫内膜炎大多为急性,慢性子宫内膜炎极少见,仅绝经后老年性子宫内膜炎可能为慢性。若宫腔内分泌物排出不畅时,可导致宫腔积脓。

(1)老年妇女宫颈管内有少量水样液体流出。

(2)若宫颈管粘连,液体流出不畅时,宫腔积脓,子宫增大,B超见宫腔内有液性暗区。给予雌激素治疗和扩张宫颈管后,脓液排净,症状可消失。

(3)一般均应作分段诊断性刮宫,排除子宫内膜癌。

15.子宫内膜癌

近年发病率显著上升,多见于绝经前后妇女。

(1)早期有不规则阴道出血。

(2)晚期并发有血性白带。

(3)检查见子宫增大。

(4)分段诊断性刮宫可明确诊断。

16.输卵管积水

输卵管慢性炎症引起积水,但其远端完全阻塞。当积液较多时,经宫腔排出体外。

(1)患者有不育史。

(2)偶有阵发性阴道排液,排出液体多为水样。

(3)B超检查在排液前可见到子宫附件处有液性暗区,排液后暗区消失。

17.原发性输卵管癌

原发性输卵管癌是罕见的疾病,一般好发于 40～60 岁妇女,多为单侧发病。

(1)间歇性腹痛和阴道排液,一般是每次腹痛后立即有阴道排液。

(2)排出的液体为淡黄色水样或为血性水液。

(3)妇科检查可扪及一侧附件有包块,直径一般为 3～6 cm 不等。

(4)盆腔 B超在子宫一侧附件处见到回声不均的液性包块。

(5)在排出的水液中偶可找到癌细胞。

第二节　下　腹　痛

下腹痛是妇科最常见的症状之一,其病因复杂,既可是妇科疾病所致,也可由内、外科及泌尿科疾病引起。因此,要全面考虑,详细询问病史,仔细进行腹部及盆腔检查,并进行必要的辅助检查。首先应排除妇科以外的疾病,如急性阑尾炎、肾结石绞痛、泌尿道感染、结肠炎等。临床上根据起病缓急,可分为急性下腹痛和慢性下腹痛。

一、病史要点

(1)腹痛起病的缓急,有无诱因。

(2)应了解腹痛的部位,最早出现或疼痛最明显的部位常提示为病变部位。注意疼痛的性质、程度及发展过程。剧烈绞痛提示可能有脏器缺血或扭转,持续性疼痛多为炎症。

(3)注意腹痛与月经的关系及婚姻、生育状况。

(4)注意腹痛的伴随症状及放射部位,如剧烈绞痛伴恶心、呕吐多为卵巢肿瘤蒂扭转;伴畏寒、发热提示有炎症;伴肛门坠胀、晕厥和休克提示腹腔内出血。

(5)既往有无盆腔手术史、类似腹痛发作史及治疗情况。

二、体检及妇科检查重点

(一)一般检查

首先应注意观察患者面部表情是否痛苦,面色是否苍白,同时检测患者的血压、脉搏、呼吸、体温、心肺等全身情况。如患者病情危重,有休克表现,提示有盆腔内出血的可能。

(二)腹部检查

观察腹部是否隆起、对称,有无手术瘢痕及腹壁疝;触诊应轻柔,从疼痛的远处开始,逐渐向疼痛的中心移动,注意有无肌紧张及反跳痛,有无腹部包块,压痛的程度及范围,压痛最明显处可能是病变所在,还应注意肝、脾是否肿大,叩诊如有浊音或移动性浊音,提示腹腔内积液或积血可能,注意叩诊时肠曲鼓音所在位置,如有腹部包块则鼓音偏向一侧,如有腹水或积血则鼓音位于腹中部;听诊注意肠鸣音有无增强或减弱。

（三）妇科检查

未婚女性注意处女膜是否完整，有无裂孔，无裂孔者是否呈紫蓝色膨出；阴道是否充血，有无异常分泌物，阴道后穹有无饱满感或触痛；宫颈有无举痛，宫颈管内是否有组织物；子宫位置、大小、形态、压痛、活动度及有无漂浮感；双附件有无增厚、压痛、肿块，如有肿块则注意其大小、形状、质地、压痛及活动度。

三、重要辅助检查

（一）血常规

红细胞及血红蛋白计数明显下降提示有腹腔内出血的可能，白细胞及中性粒细胞计数明显升高提示有炎症存在。

（二）血、尿 hCG

尿 hCG 阳性或血 hCG 升高提示腹痛与妊娠有关，如异位妊娠伴腹腔内出血。

（三）尿常规

脓尿提示为泌尿系统感染。

（四）阴道后穹穿刺或腹腔穿刺

如疑有腹腔内出血或盆腔感染伴盆腔积脓者，应做阴道后穹穿刺或腹腔穿刺，抽出不凝血者提示有腹腔内出血，抽出脓性液体应考虑化脓性炎症，必要时应将穿刺液涂片进行检查和细菌培养。

（五）盆腔 B 超检查

应常规行 B 超检查，了解子宫大小、形态及附件情况。B 超可以区分宫内、外妊娠，有无盆腔包块及包块性质。

（六）腹腔镜检查

根据诊断需要可行腹腔镜检查，在直视下诊断输卵管妊娠、输卵管炎症、脓肿或肿瘤。

（七）其他检查

根据需要可行血 CA125、AFP 测定，进行诊断性刮宫、CT 或 MRI 等检查。

四、急性下腹痛的鉴别诊断

急性下腹痛是妇科常见症状，起病急，发展快，病情重，病情变化迅速，延误诊断可能对患者造成严重后果。对急性下腹痛严重伴休克者,在重点询问病史和体检后,应迅速作出诊断,并行抢救。

(一)异位妊娠

异位妊娠是妇科常见急腹症,95％为输卵管妊娠。下腹痛是其主要症状,腹痛轻重不等,重者可伴失血性休克,抢救不及时可导致死亡。

(1)大多有停经史,停经时间在 12 周以内,以 6~8 周为多见。

(2)停经后有不规则阴道流血,出血量一般少于月经量。

(3)输卵管妊娠早期可有下腹隐痛,发生流产或破裂时,可出现急性下腹痛,常伴肛门坠胀。

(4)检查患者可有面色苍白、血压下降、脉搏快而弱、四肢冰冷等失血体征。

(5)腹部检查下腹压痛,反跳痛,但肌紧张不明显,出血多时可有腹部膨隆,移动性浊音阳性。

(6)妇科检查宫颈举痛,阴道后穹饱满,子宫饱满,可能有漂浮感,附件区可触及包块,压痛,界限不清,质软。

(7)血、尿 hCG 阳性。

(8)B 超检查见宫内无胚囊,子宫外可见胚囊或不均质回声包块,盆腹腔内有液性暗区。

(9)如有腹腔内出血可疑时,阴道后穹穿刺抽出不凝固血液即可确诊。

(二)急性盆腔炎

急性盆腔炎是妇女内生殖器官炎症的总称,包括急性子宫内膜炎及子宫肌炎、急性输卵管炎、输卵管卵巢炎、急性盆腔腹膜炎、盆腔脓肿等。腹痛是其主要症状之一。

(1)常于宫腔手术后、产后、流产后或经期及月经后发病。

(2)急性持续性下腹疼痛,伴畏寒、发热。阴道充血,分泌物增多,可呈脓性。

(3)妇科检查宫颈举痛明显,阴道后穹触痛,子宫及双侧附件区压痛,可能扪及盆腔压痛及包块。

(4)血白细胞及中性粒细胞计数增高,部分可出现中毒颗粒,血细菌培养可能为阳性。

(5)B 超检查盆腔内可能有不规则包块。

(6)阴道后穹穿刺可抽出脓液,涂片见大量白细胞,培养可为阳性。

(三)卵巢肿瘤蒂扭转

卵巢肿瘤蒂扭转是妇科常见急腹症。多见于瘤蒂较长、瘤体中等大小、活动度大的卵巢肿瘤,如成熟型畸胎瘤。可见于任何年龄,但好发于生育期。

(1)以往可有类似下腹痛史。

(2)突然出现一侧下腹持续性剧烈疼痛,常在体位改变后发生,伴恶心、呕吐,疼痛可放射至同侧腰部、下肢及会阴部。若发病时间长,肿瘤坏死继发感染,患者可出现发热。

(3)检查发现患侧下腹压痛,有肌紧张及反跳痛,肿瘤大者下腹可扪及包块。

(4)妇科检查在子宫旁可触及包块,张力较大,边界清楚,压痛剧烈,肿瘤蒂部压痛最明显。

(5)辅助检查可有血白细胞计数升高。盆腔 B 超见子宫一侧有肿块,形态规则,边界清楚。

(四)原发性痛经

一般见于青年女性,初潮时无痛经,多在月经来潮数次后出现。

(1)月经来潮第 1～2 天下腹阵发性痉挛痛或坠痛,剧痛时多难以耐受。

(2)盆腔检查无器质性疾病。

(3)盆腔 B 超无异常发现。

(五)卵巢子宫内膜异位囊肿破裂

卵巢子宫内膜异位囊肿破裂为卵巢子宫内膜异位囊肿内压力增高,使囊壁破裂,囊内容物流入腹腔,刺激腹膜所引起的急性下腹痛,多在经期或月经前后发病。

(1)性成熟期妇女,有痛经、不孕史。发病前曾诊断盆腔子宫内膜异位症。

(2)检查可有发热,全腹压痛、反跳痛、肌紧张。

(3)盆腔检查子宫大小正常或稍增大,多固定后倾。双侧附件区增厚,压痛,可扪及不活动囊性包块。

(4)辅助检查有血白细胞及中性粒细胞计数升高。血、尿 hCG 阴性。B 超检查可见腹水、盆腔内囊块。阴道后穹穿刺可抽出巧克力样液。

(六)卵泡囊肿或黄体囊肿破裂

成熟卵泡或黄体破裂时可有出血,出血多时可发生急性腹痛甚至伴休克,以黄体囊肿破裂为多见,常在经前(黄体期)或月经第 1～2 天发病;少数为卵泡破裂,一般在月经周期的中间(排卵期)发生。

(1)生育年龄妇女多见。

(2)突然出现一侧下腹痛,检查腹部有压痛、反跳痛,患侧明显,出血多时可有移动性浊音。

(3)妇科检查阴道后穹饱满,宫颈举痛,子宫正常大小,附件区压痛,患侧明显。

(4)血、尿 hCG 阴性,B 超检查可见盆腹腔内有积液,阴道后穹穿刺可抽出不凝血。

(七)子宫穿孔

在人工流产、诊刮、清宫术、放环或取环术时,因器械损伤子宫,造成子宫甚至其他内脏穿孔,引起急性腹痛。

(1)在宫腔手术时发生急性下腹痛。

(2)术中器械进入子宫腔有无底感或超过原测子宫长度时,即应考虑为穿孔。

(3)穿孔时一般内出血少。如穿孔后损伤肠管、大网膜,则出现发热、全腹疼痛、腹肌紧张等腹膜炎症状。如不及时剖腹探查,可导致感染性休克。

(八)卵巢肿瘤破裂

恶性肿瘤可因瘤细胞浸润卵巢包膜发生破裂,破裂后肿瘤内容物流入盆腔引起急性下腹痛。少数卵巢良性囊肿可因挤压、性交发生破裂。

(1)原有卵巢肿瘤史。

(2)突发剧烈的腹痛,多伴恶心、呕吐。

(3)检查腹肌紧张,压痛、反跳痛,叩诊有移动性浊音。

(4)妇科检查扪及盆腔包块,压痛明显。

(九)子宫肌瘤

子宫肌瘤一般不引起腹痛,子宫肌瘤红色变性或有蒂浆膜下肌瘤扭转时可出现急性剧烈下腹痛。

(1)有肌瘤病史。

(2)突然出现急性下腹痛,可有恶心、呕吐、发热。

(3)妇科检查扪及盆腔包块,有压痛,结合 B 超检查不难诊断。

(十)人工流产术后宫腔粘连

人工流产术后因搔刮过度和/或伴宫腔感染可引起宫颈管粘连或宫腔粘连、狭窄。之后月经来潮时,可因经血不能排出甚至倒流至腹腔,引起急性下腹痛。

（1）人工流产术后无月经来潮，但有阵发性下腹疼痛，伴肛门坠胀。

（2）检查下腹部有压痛及反跳痛。

（3）妇科检查可见宫颈举痛，子宫增大、压痛，附件区压痛。

（4）宫腔探针不能顺利进入宫腔，当用力探入宫腔后即有黯红色血液流出。

五、慢性下腹痛的鉴别诊断

慢性下腹痛又称盆腔疼痛，是妇女常见主诉之一。除生殖系统病变外，泌尿、肠胃系统病变，甚至单纯心理因素均可导致疼痛。因此，确诊下腹痛的病因有时是十分困难的，现仅列举妇科常见疾病所致下腹疼痛的有关鉴别方法。

（一）慢性盆腔炎

慢性盆腔炎是引起慢性下腹痛最常见的原因，常因急性盆腔炎未能彻底治愈，病程迁延所致，但也可无急性炎症的发病过程。慢性盆腔炎包括慢性输卵管炎、输卵管积水、输卵管卵巢囊肿、慢性盆腔结缔组织炎等。

（1）患者除长期腹部坠胀、疼痛及腰骶部酸痛不适外，还有不孕、白带增多及神经衰弱等表现。当抵抗力降低时，易有急性或亚急性盆腔炎发作。

（2）妇科检查子宫多后倾、活动受限，宫旁组织增厚，部分患者可触及宫旁囊性包块，活动度差，轻压痛。

（3）已形成输卵管积水或输卵管卵巢囊肿时，B超检查可见一侧或双侧附件包块，多为囊性，部分为混合性。

（二）盆腔子宫内膜异位症

绝大多数异位病灶发生在卵巢、直肠子宫陷凹、子宫骶韧带、乙状结肠及直肠的浆膜面或直肠阴道隔等部位。见于生育年龄妇女。

（1）主要表现为继发性进行性痛经、性交痛、月经失调、不孕等。

（2）妇科检查子宫正常或稍大，常后倾固定，直肠子宫陷凹或宫骶韧带或子宫后壁下段可扪及触痛性结节，一侧或双侧附件处可触及囊块，不活动，多有压痛。

（3）B超检查可见附件区有囊性肿块，腹腔镜检查发现盆腔内有紫蓝色结节或卵巢巧克力囊肿。

（三）子宫腺肌病

多见于经产妇，约15%患者并发盆腔子宫内膜异位症。

（1）继发性进行性痛经，一般经量增多，经期延长。

(2)妇科检查可见子宫增大,质硬,触痛,后壁体征明显。

(3)B超提示子宫增大,但很少超过3个月妊娠大小。

(四)盆腔瘀血综合征

由慢性盆腔静脉瘀血引起的一系列综合征。

(1)主要有下腹部坠痛、酸胀及骶臀部疼痛,伴有月经过多、经期延长、性交痛、白带增多等表现;也可有尿频、尿痛及肛门坠胀、痔疮出血等膀胱、直肠刺激症状。久站、久坐后症状明显,平卧或抬高臀部后,症状减轻或消失。

(2)妇科检查可扪及子宫稍大或正常,多为后位,附件区可有压痛。

(3)腹腔镜或阴道彩色B超检查可明确诊断。

(五)结核性盆腔炎

(1)除腹痛外,多有长期发热、盗汗史。

(2)并发结核性腹膜炎时可扪及腹部柔韧感,压痛。腹水征阳性。

(3)妇科检查可在盆腔内触及与子宫粘连且形态不规则的包块。

(4)血白细胞及中性粒细胞计数一般不升高。结核菌素试验阳性甚至强阳性。

(5)子宫内膜病理检查是诊断子宫内膜结核最可靠的依据。诊断困难时可行腹腔镜检查取活检证实。

(六)卵巢恶性肿瘤

卵巢恶性肿瘤是女性生殖器官三大恶性肿瘤之一,多见于绝经期前后的妇女,早期不易发现。

(1)早期一般无症状,一旦出现腹痛、下腹包块、食欲缺乏、消化不良、体重下降已属卵巢癌的晚期。

(2)腹部检查可能触及肿块,腹水征阳性。

(3)妇科检查可扪及盆腔结节性实质包块,固定,不活动。

(4)血CA125一般>200 kU/L。

(5)盆腔B超见囊实不均、界限不清的包块。

(七)术后粘连

术后粘连是下腹疼痛的原因之一,20%～50%盆腔术后慢性下腹疼痛患者与盆腔粘连有关。

(1)持续性腹部钝痛,伴阵发性加剧。重者可有不全甚至完全性肠梗阻以致出现剧烈腹痛。

（2）盆腔检查子宫活动度可能受限,宫旁组织增厚或扪及不规则包块。

（3）腹腔镜检查是诊断术后粘连性腹痛的可靠手段。

(八)残留卵巢综合征

全子宫或次全子宫切除后,保留一侧或双侧卵巢后出现的下腹疼痛。

（1）一般见于因子宫肌瘤、盆腔子宫内膜异位症、子宫腺肌病或功能失调性子宫出血而行全子宫或次全子宫切除术后。

（2）子宫切除后将卵巢固定于阴道残端或宫颈残端者发生率较高。

（3）常伴有深部性交痛。

（4）妇科检查可能扪及有压痛的卵巢。

（5）B超检查可发现卵巢增大。

(九)卵巢残余物综合征

由于盆腔内粘连严重,解剖不清,在手术切除子宫及双侧附件后,仍残留有少许卵巢皮质未能切净所导致的术后下腹痛。

（1）一般见于慢性盆腔炎、广泛粘连的子宫内膜异位症手术后,特别是有多次盆腔手术史,最终将双侧附件切除者。

（2）术后出现持续性下腹痛,也可能为周期性下腹痛,但无发热。

（3）盆腔B超检查及妇科盆腔检查可能发现盆腔内有囊块。

（4）血雌激素水平＞40 pg/mL。

（5）有些患者周期服用避孕药可缓解疼痛。

第三节　阴 道 出 血

阴道出血是指除正常月经以外的生殖系统出血,是妇科疾病中较常见的症状之一。出血的部位可在外阴、阴道、宫颈、宫体和输卵管,但以子宫出血最为常见。

一、病史要点

(一)仔细询问阴道出血的表现特征

（1）出血的时间和病程。

（2）出血量的多少。

(3)出血有无规律,是否为周期性或持续性或不规则的间歇性出血。

(4)与月经的关系,是否为月经中期出血,或月经前后出血,或与月经不能分辨。

(5)出血前有无停经及停经时限。

(二)伴随症状

(1)有无腹痛,腹痛出现的时间、部位、性质、程度及是否向他处放射。

(2)发热。

(3)白带增多,出血前或出血间期白带的性状,有无恶臭等。

(4)有无尿路刺激症状和消化道症状,如腹胀、腹泻、肛门坠胀、排便困难等。

(5)腹部包块,发现的时间,包块的部位、大小、质地等。

(6)有无贫血的症状。

(三)诱因

阴道出血前有无外伤(尤其是骑跨伤)、性交、宫颈上药或物理治疗、精神创伤、环境变迁、服用避孕药或抗凝药物等。

(四)治疗情况

是否接受过内分泌药物治疗(药品名称、剂量、用药时间及效果)、诊断性刮宫或病灶活检(何时、何地及病检结果)。

(五)月经史

出血前的月经情况,有无痛经。已绝经者,应询问绝经年龄。

(六)婚育史

婚姻状况(有无性生活),孕产次,末孕时间,有无葡萄胎病史,是否避孕及避孕方式。

(七)既往病史

有无甲状腺功能亢进症,甲状腺功能减退症,高血压,糖尿病,血液病和慢性心、肝、肾疾病等。

(八)家族史

有无糖尿病、高血压和恶性肿瘤史。

二、体检及妇科检查重点

(一)一般情况

除测量患者的体温、脉搏、呼吸、血压外,尚需注意患者的精神与营养状况、皮肤黏膜有无瘀斑、全身浅表淋巴结有无肿大。

(二)头、颈部检查

有无突眼、眼睑水肿和甲状腺肿大。

(三)胸部检查

按常规检查心、肺体征。

(四)腹部检查

注意是否膨隆,肝脾大小,有无包块及包块的部位、大小、质地、活动度、压痛等,有无移动性浊音。

(五)妇科检查

1.外阴

注意有无充血、水肿、外伤、血肿或赘生物。

2.阴道

黏膜是否充血或出血,有无溃疡、肿块或损伤。性交后发生阴道大出血者,应注意观察阴道后穹有无撕裂伤。

3.宫颈

注意表面是否光滑,有无糜烂、息肉或赘生物,质地是否坚硬,有无接触性出血。宫口是否扩张等。

4.宫体

注意位置、大小、形态是否规则,质地、活动度等。

5.双侧附件

注意有无增厚、压痛或包块(位置、大小、质地、是否活动、有无压痛),直肠子宫陷凹及骶韧带有无结节及压痛。

三、重要辅助检查

(一)实验室检查

血、尿常规检查(有阴道出血时,应查清洁尿)。生育年龄患者常需行尿或血hCG检测,以排除妊娠或与妊娠有关的疾病。根据情况有的尚需行甲状腺功能、肝功能、肾功能、凝血功能及性激素和促性腺激素测定。

(二)宫颈细胞学检查

有性交出血或宫颈有糜烂、息肉和触血者,需行此项检查,可协助诊断早期宫颈癌。

(三)超声诊断

1.B超(经腹或经阴道)

子宫出血者常需行盆腔 B 超检查,以了解子宫大小、形状、子宫内膜厚度、宫腔有无异常回声,附件有无包块及包块的性状,有无腹水等。

2.宫腔声学造影

当 B 超显示宫腔声像异常时,可行宫腔声学造影,即在 B 超下向宫腔注入无菌生理盐水 5~30 mL,以增加宫腔声像对比度,可清楚显示宫腔是否规则、光滑、有无黏膜下子宫肌瘤和子宫内膜息肉或癌肿。

3.多普勒彩色血流显像

可协助诊断子宫及盆腔包块病变的性质。

(四)活组织检查

(1)外阴、阴道和宫颈的病灶,可直接取活检,以明确诊断。怀疑绒毛膜癌者,切忌活检,因可发生难以控制的病灶大出血。

(2)子宫出血者,为明确诊断或止血,常需行诊断性刮宫(简称诊刮,一般限于已婚患者),刮出组织必须行病理检查。怀疑子宫内膜癌者,行分段诊刮,即先刮宫颈管,再探宫腔深度和刮取子宫内膜组织,然后分别标明标本来源后,送病理检查,以协助诊断子宫内膜癌的临床分期。

(五)内镜检查

1.宫腔镜检查

当 B 超显示宫腔回声异常,或拟诊功能失调性子宫出血(简称功血)久治无效时,需行宫腔镜检查,以明确宫腔有无病变,如黏膜下肌瘤、内膜息肉、癌肿等。

2.腹腔镜检查

妇科检查或 B 超发现盆腔包块,或拟诊多囊卵巢综合征、子宫内膜异位症者,行腹腔镜检查可明确诊断。

四、鉴别诊断

(一)幼儿期阴道出血

(1)生殖系统恶性肿瘤:阴道或宫颈的葡萄状肉瘤、卵巢颗粒细胞瘤等。

(2)外阴、阴道炎症。

(3)外伤(外生殖器)。

(4)性早熟。

(5)阴道异物。

(二)青春期阴道出血

(1)无排卵性功血:最常见。

(2)血液病。

(3)甲状腺功能亢进症。

(4)生殖系统恶性肿瘤。

(5)外阴、阴道损伤。

(三)生育期阴道出血

(1)与妊娠有关的疾病:流产、异位妊娠、葡萄胎等。

(2)炎症:急性阴道炎、宫颈炎和子宫内膜炎,宫颈糜烂、息肉,慢性盆腔炎,子宫内膜结核等。

(3)肿瘤:子宫肌瘤、宫颈癌、子宫内膜癌、滋养细胞瘤、子宫肉瘤、卵巢颗粒细胞瘤、卵泡膜细胞瘤和阴道恶性肿瘤等。

(4)子宫内膜异位症和子宫腺肌症。

(5)生殖器官损伤。

(6)功能失调性子宫出血。

(7)多囊卵巢综合征。

(8)宫内节育器(IUD)出血:放置IUD引起的子宫出血。

(四)围绝经期和绝经后阴道出血

(1)功能失调性子宫出血。

(2)肿瘤:宫颈癌、子宫内膜癌、生殖系统肉瘤、卵巢颗粒细胞瘤和卵泡膜细胞瘤、外阴癌、阴道癌、绒毛膜癌和输卵管癌等。

(3)炎症:老年性阴道炎、萎缩性子宫内膜炎、尿道肉阜等。

五、常见疾病的诊断要点

(一)流产

(1)通常为已婚育龄妇女。

(2)出血前先有停经史,且停经时间多在3个月以内。

(3)出血量初始较少,随流产过程发展而增多。

(4)伴不同程度的下腹痛。

(5)宫颈着色,子宫增大变软。

(6)尿和血 hCG 增高。

(7)B 超示宫腔内有妊娠囊。

(二)输卵管妊娠

(1)常有慢性盆腔炎或不孕史。

(2)出血量少,但持续不净。

(3)多数病例出血前先有 6 周左右的停经史,部分患者可无停经。

(4)伴一侧下腹痛,有内出血时可出现肛门坠胀。

(5)如内出血多时,可有血压下降、脉搏增快等休克的表现,体检时下腹压痛,肌紧张不明显,移动性浊音阳性。

(6)妇科检查宫颈常有举痛,子宫大小正常或稍增大变软,一侧附件可扪及包块或压痛。

(7)血 hCG 增高。

(8)B 超检查宫腔内无妊娠囊,宫旁可见低回声区,若其中见胚芽和心管搏动可确诊。

(9)诊断性刮宫刮出组织病检多为蜕膜或呈 A-S 反应的子宫内膜,未见绒毛组织。

(10)阴道后穹穿刺:若抽出黯红色不凝血或少许陈旧血块可协助诊断。

(三)葡萄胎

(1)出血前已停经 3 个月左右。

(2)表现为不规则的间歇性出血,出血量时多时少,大量出血时常有水泡样组织排出。

(3)一般无明显腹痛。

(4)子宫明显增大变软,大多数较停经月份大。

(5)血 hCG 增高,明显高于相应妊娠月份的正常值范围。

(6)B 超显示扩大的宫腔内充满弥漫光点和小囊状液性暗区。宫旁的一侧或两侧有时可见中等大小多房囊肿(卵巢黄素囊肿)。

(四)子宫肌瘤

(1)患者多为中年妇女。

(2)主要表现为经期延长和经量增多,月经周期正常。

(3)病程长,患者常有不同程度的贫血。

（4）子宫增大，形状多不规则，质中等，包块较大时可在下腹部扣及。妇科检查时若向上推动包块，宫颈可随之上升。

（5）子宫黏膜下肌瘤从宫颈脱出后，阴道镜检查可见一鲜红色包块，表面光滑，质中等。包块蒂部周围可扣及一圈扩张的宫颈，宫体轮廓清楚可及，此点可与子宫内翻鉴别。

（6）B超可协助诊断，诊断小的黏膜下肌瘤常需行宫腔声学造影或宫腔镜检查。

（五）子宫腺肌病

（1）患者多为中年妇女。

（2）主要表现继发性痛经，疼痛程度多呈进行性加剧。

（3）经量增多，伴经期延长。

（4）子宫增大，一般不超过3个月妊娠大小，质硬。

（5）B超子宫增大，肌壁增厚，常以后壁为甚，回声不均，有的在增厚的肌壁内可见小的无回声区。

（六）子宫肉瘤

（1）多为50岁左右的围绝经期妇女。

（2）主要表现为不规则阴道出血，量可多可少。

（3）子宫增大、质软，宫颈口常扩张，有的可见息肉样或葡萄样赘生物从宫颈口脱入阴道。由于病程发展迅速，不久可在下腹部扣及增大的子宫包块，常伴有压痛。

（4）B超显示子宫包块内回声不均，常因肿瘤局部坏死出血，而出现不规则的液性暗区，包块与子宫肌壁界限不清。彩超显示包块血流较丰富，子宫动脉血流阻力指数（RI）与脉冲指数（PI）均明显降低。

（5）诊断性刮宫或取宫颈口脱出组织病理检查可确诊。若肿瘤局限于肌壁内，尚未累及子宫内膜层，则诊刮取不到肿瘤组织，对诊断无意义。

（七）滋养细胞肿瘤（侵蚀性葡萄胎和绒毛膜癌）

（1）曾有葡萄胎、流产或分娩史。

（2）不规则阴道出血，量时多时少。

（3）常伴下腹胀痛。

（4）伴肺转移者，可出现咳嗽、咯血、胸痛，甚至呼吸困难。

（5）妇科检查子宫增大、质硬，表面可有结节或包块突出。当肿瘤浸润子宫浆膜时,局部常有压痛。并发阴道转移者,常于阴道侧壁和下段前壁见紫蓝色或紫红色结节突起,由于病灶内常有出血和坏死,故质地偏硬。当结节破溃后可发生阴道大出血。

(6)血 hCG 明显增高:通常葡萄胎清宫后 9 周下降至正常,少数在 14 周转阴,如果超过上述时限,就可能为侵蚀性葡萄胎。分娩、流产或异位妊娠后 1 个月,hCG 维持在较高水平,或一度下降后又上升,已排除妊娠物残留、再次妊娠、持续性异位妊娠后,可能为绒毛膜癌。

(7)肺转移者:胸部 X 线平片可见多个棉球状阴影,少数可为单个孤立的病灶影。

(8)B 超和彩超检查:子宫增大。若为侵蚀性葡萄胎,肌壁间可见蜂窝状无回声区和弥散光点。绒毛膜癌的包块可位于子宫肌壁间,为高回声团块,边界清但无包膜;彩超显示有丰富的血液信号和低阻力型血液频谱。

(9)葡萄胎清除后半年内发病者,多为侵蚀性葡萄胎,1 年后发病者多为绒毛膜癌。无葡萄胎病史者应诊断为绒毛膜癌。

(八)宫颈癌

(1)多为 35~50 岁的妇女。

(2)出血表现:初为性交出血,继而发展为不规则阴道出血,晚期当肿瘤坏死、脱落,可发生大量出血。

(3)白带增多:肿瘤继发感染后,白带呈淘米水样,有恶臭。

(4)妇科检查:早期宫颈病灶如糜烂,有接触性血,以后可见菜花样赘生物突出;有的宫颈增大如桶状,质硬。癌肿组织坏死、脱落后,局部形成溃疡或空洞。

(5)早期诊断:靠宫颈细胞学检查、阴道镜检查和宫颈活检,宫颈有赘生物者,直接取组织行病理检查可确诊。

(九)子宫内膜癌

(1)患者多为 50~60 岁。

(2)主要为绝经后不规则阴道出血,未绝经者表现为经期延长、经量增多。

(3)子宫增大,一般不超出 2 个月妊娠大小,质稍软。

(4)B 超示宫腔回声异常,绝经者子宫内膜厚度常达到或超出 5 mm。

(5)分段诊刮病理检查可确诊。

(十)原发性输卵管癌

(1)多为已绝经妇女。

(2)常有慢性输卵管炎和不孕史。

(3)阴道血性排液或少量出血。

(4)常有一侧下腹胀痛。

(5)妇科检查于一侧宫旁扣及包块,表面较光滑。包块增大后可在腹部扣及。

(6)收集阴道排液行细胞学检查,可发现腺癌细胞。

(7)B超显示子宫一侧有包块,其内回声不均,可见液性暗区(输卵管管腔积液)。

(8)腹腔镜检查可见输卵管增粗,有时输卵管伞部可见菜花样赘生物。

(十一)卵巢颗粒细胞瘤

(1)可见于任何年龄的妇女,但以 45～55 岁患者为多。

(2)表现为月经紊乱或不规则阴道出血。

(3)幼儿患者伴性早熟。

(4)妇科检查已绝经者阴道仍较红润,无明显萎缩。子宫稍增大,宫旁一侧可扪及实性包块,形状较规则,边界清楚,表面光滑,多数可活动。

(5)B超显示子宫外包块为较均质的低密度回声,间有无回声的液性暗区。

(6)内分泌测定:E_2明显增高,FSH、LH、T 均正常,P 在卵泡期水平。

(十二)子宫内膜异位症

(1)多见于生育年龄的妇女。

(2)表现为月经前后少量出血,或经期延长、经量增多。

(3)常伴痛经、不孕及性交痛。

(4)妇科检查子宫多后倾,活动受限,宫旁可扪及囊性包块,多为双侧,壁较厚,且因粘连而固定。骶韧带可扪及结节并有压痛。异位病灶位于直肠阴道隔者,常于阴道后穹处扪及瘢痕样小结节突出,质硬且有压痛,月经期结节表面的阴道壁黏膜可呈紫蓝色或有出血点。

(5)B超显示卵巢子宫内膜囊肿的典型图像为子宫的后上方一侧或双侧有囊性包块,囊内为均匀分布的细小弱回声光点,多为单房。若囊内有新鲜出血时,也可出现液性暗区。

(6)腹腔镜检查可明确诊断。

(十三)老年性阴道炎

(1)均为绝经多年的老年妇女。

(2)表现为脓血性白带或少量出血。

(3)常伴外阴灼热或微痒。

(4)妇科检查阴道黏膜萎缩充血,常伴点状或片状出血,宫颈及宫体萎缩。

(5)取阴道分泌物检查未发现念珠菌、滴虫及淋病奈瑟菌。

(十四)IUD 出血

(1)放置 IUD 的患者阴道出血,在除外其他疾病时,可能为 IUD 所致。

(2)多数表现为月经前后点滴出血或不规则出血。

(3)可伴腰酸乏力,下腹胀痛。

(十五)无排卵型功血

(1)多为青春期和绝经前期妇女。

(2)表现为月经周期紊乱,经期延长,经量多少不定。常先停经数周,继而阴道持续出血,量较多。

(3)除继发贫血外,无其他症状。

(4)妇科检查子宫大小正常或稍大。

(5)B超盆腔无异常发现。少数于一侧卵巢上有一壁薄的单房囊肿,一般直径<5 cm(卵泡囊肿)。

(6)已婚患者经前或出血 6 小时内诊刮,子宫内膜为增生期、单纯性增生或复杂性增生。

(7)宫腔镜检查可排除宫腔内器质性疾病。

(十六)排卵型功血

(1)多发生于生育期妇女。

(2)患者有排卵,但黄体功能异常。

(3)常见有两种类型,黄体功能不足者表现为月经周期缩短,不孕。

(4)妇科检查子宫大小正常。

(5)B超盆腔无异常发现。

(6)诊刮黄体功能不足者表现为分泌期腺体呈分泌不良。

(7)反应落后 2 天,子宫内膜不规则脱落者表现为月经第 5~6 天。

(8)诊刮可见到呈分泌反应的内膜。

(9)或早孕时流产,子宫内膜不规则脱落者表现为月经周期正常。

(10)经期延长,经量增多。

(11)宫腔镜检查可排除宫腔内器质性疾病。

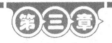

妇产科常用检查

第一节　生殖道细胞学检查

女性生殖道细胞包括来自阴道、宫颈、子宫和输卵管的上皮细胞。生殖道脱落细胞包括阴道上段、宫颈阴道部、子宫、输卵管及腹腔的上皮细胞,其中以阴道上段、宫颈阴道部的上皮细胞为主。临床上常通过生殖道脱落细胞检查来反映其生理及病理变化。生殖道上皮细胞受性激素的影响出现周期性变化,因此,检查生殖道脱落细胞可反映体内性激素水平。此外,此项检查还可协助诊断生殖器不同部位的恶性肿瘤及观察其治疗效果,既简便又经济实用。但是,生殖道脱落细胞检查找到恶性细胞只能作为初步筛选,不能定位,还需要进一步检查才能确诊。

一、生殖道细胞学检查取材、制片及相关技术

(一)涂片种类及标本采集

采取标本前 24 小时内禁止性生活、阴道检查、灌洗及阴道用药,取材用具必须清洁干燥。

1.阴道涂片

主要目的是了解卵巢或胎盘功能。对已婚妇女,一般在阴道侧壁上 1/3 处用小刮板轻轻刮取浅层细胞(避免将深层细胞混入影响诊断),薄而均匀地涂于玻片上,对未婚阴道分泌物极少的女性,可将卷紧的已消毒棉签先经生理盐水浸湿,然后伸入阴道,在其侧壁上 1/3 处轻轻卷取细胞,取出棉签,在玻片上向一个方向涂片。涂片置固定液内固定后显微镜下观察。值得注意的是,因棉签接触阴道口可能影响涂片的正确性。

2.宫颈刮片

宫颈刮片是筛查早期宫颈癌的重要方法。取材应在宫颈外口鳞柱状上皮交接处,以宫颈外口为圆心,将木质铲形小刮板轻轻刮取一周,取出刮板,在玻片上向一个方向涂片,涂片经固定液固定后显微镜下观察。注意应避免损伤组织引起出血而影响检查结果。若白带过多,应先用无菌干棉球轻轻擦净黏液,再刮取标本。该取材方法获取细胞数目较少,制片也较粗劣,故目前应用已逐渐减少。

1996 年美国 FDA 批准了改善的制片技术——薄层液基细胞学技术,以期改善由于传统巴氏涂片上存在着大量的红细胞、白细胞、黏液及脱落坏死组织等而造成的 $50\%\sim60\%$ 假阴性。目前有 ThinPrep 和 AutoCyte Prep 两种方法,两者原理类似。液基细胞学与常规涂片的操作方法不同在于,它利用特制小刷子刷取宫颈细胞,标本取出后立即放入有细胞保存液的小瓶中,通过高精密度过滤膜过滤,将标本中的杂质分离,并使滤后的上皮细胞呈单层均匀地分布在玻片上。这种制片方法几乎保存了取材器上所有的细胞,且去除了标本中杂质的干扰,避免了细胞的过度重叠,使不正常细胞更容易被识别。利用薄层液基细胞学技术可将识别宫颈高度病变的灵敏度和特异度提高至 $85\%\sim90\%$ 左右。此外,该技术一次取样可多次重复制片并可供作 HPV DNA 检测和自动阅片。

3.宫颈管涂片

疑为宫颈管癌,或绝经后的妇女由于宫颈鳞-柱交接处退缩到宫颈管内,为了解宫颈管情况,可行此项检查。先将宫颈表面分泌物拭净,用小型刮板进入宫颈管内,轻刮一周作涂片。此外,使用特制"细胞刷"获取宫颈管上皮细胞的效果更好。将"细胞刷"置于宫颈管内,达宫颈外口上方 10 mm 左右,在宫颈管内旋转 360°取出,旋转"细胞刷"将附着于其上的细胞均匀地涂于玻片上,立即固定。小刷子取材效果优于棉拭子,而且其刮取的细胞被宫颈管内的黏液所保护,不会因空气干燥造成细胞变性。

4.宫腔吸片

怀疑宫腔内有恶性病变时,可采用宫腔吸片检查,较阴道涂片及诊刮阳性率高。选择直径 1～5 mm 不同型号塑料管,一端连于干燥消毒的注射器,另一端用大镊子送入宫腔内达宫底部,上下左右转动方向,轻轻抽吸注射器,将吸出物涂片、固定、染色。应注意的是,取出吸管时停止抽吸,以免将宫颈管内容物吸入。宫腔吸片标本中可能含有输卵管、卵巢或盆腹腔上皮细胞成分。另外,还可通过宫腔灌洗获取细胞。用注射器将 10 mL 无菌生理盐水注入宫腔,轻轻抽吸洗涤内膜面,然后收集洗涤液,离心后取沉渣涂片。此项检查既简单,取材效果又好,且与诊刮相比,患者痛苦小,易于接受,特别适合于绝经后出血妇女。

5.局部印片

用清洁玻片直接贴按病灶处作印片,经固定、染色、镜检。常用于外阴及阴道的可疑病灶。

(二)染色方法

细胞学染色方法有多种,如巴氏染色法、邵氏染色法及其他改良染色法。常用的为巴氏染色法,该法既可用于检查雌激素水平,也可用于查找癌细胞。

(三)辅助诊断技术

包括免疫细胞化学、原位杂交技术、影像分析、流式细胞测量及自动筛选或人工智能系统等。

二、正常生殖道脱落细胞的形态特征

(一)鳞状上皮细胞

阴道及宫颈阴道部被覆的鳞状上皮相仿,均为非角化性的分层鳞状上皮。上皮细胞分为表层、中层及底层,其生长与成熟受雌激素影响。因而女性一生中不同时期及月经周期中不同时间,各层细胞比例均不相同,细胞由底层向表层逐渐成熟。鳞状细胞的成熟过程是:细胞由小逐渐变大;细胞形态由圆形变为舟形、多边形;细胞质染色由蓝染变为粉染;胞质由厚变薄,胞核由大变小,由疏松变为致密。

1.底层细胞

相当于组织学的深棘层,又分为内底层细胞和外底层细胞。

(1)内底层细胞:又称生发层,只含一层基底细胞,是鳞状上皮再生的基础。其细胞学表现为:细胞小,为中性多核白细胞的 4～5 倍,呈圆形或椭圆形,巴氏染色胞质蓝染,核大而圆。育龄妇女的阴道细胞学涂片中无内底层细胞。

(2)外底层细胞:细胞 3～7 层,圆形,比内底层细胞大,为中性多核白细胞的 8～10 倍,巴氏染色细胞质淡蓝,核为圆形或椭圆形,核浆比例 1：2～1：4。卵巢功能正常时,涂片中很少出现。

2.中层细胞

相当于组织学的浅棘层,是鳞状上皮中最厚的一层。根据其脱落的层次不同,形态各异。接近底层者细胞呈舟状,接近表层者细胞大小与形状接近表层细胞;细胞质巴氏染色淡蓝,根据储存的糖原多寡,可有多量的嗜碱性染色或半透明胞质;核小,呈圆形或卵圆形,淡染,核浆比例低,约1:10。

3.表层细胞

相当于组织学的表层。细胞大,为多边形,细胞质薄,透明;细胞质粉染或淡蓝,核小固缩。核固缩是鳞状细胞成熟的最后阶段。表层细胞是育龄妇女宫颈涂片中最常见的细胞。

(二)柱状上皮细胞

又分为宫颈黏膜细胞及子宫内膜细胞。

1.宫颈黏膜细胞

有黏液细胞和带纤毛细胞两种。在宫颈刮片及宫颈管吸取物涂片中均可找到。黏液细胞呈高柱状或立方状,核在底部,呈圆形或卵圆形,染色质分布均匀,胞质内有空泡,易分解而留下裸核。带纤毛细胞呈立方形或矮柱状,带有纤毛,核为圆形或卵圆形,位于细胞底部,胞质易退化融合成多核,多见于绝经后。

2.子宫内膜细胞

较宫颈黏膜细胞小,细胞为低柱状,为中性多核白细胞的1～3倍;核呈圆形,核大小、形状一致,多成堆出现;胞质少,呈淡灰色或淡红色,边界不清。

(三)非上皮成分

如吞噬细胞、白细胞、淋巴细胞、红细胞等。

三、生殖道脱落细胞在内分泌检查方面的应用

阴道鳞状上皮细胞的成熟程度与体内雌激素水平成正比,雌激素水平越高,阴道上皮细胞分化越成熟。因此,阴道鳞状上皮细胞各层细胞的比例可反映体内雌激素水平。临床上常用四种指数代表体内雌激素水平,即成熟指数、致密核细胞指数、嗜伊红细胞指数和角化指数。

(一)成熟指数

成熟指数(maturation index,MI)是阴道细胞学卵巢功能检查最常用的一种。计算方法是在低倍显微镜下观察计算300个鳞状上皮细胞,求得各层细胞的百分率,并按底层,中层,表层顺序写出,如底层5、中层60、表层35,MI应写成5/60/35。若底层细胞百分率高称左移,提示不成熟细胞增多,即雌激素水平下降;若表层细胞百分率高称右移,表示雌激素水平升高。一般有雌激素影响的涂片,基本上无底层细胞;轻度影响者表层细胞<20%;高度影响者表层细胞>60%。在卵巢功能低落时则出现底层细胞:轻度低落底层细胞<20%;中度

低落底层细胞占 20%～40%；高度低落底层细胞＞40%。

(二)致密核细胞指数

致密核细胞指数(karyopyknotic index,KI)即鳞状上皮细胞中表层致密核细胞的百分率。计算方法为从视野中数 100 个表层细胞及其中致密核细胞数目,从而计算百分率。例如其中有 40 个致密核细胞,则 KI 为 40%。KI 越高,表示上皮细胞越成熟。

(三)嗜伊红细胞指数

嗜伊红细胞指数(eosinophilic index,EI)即鳞状上皮细胞中表层红染细胞的百分率。通常红染表层细胞在雌激素影响下出现,所以此指数可以反映雌激素水平,指数越高,提示上皮细胞越成熟。

(四)角化指数

角化指数(cornification index,CI)是指鳞状上皮细胞中的表层(最成熟的细胞层)嗜伊红性致密核细胞的百分率,用以表示雌激素的水平。

四、阴道涂片在妇科疾病诊断中的应用

(一)闭经

阴道涂片可协助了解卵巢功能状况和雌激素水平。若涂片检查有正常周期性变化,提示闭经原因在子宫及其以下部位,如子宫内膜结核、宫颈或宫腔粘连等;若涂片中中层和底层细胞多,表层细胞极少或无,无周期性变化,提示病变在卵巢,如卵巢早衰;若涂片表现不同程度雌激素低落,或持续雌激素轻度影响,提示垂体或以上或其他全身性疾病引起的闭经。

(二)功能失调性子宫出血(简称功血)

1.无排卵型功血

涂片表现中至高度雌激素影响,但也有较长期处于低至中度雌激素影响。雌激素水平高时右移显著,雌激素水平下降时,出现阴道流血。

2.排卵性功血

涂片表现周期性变化,MI 明显右移,中期出现高度雌激素影响,EI 可达 90% 左右。但排卵后,细胞堆积和皱褶较差或持续时间短,EI 虽有下降但仍偏高。

(三)流产

1.先兆流产

由于黄体功能不足引起的先兆流产表现为 EI 于早孕期增高,经治疗后

EI下降提示好转。若再度 EI 增高,细胞开始分散,流产可能性大。若先兆流产而涂片正常,表明流产非黄体功能不足引起,用孕激素治疗无效。

2.过期流产

EI升高,出现圆形致密核细胞,细胞分散,舟形细胞少,较大的多边形细胞增多。

(四)生殖道感染性疾病

1.细菌性阴道病

常见的病原体有阴道嗜酸杆菌、球菌、加德纳尔菌和放线菌等。涂片中炎性阴道细胞表现为:细胞核呈豆状,核破碎和核溶解,上皮细胞核周有空晕,胞质内有空泡。

2.衣原体性宫颈炎

涂片上可见化生的细胞胞浆内有球菌样物及嗜碱性包涵体,感染细胞肥大多核。

3.病毒性感染

常见的有单纯疱疹病毒Ⅱ型(HSV-Ⅱ)和人乳头状瘤病毒(HPV)。

(1)HSV 感染:早期表现为感染细胞的核增大,染色质结构呈"水肿样"退变,染色质变得很细,散布在整个胞核中,呈淡的嗜碱性染色,均匀,有如毛玻璃状,细胞多呈集结状,有许多胞核。晚期可见嗜伊红染色的核内包涵体,周围可见一清亮晕环。

(2)HPV 感染:鳞状上皮细胞被 HPV 感染后具有典型的细胞学改变。在涂片标本中见挖空细胞、不典型角化不全细胞及反应性外底层细胞。典型的挖空细胞表现为上皮细胞内有 1～2 个增大的核,核周有透亮空晕环或壁致密的透亮区,提示有 HPV 感染。

五、生殖道脱落细胞在妇科肿瘤诊断上的应用

(一)癌细胞特征

主要表现在细胞核、细胞及细胞间关系的改变。

1.细胞核的改变

表现为核增大,核浆比例失常;核大小不等,形态不规则;核深染且深浅不一;核膜明显增厚、不规则,染色质分布不均,颗粒变粗或凝聚成团;因核分裂异常,可见双核及多核,核畸形,如分叶、出芽、核边内凹等不规则形态,核仁增大变多及出现畸形裸核。

2.细胞改变

细胞大小不等,形态各异。胞质减少,染色较浓,若变性则内有空泡或出现畸形。

3.细胞间关系改变

癌细胞可单独或成群出现,排列紊乱。早期癌涂片背景干净清晰,晚期癌涂片背景较脏,见成片坏死细胞、红细胞及白细胞等。

(二)宫颈,阴道细胞学诊断的报告形式

主要为分级诊断及描述性诊断两种。目前我国多数医院仍采用分级诊断,临床常用巴氏5级分类法。

1.巴氏分类法

(1)其阴道细胞学诊断标准:①巴氏Ⅰ级,正常。为正常阴道细胞涂片。②巴氏Ⅱ级,炎症。细胞核普遍增大,淡染或有双核,也可见核周晕或胞质内空泡。一般属良性改变或炎症。临床分为ⅡA及ⅡB,ⅡB是指个别细胞核异质明显,但又不支持恶性;其余为ⅡA。③巴氏Ⅲ级,可疑癌。主要是核异质,表现为核大深染,核形不规则或双核。对不典型细胞,性质尚难肯定。④巴氏Ⅳ级,高度可疑癌。细胞有恶性特征,但在涂片中恶性细胞较少。⑤巴氏Ⅴ级,癌。具有典型的多量癌细胞。

(2)巴氏分级法的缺点:①以级别来表示细胞学改变的程度易造成假象,似乎每个级别之间有严格的区别,使临床医师仅根据分类级别来处理患者,实际上Ⅰ、Ⅱ、Ⅲ、Ⅳ级之间的区别并无严格的客观标准,主观因素较多。②对癌前病变也无明确规定,可疑癌是指可疑浸润癌还是 CIN 不明确,不典型细胞全部作为良性细胞学改变也欠妥,因为偶然也见到 CIN Ⅰ 伴微小浸润癌的病例。③未能与组织病理学诊断名词相对应,也未包括非癌的诊断。因此巴氏分级法正逐步被新的分类法所取代。

2.TBS 分类法及其描述性诊断内容

为了使妇科生殖道细胞学的诊断报告与组织病理学术语一致,使细胞学报告与临床处理密切结合,1988 年美国制定宫颈/阴道细胞学 TBS(The Bethesda System)命名系统。国际癌症协会于 1991 年对宫颈/阴道细胞学的诊断报告正式采用了 TBS 分类法。TBS 分类法改良了以下三方面:将涂片制作的质量作为细胞学检查结果报告的一部分;对病变的必要描述;给予细胞病理学诊断并提出治疗建议。这些改良加强了细胞病理学医师与妇科医师间的沟通。TBS 描述性诊断报告主要包括以下内容。

(1)感染：①原虫,滴虫或阿米巴原虫阴道炎。②细菌,球杆菌占优势,发现线索细胞,提示细菌性阴道炎;杆菌形态提示放线菌感染;衣原体感染形态提示衣原体感染,建议临床进一步证实。③真菌,形态提示念珠菌感染;形态提示纤毛菌(真菌样菌)。④病毒,形态提示疱疹病毒感染;形态提示巨细胞病毒感染;形态提示 HPV 感染(HPV 感染包括鳞状上皮轻度不典型增生,应建议临床进一步证实)。⑤其他。

(2)反应性细胞的改变：①细胞对炎症的反应性改变(包括化生细胞)。②细胞对损伤(包括活组织检查、激光、冷冻和电灼治疗等)的反应性改变。③细胞对放疗和化学治疗(以下简称化疗)的反应性改变。④IUD 引起上皮细胞的反应性改变。⑤萎缩性阴道炎。⑥激素治疗的反应性改变。⑦其他。前 3 种情况下亦可出现修复细胞或不典型修复细胞。

(3)鳞状上皮细胞异常：①不明确诊断意义的不典型鳞状上皮细胞(atypical squamous cell of undetermined significance,ASCUS);②鳞状上皮细胞轻度不典型增生(LSIL),宫颈上皮内瘤变(CIN)Ⅰ级;③鳞状上皮细胞中度不典型增生,CINⅡ;④鳞状上皮细胞重度不典型增生(HSIL),CINⅢ;⑤可疑鳞癌细胞;⑥肯定癌细胞,若能明确组织类型,则按下述报告:角化型鳞癌;非角化型鳞癌;小细胞型鳞癌。

(4)腺上皮细胞异常：①子宫内膜细胞团-基质球;②子宫内膜基质细胞;③未明确诊断意义的不典型宫颈管柱状上皮细胞;④宫颈管柱状上皮细胞轻度不典型增生;⑤宫颈管柱状上皮细胞重度不典型增生;⑥可疑腺癌细胞;⑦腺癌细胞(高分子腺癌或低分化腺癌)。若可能,则判断来源:颈管、子宫内膜或子宫外。

(5)不能分类的癌细胞。

(6)其他恶性肿瘤细胞。

(7)激素水平的评估(阴道涂片)。

TBS 报告方式中提出了一个重要概念——不明确诊断意义的不典型鳞状上皮细胞(ASCUS),即既不能诊断为感染、炎症、反应性改变,也不能诊断为癌前病变和恶变的鳞状上皮细胞。ASCUS 包括不典型化生细胞、不典型修复细胞、与萎缩有关的不典型鳞状上皮细胞、角化不良细胞及诊断 HPV 证据不足又不除外者。ASCUS 术语因不同的细胞病理学家可能标准亦不够一致,但其诊断比例不应超过低度鳞状上皮内病变的 2～3 倍。TBS 报告方式要求诊断ASCUS,指出可能为炎症等反应性或可能为癌前病变,并同时提出建议。若与炎症、刺激、宫内节育器等反应性有关者,应于 3～6 个月复查;若可能有癌前病变或癌存在,但异常细胞程度不够诊断标准者,应行阴道镜活检。

(三)PAPNET 电脑涂片系统

近年来,PAPNET 电脑涂片系统,即计算机辅助细胞检测系统(computer assisted cytology test,CCT),在宫颈癌早期诊断中得到广泛应用。PAPNET 电脑涂片系统装置包括三部分,即自动涂片系统、存储识别系统和打印系统,是利用电脑及神经网络软件对涂片进行自动扫描、读片、自动筛查,最后由细胞学专职人员作出最后诊断的一种新技术,其原理是基于神经网络系统在自动细胞学检测这一领域的运用。

PAPNET 可通过经验来鉴别正常与不正常的巴氏涂片。具体步骤:在检测中心,经过上机处理的细胞涂片每百张装入片盒送入计算机房;计算机先将涂片分为 3 000～5 000 个区域不等,再对涂片上 30 万～50 万个细胞按区域进行扫描,最后筛选出 128 个最可疑细胞通过数字照相机进行自动对焦录制到光盘上,整个过程需 8～10 分钟;然后将光盘送往中间细胞室,经过一套与检测中心配套的专业高分辨率解像设备,由细胞学家复验。如有异议或不明确图像,可在显示器帮助下,显微镜自动找到所需观察位置,细胞学家再用肉眼观察核实。最后,采用 1991 年 TBS 分类法作出诊断报告及治疗意见,并附上阳性图片供临床医师参考。PAPNET 方法具有高度敏感性和准确性,并能避免直接显微镜下读片因视觉疲劳造成的漏诊,省时省力,适用于大量人工涂片检测的筛选工作。

第二节　女性生殖器官影像学检查

现代科技的飞速发展给传统的影像学注入巨大活力,超声检查因其对人体损伤小、可重复性、实时、诊断准确的优点而广泛应用于妇产科领域。其他如X 线、计算机体层成像(CT)、磁共振成像(MRI)、正电子发射体层显像(PET)及放射免疫定位也是妇产科领域的重要影像学检查方法,在诸多妇产科疾病的影像诊断和临床分期中发挥重要作用。分子影像学也日益成为研究热点,将逐渐使影像诊断从形态学诊断为主逐步发展为形态学成像和功能成像并重,进一步提升影像学在临床诊断中的重要作用。

影像检查技术在女性盆腔疾病尤其在肿瘤检测中发挥着重要作用,包括病灶的检出、鉴别诊断及肿瘤分期等。超声为女性盆腔疾病检查的首选和常规方法,简易方便、敏感性高,能够清楚显示子宫、卵巢的生理解剖结构,判断病灶囊性、实质性及显示囊内分隔等相当准确,但在显示小的淋巴结、细小钙化等方面具有一定的缺陷。CT、MRI在妇产科的深入研究和广泛应用可以发挥与超声的优势互补作用,为正确制订临床诊疗计划提供科学、可靠依据。

一、超声检查

在我国,超声是近30年发展起来的妇产科特殊检查手段。与有几百年历史的X线相比,超声还很年轻,但在临床上却扮演了举足轻重的角色,参与了几乎所有妇科疾病及正常或病理产科的筛查和诊断。国际妇产科超声学会(The International Society of Ultrasound in Obstetric and Gynecology,ISUOG)和英国胎儿医学基金会(Fetal Medicine Foundation,FMF)是目前国际上妇产科超声界最有影响力的两大机构,主导带领着妇产科超声的进展。

无论妇科超声还是产科超声,经腹壁及经阴道超声是最常用的两条途径,未婚妇女及少数特殊情况还可采用经直肠途径。妇科超声中,已婚妇女首选经阴道超声,因为阴道探头与子宫卵巢等盆腔脏器很靠近,高频超声能使图像显示非常清晰;若盆腔肿块较大,或观察目标超出真骨盆,则需要配合经腹壁超声;未婚妇女多采用经腹壁或经直肠途径,经腹壁超声需要适度充盈膀胱,经直肠超声前盆腔内结构的显示相对不满意。产科超声多经腹壁,但早早孕期检查或对胎儿某些结构检查时需要经阴道,甚至经会阴部。

(一)妇科超声的应用

超声检查女性内生殖器主要是针对子宫及卵巢。正常输卵管由于其细小弯曲、位置不固定、行走方向不一、回声与周围的肠曲相似等因素,声像图上不易观察。

1.正常子宫及卵巢

(1)子宫:纵切面时子宫体呈倒置的梨形,子宫颈呈圆柱体。根据宫腔线与颈管线所成夹角的不同,将子宫分为:①前位子宫,宫腔线与颈管线的夹角<180°;②中位子宫,宫腔线与颈管线的夹角约等于180°;③后位子宫,宫腔线与颈管线的夹角>180°。

子宫的大小与人种、年龄、有无生育史等因素有关,正常生育年龄已育妇女子宫纵径、横径及前后径约为57 mm(不包括宫颈)、57 mm及24 mm。

正常子宫浆膜层呈光滑的高回声光带；肌层呈中低回声，内部光点均匀一致；宫腔内膜回声及厚度随月经周期的变化而变化。①卵泡早期的内膜呈线状中等回声区，厚度仅 4~5 mm。②卵泡晚期时，前后壁的内膜呈两条弱回声带、一条宫腔线，以及内膜与前后壁肌层的两条交界线呈高回声线，故总体呈"3 线2 区"征，厚度 7~11 mm。③排卵期的 3 线 2 区更加清晰，平均厚 12.4 mm。④黄体早期的内膜光点增加、回声增高，3 线变模糊，但还可区分；中线尚清晰，厚度 11~13 mm，无明显增加。⑤黄体晚期时内膜呈梭状高回声区，"3 线"消失，厚度无增加或略变薄。

子宫颈的回声较宫体略强，颈管回声呈条状高回声或强回声带。横切面时子宫形态随切面水平的不同而不同，在宫底部时近似倒三角形，宫体及宫颈部位均呈扁椭圆形。

子宫动脉的主干位于子宫峡部双侧，宫体及宫颈交界处，向上追踪可探及其上行支。子宫动脉行径扭曲、管径较细，彩色血流成像一般可于上述部位探及短分支状结构，局部彩色呈网状或团状。宫体肌层内的弓状动脉呈星点状彩色血流，随月经周期的不同阶段而有所变化。一般正常子宫内膜层无明显彩色血流显示，宫颈也无明显彩色血流显示。未妊娠子宫动脉的多普勒频谱表现为高阻力血流，而卵泡期子宫动脉的阻力又略高于黄体期。

(2)卵巢：卵巢位于子宫双侧的盆腔内，呈椭圆形，大小约 40 cm×30 cm×20 cm。表面包膜回声较高；包膜下的皮质层内有大小不等的卵泡，回声不均；中央的髓质回声偏低。卵巢内的卵泡只有处于生长阶段才能被观察到，呈无回声结构。

经阴道超声时，卵泡≥2 mm 时就能被超声观察到。平均直径≥15 mm 的卵泡称主卵泡或优势卵泡，一般每个月经周期仅一个主卵泡最终发育成熟排卵，其余卵泡相继闭锁。>18 mm 为成熟卵泡，平均径线为 21 mm 左右，可突出于卵巢表面。

排卵后的卵泡部位形成黄体，表现为一个塌陷的低回声边界不清的结构。晚期黄体呈中等偏强回声，但有时也呈弱回声结构。

卵巢动脉的主干不易被超声观察到，但卵巢内部位于髓质内的血流不仅能被超声显示，还能测量其阻力。血流正常值参数与子宫动脉相似，也受各种因素的影响。

2.常见妇科疾病的超声诊断

(1)子宫肌瘤：子宫肌瘤是妇科最常见的良性肿瘤。声像图上，较大的肌瘤可造成子宫增大、呈球形或形态不规则，内部见大小不一的低回声结节或回声紊乱结构,多数边界清晰。浆膜下肌瘤表现为子宫表面突起,蒂细的浆膜下肌瘤见子宫旁实质性肿块,可能误认为附件包块;黏膜下肌瘤表现为宫腔内占位;变性的子宫肌瘤有时表现为肌瘤边界不清,内部回声紊乱,囊性变时呈无回声区;红色变性时呈高回声;钙化时则见弧形强回声带伴后方声影。彩色声像图上肌瘤周围有环状星点血流,而内部点状血流相对不丰富。一旦肌瘤变性(除肉瘤样变),内部往往无彩色血流。

肌壁间肌瘤要注意与子宫腺肌症鉴别,后者多位于子宫后壁的肌层内,且包块与正常子宫肌层无明显分界。蒂细的浆膜下肌瘤酷似卵巢肿瘤,需仔细寻找并识别正常卵巢。黏膜下肌瘤易与子宫内膜癌或其他宫腔病变如内膜息肉、内膜增生过长等混淆,内膜息肉回声较肌瘤强,有时内部见多个小囊性结构,增生过长主要表现为内膜增厚;而内膜癌形态不规则,边界不清,回声紊乱,且内部见低阻力彩色血流。然而宫腔内的病变有时鉴别非常困难,需要依靠诊刮、宫腔镜等其他检查手段。

(2)子宫腺肌症:子宫腺肌症的子宫呈球形增大,但一般不超过孕 3 个月大小。病变局部肌层明显增厚,以子宫后壁为多见,回声不均,宫腔偏移。相当一部分患者可在附件处见到内膜样囊肿。

同样,子宫腺肌症需与肌壁间子宫肌瘤相鉴别。肌瘤有假包膜,故边界清晰,痛经远不如腺肌症严重。

(3)妊娠滋养细胞肿瘤:一组来源于胎盘滋养细胞的肿瘤,包括侵蚀性葡萄胎和绒毛膜癌,可继发于葡萄胎或流产,也可继发于足月妊娠或异位妊娠。

侵蚀性葡萄胎和绒癌的声像图表现基本相同,即子宫饱满或增大,宫体局部回声改变,多为回声不均,有时成蜂窝状,彩色超声检查尤为重要,往往在病灶内或周围见血管扩张,局部成网状或蜂窝状,多普勒血流显示低阻力,PI 一般小于 0.60。

侵蚀性葡萄胎和绒癌之间的声像图鉴别较为困难,需依靠病理学检查。葡萄胎伴宫腔出血积血时,也表现为宫腔回声紊乱,似累及肌层,但出血积血部位无明显彩色血流,明确诊断还是要靠病理。

(4)子宫内膜癌:早期内膜癌声像图上无典型表现,可能仅为内膜增厚。癌肿发展到一定大小,宫腔内见不规则中等回声占位。累及基层时肿块与基层分界不清,甚至局部肌层也回声紊乱。彩色多普勒往往显示子宫动脉血流量增加,局部病灶内丰富的星点状彩色血流,阻力低。癌肿坏死可引起宫腔积血,继发感染时宫腔积脓,声像图上低中高回声交织。

内膜癌需与内膜息肉、黏膜下肌瘤等宫腔占位性病变鉴别,也应与内膜增生过长鉴别。内膜息肉和黏膜下肌瘤相对边界较清,无肌层浸润,然而确诊仍需要宫腔镜检查及病理检查,尤其是与子宫内膜增生过长的鉴别。

(5)卵巢肿瘤:最常见的妇科肿瘤,其种类繁多,分类复杂,目前的超声技术难以跟随。但是,根据肿瘤超声物理性质的表现,可分为囊性、混合性(囊实性)及实质性肿瘤 3 类。有些卵巢肿瘤具有特征性声像图改变,超声也能做出一定的判断。

囊性肿瘤:这类肿瘤在声像图上表现为边界清晰的无回声区,大小不一,大者有时可达 20 cm,也有些肿瘤内部存在分隔样光带或细小光点。这些肿瘤多为良性,如浆液性囊腺瘤、黏液性囊腺瘤等。非肿瘤性卵巢赘生物也常表现为类似声像图,如卵巢内膜样囊肿、卵泡囊肿、黄体囊肿等,要注意鉴别。

混合性肿瘤:肿瘤内有囊性成分,也有实质性成分,比例不一。实质部分回声强弱不一,有些强回声的后方伴声影,如皮样囊肿或畸胎瘤;有些表现为肿瘤内壁的乳头状突起。相当一部分恶性卵巢肿瘤呈混合性包块。

实质性肿瘤:呈中等或中强回声,形态可以不规则,内部回声多不均。结构非常致密的肿瘤后方出现声衰减,如卵巢纤维瘤。若肿瘤伴坏死出血,内部可见小而不规则的低回声区。

卵巢恶性肿瘤除了肿瘤生长快、内部血供丰富等,晚期还可出现腹水。根据卵巢肿瘤的表现,超声鉴别良恶性的要点见表 3-1。

表 3-1　卵巢良、恶性肿瘤的超声声像图鉴别要点

卵巢肿瘤	良性肿瘤	恶性肿瘤
物理性质	大多为囊性	一般为混合性或实质性
肿瘤壁	规则、光滑、整齐、壁薄、清晰	不规则、不光滑、壁厚薄不均、不清晰、高低不平
内部回声	多为无回声,内部光点均匀一致,中隔薄而均匀、内壁光滑或有规则乳头	多为中等或中低回声,内部光点不均匀、不一致,中隔厚薄不均、内壁不平、有不规则乳头
腹水	一般无(除纤维瘤)	常有
生长速度	缓慢(肿块大小稳定)	迅速(肿块增大迅速)
彩色血流分布	无、稀少或星点状	短条状、繁星状或网状
多普勒阻力指数	搏动指数>1.0,阻力指数>0.55	搏动指数<1.0,阻力指数<0.55

(6)输卵管异常:正常输卵管在声像图上不易显示。一旦输卵管炎症或肿瘤形成包块,就可能被超声探及。

在子宫一侧附件部位卵巢旁,见低回声或中等回声结构,呈扭曲条索状,边界往往不清,有时与卵巢粘连。输卵管积水表现为不规则囊性包块,内见不全分隔。炎症或肿瘤的诊断结合病史很重要,单凭超声有时较为困难,与卵巢肿瘤的鉴别也较为困难。

3.妇科超声特殊检查

(1)三维超声成像技术:近年来三维超声仪器有了重大改进,在临床上的应用也越来越广泛。与二维超声相比,三维超声技术的特点:①表面成像,观察脏器表面或剖面的立体图像;②透明成像,显示脏器或肿块内部的立体结构;③切面重建,常规二维超声难以获得 Z 平面,通过三维,能重建 Z 平面;④体积测量;⑤实时四维,即动态下观察三维立体结构;⑥多幅断层成像,同时显示多幅平行的切面图;⑦血管能量多普勒三维,立体显示脏器内错综复杂的血管结构,并测量血管所占体积;⑧心脏立体时空成像(STIC)。但三维超声是建立在二维超声的基础上,操作者必须有扎实的二维超声技术,才能合理地应用三维超声,发挥其优点。

妇科三维超声的适应证:子宫、卵巢或肿块表面形态的显示;宫腔形态的显示;子宫、内膜、卵巢、卵泡、肿块等的体积测量;Z 平面观察子宫或肿块内部结构;肿瘤内血管的分布及血管定量分析。

(2)超声引导下穿刺:指在超声的监视引导下,将穿刺针或导管等器械放置入特定部位进行抽吸取材或引流、注液等治疗。妇科介入性超声一般有两条途径,经腹壁或经阴道,可使用安装有穿刺针支架的探头或直接使用普通超声探头在穿刺针的一侧监视引导整个操作过程。

适应证:盆腔囊性肿块定性诊断,尤其是非肿瘤性囊肿,如内膜样囊肿、卵泡囊肿、包裹性积液、脓肿等;暂无手术指征的盆腔实质性或混合性肿块,获取肿块内细胞进行诊断;恶性肿瘤化疗前组织学诊断。有时介入性超声诊断的同时还能进行治疗,如内膜样囊肿抽吸尽囊液后注入无水乙醇、脓肿或包裹性积液腔内注射抗生素、恶性肿瘤瘤体内注射化疗药物、卵泡穿刺获取卵子用于人工助孕等。

超声引导下穿刺是否成功,与肿块的位置、深度、囊腔大小与个数、囊液性质等因素密切相关,故术前必须对手术的路径、成功的可能性等做出充分估计,做好相应准备。

(3)过氧化氢宫腔造影术:指在超声的监视下,将过氧化氢通过宫颈注入宫腔。由于过氧化氢进入宫腔后产生大量气泡,在声像图上能清晰显示过氧化氢经过的宫腔,甚至输卵管。其操作过程如同宫腔手术,需要在无菌状态下进行。

适应证:疑有宫腔占位性病变或宫腔畸形、了解输卵管是否通畅等。

(4)超声血管造影术:又称对比声学造影,是最近几年内发展的一项新技术,在妇科的应用尚处于探索阶段。其原理是在被检查者的静脉内注入特殊造影剂,为红细胞示踪剂,在低机械指数超声的扫查下,凡是有血供的脏器或组织,就能显示出特殊的影像,包括毛细血管水平的血流灌注,较常规彩超更能反映血供的真实情况。

所用仪器需配备实时造影匹配成像技术。确定观察目标后,嘱患者安静不动,进入预先设置的检查模式。用规定型号的注射针头于肘静脉内快速注入规定量的造影剂,并追加规定量的生理盐水,在预先设定的时间内观察病灶及周围造影剂充盈及消失情况。

凡是需要精确了解肿块或病灶内部血流灌注的情况,如良恶性肿瘤的鉴别、宫腔残留物的血供等,都可通过超声造影获取更详细的资料,最近又新发展了血流定量分析的软件。虽然是一项很新的技术,累积的病例不很多,但相信会具有广泛的应用前景。

(二)产科超声的应用

虽然很多检查方法不适用于胎儿,但超声检查在产科却具有其独特的优势,不但能从形态学上了解胎儿的生长发育情况,还能诊断大部分的严重结构畸形。规范化和高质量的产科超声,能明显地降低出生缺陷率,提高出生人口素质。

1.产科超声检查内容及常规

(1)早孕期:胎儿超声学早孕期的定义与产科临床稍有不同,是指从末次月经第一天起至妊娠 13 周 6 天。早孕期超声有以下几种。

早孕的诊断:超声能发现妊娠囊的所在部位,确定是否宫内妊娠并判断孕周。①妊娠囊:超声首先观察到的妊娠标志。经阴道高频超声最早在末次月经的 4 周 2 天就能观察到宫腔内 1～2 mm 的妊娠囊。最初妊娠囊位于内膜内,呈无回声区,周围有强回声光环,该环与周围子宫内膜之间又有一低回声环,故称"双环征"。双环征是与宫外孕合并宫内假妊娠囊鉴别的重要依据,假妊娠囊表现为单回声增强环状囊性结构,位于宫腔中央。随着妊娠的继续,妊娠囊越来越大,并向宫腔突起,底蜕膜处的强回声环渐渐增厚,形成早期胎盘,强回声环的其余部分则渐渐变薄,以后形成胎膜的一部分。②卵黄囊:位于妊娠囊内,经阴道超声 5 周就能被观察到。卵黄囊径线为 3～8 mm,妊娠 12 周时开始不明显,14 周完全消失。卵黄囊是宫内妊娠的标志,正常妊娠 6～10 周均应显示卵黄囊。妊娠囊>20 mm而未见卵黄囊,或系列超声始终不见卵黄囊,提示预后差。③胚芽:最早能观察到胚芽的孕周在妊娠5～6周,此时的胚芽紧贴卵黄囊。几乎在出现胚芽的同时,就能观察到原始心管的搏动。7周的胚芽已与卵黄囊分开,多能分出头尾。然后渐渐长大,初具人形。头臀长(crown rump length,CRL)的测量要求在胚胎自然弯曲的状态下,获取正中矢状切,从头顶直线测量至尾部末端。由于末次月经与排卵妊娠之间的日期差异甚大,尽可能根据早孕期CRL的经线估计孕龄,给予纠正预产期。④羊膜囊:也是妊娠囊内的一个结构,胚胎位于其中。羊膜囊的出现较卵黄囊迟,由于其囊壁菲薄,经腹壁超声很少能在一个切面上显示完整的羊膜囊。14周后羊膜囊与绒毛膜囊融合,胚外体腔消失。

妊娠11～13周6天胎儿颈项透明层(nuchal translucency,NT)测量:胚胎发育过程中,在妊娠11～13周6天时,颈背部会出现一无回声带。近20多年来的研究发现,透明层厚度的增加与很多胎儿异常有关,不良妊娠结局的机会增加。英国胎儿医学基金会严格规范了颈项透明层测量的要求,并开设培训课程,合格者可使用其提供的软件,结合血清学筛查,计算胎儿染色体异常的风险率。超声测量胎儿NT规范如下,①胎儿头臀长范围为45～84 mm,相当于妊娠11～13周6天;②超声途径,大部分均能通过经腹壁超声获得,少数需要经阴道超声;③标准平面,胎儿正中矢状切;④胎儿体位为自然弯曲状态;⑤放大图像,使胎儿面积占屏幕面积的3/4,测量键移动的最小距离为0.1 mm;⑥鉴别胎儿颈项皮肤与羊膜,此时羊膜囊尚未与绒毛膜囊完全融合,勿将羊膜误认为皮肤;⑦在颈项透明层最厚处从皮肤内缘测量至筋膜外缘,测量键落在强回声带上,测量多次,记录最厚的测量值;⑧脐带绕颈的NT测量,取脐带上与脐带下NT厚度的平均值。颈项透明层增厚的意义:很多胎儿畸形或异常状态会导致颈项透明层增厚,如染色体异常,包括最常见的21-三体、18-三体、13-三体及Turner综合征;先天性心脏畸形;胸腔内压力增高;骨骼肌肉系统畸形;宫内感染;淋巴系统发育异常;双胎输血综合征的受血儿;α-地中海贫血纯合子,以及多种遗传综合征等。但也有NT增厚的胎儿最终结果正常,故NT增厚不是一种疾病的诊断标准,而是胎儿异常的风险率增高。经验发现,NT越厚,不良预后的机会越高。对这些胎儿需要做进一步的检查,如染色体检查、中孕中期详细的超声结构筛查,或根据具体情况选择特殊的检查方法。

妊娠11～13周6天胎儿大畸形筛查:这是2000年后提出的产前筛查或诊断手段,目的是更早期地发现胎儿严重结构畸形,早诊断,早处理,最大可能地减少对孕妇的生理创伤和心理创伤。

早孕期胎儿结构大畸形筛查的孕周与 NT 测量孕周相同。方法是在胎儿正中矢状切面上获取头臀长及颈项透明层后,探头旋转 90°,在横切面上从上至下检查胎儿结构。观察项目包括头颅光环、脑中线、侧脑室脉络丛、眼眶、心脏位置、心尖指向、胸腔、胃泡、腹壁、膀胱、四肢长骨、双踝及双腕。有报道此时能筛查出的畸形有无脑儿、无叶全前脑、大型脑膨出、颈部水囊瘤、右位心、单心室、明显胸腔内占位、腹壁缺损、双肾缺如、尿道闭锁、致死型骨骼系统畸形、胎儿水肿等。有统计早孕期大畸形筛查能发现 73.8% 的严重畸形,但微小畸形的发现率仅为 4.7%。因此,早孕期检查正常者仍应在中孕中期进行常规筛选超声。

双胎或多胎妊娠绒毛膜性的判断:确定多胎妊娠的绒毛膜性非常重要,涉及胎儿预后及整个孕期的随访处理,然而唯有在早孕期最容易判断。具有两个妊娠囊或两个胎儿之间的羊膜分隔在胎盘处增厚,形成一个三角形结构,就能确定为双绒毛膜囊双胎,这一征象称"双胎峰";有羊膜分隔但无"双胎峰"者则为单绒毛膜囊双羊膜囊双胎。过了早孕期,"双胎峰"渐渐消失。

早孕并发症的诊断:早孕期并发症包括各类流产及异位妊娠,在此主要描述声像图表现。①流产:妊娠在 28 周前终止,胎儿体重在 1 000 g 以下。根据流产发生的时间,早期流产是指流产发生在 12 周之前;晚期流产是指发生在 12 周之后。在此仅介绍早期流产。先兆流产时妊娠囊及胚芽大小与孕周相符,胎心搏动存在。难免流产则妊娠囊与孕周不符,囊壁不规则或塌陷萎缩,甚至下移至宫腔下段;卵黄囊消失或过大;胚芽即使存在,也往往无胎心搏动。完全流产后宫腔内未见妊娠结构,内膜薄。不全流产时宫口扩张,宫口有组织堵塞,宫腔内见不规则妊娠结构及血块混合体。此 4 种流产之间需仔细鉴别,还需与宫外孕时宫腔内假妊娠囊鉴别。后者双环征不明显,附件处见包块。②异位妊娠:也称宫外孕,指孕卵在子宫腔以外的部位着床发育,以输卵管妊娠最为常见。宫腔空虚,未见妊娠囊,内膜较厚,有时可见宫腔内无回声结构,似妊娠囊,称假妊娠囊。附件处见包块,多为混合性包块。如果异位妊娠尚未发生流产或破裂,有时在包块内能见到妊娠囊,甚至卵黄囊、胚芽及胎心搏动。早期未破裂的妊娠囊表现为一个壁较厚的中强回声环,内有一小无回声区。流产或破裂的包块呈较大混合性包块,腹盆腔内往往存在游离液体,为腹腔内出血。异位妊娠时的宫腔内假妊娠囊要与宫内妊娠的真妊娠囊相鉴别,关键是观察有无双环征等。异位妊娠包块或合并腹盆腔游离液体需与其他附件包块相鉴别,包括卵巢肿瘤。

妊娠并发症的观察:早孕期子宫相对还不很大,仍容易发现妊娠合并子宫肌瘤、子宫畸形、卵巢肿块等异常情况。记录这些并发症,在整个孕期中定期随访,对产科临床处理具有重要意义。

(2)中孕期:妊娠 14～27 周 6 天为中孕期;中孕期最重要的一项超声检查是胎儿大畸形筛查,除此之外还有宫颈功能不全的诊断、初步筛查前置胎盘等。

18～23 周胎儿大畸形筛查:此项超声检查的目的是发现并诊断明显的胎儿结构畸形,对那些致死型或严重致残型畸形胎儿在法律允许的条件下予以终止妊娠;对那些可治疗的胎儿畸形或异常及时制订产前随访或进一步诊治方案。根据各国各地区的实际情况,大畸形筛查超声的内容不尽相同。为此,国际妇产科超声学会及英国胎儿医学基金会制定了基本规范。①基本项目:胎儿数、胎心率及心律、胎盘位置(有无覆盖宫颈内口)、羊水。②测量项目:双顶径或头围、侧脑室宽、颈项软组织层厚度、腹围、股骨。双顶径或头围的测量平面为侧脑室平面,要求显示脑中线、透明隔、侧脑室前角及后角、丘脑,沿颅骨的外缘测量。侧脑室的测量选择在近后角的最宽处,紧贴侧脑室内壁测量,正常值<10 mm。小脑平面须显示脑中线、透明隔、大脑脚、第四脑室、小脑最大横切面。在小脑最宽处测量小脑横径,于脑中线向后延长线上测量后颅窝池深,正常值<10 mm。延长线继续向后测量颈项软组织层厚度,从枕骨外缘至皮肤外缘,正常值<6 mm。腹围平面上须显示胃泡、脊柱横切面、脐静脉入右门脉处及肾上腺,沿腹壁皮肤外缘测量腹围。股骨的测量是在显示长骨全长时从粗隆的中点测量至远端关节斜面的中点。③胎儿解剖结构的观察:头颅光环、脑中线、透明隔、丘脑、双侧脑室、双脉络丛、小脑、小脑蚓部、后颅窝、脊柱、面部侧面轮廓、眼眶、口唇、四腔心、左室流出道、右室流出道、胸腔、胃泡、肝脏、双肾、膀胱、腹壁、肠管、四肢长骨及活动情况、踝关节、腕关节。④染色体异常标记:一些非特异性的声像图表现,非胎儿结构畸形,在正常胎儿中常能见到且无大碍,多为一过性,但在染色体异常的胎儿中更为常见。这些标记包括鼻骨缺失或短小、颈项软组织层增厚、肠管强回声、肱骨及股骨短小、脑室轻度扩张、肾盂轻度扩张等。超声一旦发现存在这些标记,可根据其染色体异常的似然比估算风险率,咨询孕妇是否进一步做胎儿染色体检查。

18～24 周胎儿大畸形筛查能检出 75% 左右的严重结构畸形,如中重度脑积水、开放性脊柱裂、脑膨出、露脑畸形和无脑儿、无叶全前脑、水脑、Dandy-Walker畸形、唇裂或合并腭裂、心脏位置异常、完全性心内膜垫缺损、左心发育不良综合征、单心室、典型三尖瓣下移、肺囊性腺瘤样病变、肺分离、大型膈疝、中大型脐膨出、腹裂、体蒂异常、泄殖腔外翻、致死型骨骼畸形、马蹄内翻足、内翻手等。

　　宫颈机能不全多发生在中孕期,是晚期流产及早产的主要原因,再发率很高。产前及时发现并诊断,及时缝扎宫颈,能有效延长妊娠期,避免或减少流产及早产的发生。在此主要描述声像图表现,超声诊断宫颈机能不全的最佳孕周在中孕早期。①检查途径:根据子宫及宫颈的位置及膀胱充盈情况,可选择经腹壁或经会阴或经阴道超声。经腹壁超声操作方便,患者易接受,但须适当充盈膀胱,一旦子宫前屈或膀胱充盈不适当,宫颈或显示不满意或被拉长。经会阴超声患者也易于接受,但须用塑胶膜包裹探头,之后清洁消毒探头,有时宫颈外口受阴道内气体声影遮挡而显示不清,造成测量误差。经阴道超声能很准确地测量宫颈长度,但患者相对不易接受。②宫颈长度的测量:清晰显示宫颈的内口与外口,测量之间的直线距离。无论哪种超声途径,正常宫颈长度为≥30 mm,小于30 mm 则可怀疑宫颈功能不全。除了宫颈长度的缩短,声像图上还能显示宫颈内口扩张、宫颈管扩张、宫颈外口扩张、羊膜囊膨出甚至胎体位于宫颈管内。缝扎后的宫颈超声应注意观察缝线的位置,羊膜囊最低部位与缝线的关系,有无羊膜囊突出于缝扎口等表现。

　　在宫颈扩张之前及时缝扎,配合适当的休息,妊娠往往能维持到足月。宫颈扩张之后再缝扎,甚至羊膜囊膨出予以回纳后再缝扎,效果相对较差。

　　(3)晚孕期:妊娠 28 周后至足月为晚孕期。此时超声检查的重点转向胎儿生长发育及羊水量的监测、生长受限的诊断。胎盘位置的确定也变得较为重要。有些胎儿畸形为迟发性,在晚孕期也要注意观察。

　　胎儿生长的监测:监测指标有双顶径、头围、腹围、股骨及肱骨。若显示胎儿经线过小,疑有生长受限,则应进一步做胎儿血流动力学检查。

　　迟发性胎儿结构畸形的筛查:这类畸形可能在胚胎发育早期就存在,但却要到较迟孕周才在声像图上表现出来,如消化道泌尿道梗阻、多囊肾、部分膈疝、非致死型骨骼畸形、宫内感染,也可能畸形的改变就发生在晚孕期,如进行性左心或右心发育不良、宫内感染、颅内出血、胎儿肿瘤等,有些异常本身就能发生在任何孕周,如脑室扩张、胎儿水肿或体腔积液。因此,晚孕期超声要注意观察脑室、大脑皮质、后颅窝、心脏、肠管、肾脏、长骨长度、体腔等部位。

　　胎盘位置的判断:妊娠 12 周后,胎盘轮廓清楚,显示为一轮廓清晰的半月形弥漫光点区,通常位于子宫的前壁、后壁和侧壁。胎盘位置的判定对临床有指导意义。如判断前置胎盘和胎盘早剥,行羊膜穿刺术时可避免损伤胎盘和脐带等。随着孕周增长,胎盘逐渐发育成熟。根据胎盘的绒毛板、胎盘实质和胎盘基底层三部分结构变化进一步将胎盘成熟过程进行分级。0 级为未成熟,多见于中孕期；Ⅰ级为开始趋向成熟，多见于孕 29～36 周；Ⅱ级为成熟期，多见于 36 周以后；Ⅲ级为胎盘已成熟并趋向老化，多见于 38 周以后。也有少数Ⅲ级胎盘出现在 36 周前。反之，也有Ⅰ级胎盘出现在 36 周者。因此，从胎盘分级判断胎儿成熟度时，还需结合其他参数及临床资料，做出综合分析。目前国内常用的胎盘钙化分度如下，Ⅰ度，胎盘切面见强光点；Ⅱ度，胎盘切面见强光带；Ⅲ度，胎盘切面见强光圈（或光环）。

2.严重胎儿结构畸形的诊断

胎儿畸形种类繁多，在此篇幅有限，不能一一叙述，仅选择我国卫生健康委员会确定的必须检出的六大畸形进行描述。

（1）露脑畸形及无脑儿：前者是指眼眶以上全颅盖骨或大部分颅盖骨缺失，后者是指颅盖骨及双大脑半球缺失。露脑畸形是无脑儿的早期阶段。

病因及病理：病因不明，可能为多因素致病，包括遗传、环境、致畸因子等，少数合并染色体异常。在胚胎发育的早期，前神经孔关闭障碍，颅盖不能形成，致脑组织暴露于羊水中。受到机械及羊水化学因素的作用，脑组织破碎脱落于羊水中，久之残留的脑组织越来越少，最终形成了无脑儿。

诊断：11～13 周 6 天声像图上未能显示正常头颅，未见蝴蝶征，无侧脑室，双大脑半球向左右分开、膨隆，呈典型的"米老鼠"征。脑组织破碎后见大脑半球表面不规则，或脑襻漂浮于羊水之中，羊水内出现密集点状颗粒回声。无脑儿的声像图表现为：无颅盖、无大脑，仅见颅底或颅底处部分脑组织。胎儿颈项短，眼眶位于面部最高处且无前额，呈"青蛙"样面容。孕妇血清甲胎蛋白（AFP）明显升高。

鉴别诊断：需与露脑畸形鉴别的有大型脑膨出、羊膜束带综合征、头颅无矿化。抬头入盆位置太低，别误诊为无脑儿。

预后：为致死型畸形。一旦超声明确诊断，任何孕周都应终止妊娠。

（2）脑膨出：指颅内结构通过颅骨缺损处而疝出，为开放性神经管缺陷。

病因及病理：多因素致病可能，包括遗传、孕期感染、孕妇糖尿病、接触致畸物等。这些胚胎在早期发生头端神经管闭合不全，最好发部位为枕部，其次为顶部与额部。膨出的大小差别很大，有些仅仅脑膜膨出，有些则为脑-脑膜膨出。膨出可致颅内压力改变，结构移位，脑脊液循环受阻，出现脑室扩张及头型改变。羊膜束带综合征所致的脑膨出可发生在头颅的任何部位，往往合并面裂等其他部位的畸形。

诊断：胎头旁见包块，枕部最为多见，其次是额部及顶部。相应部位的颅骨缺损,范围可大可小。单纯脑膜膨出的包块呈无回声,脑组织膨出时包块内见实质性不规则回声结构。往往颅内结构发生改变,如脑室扩张、中线偏移、颅内结构紊乱及小头畸形。枕部脑膨出由于后颅窝压力改变,导致后颅窝池消失、小脑呈"香蕉"样。若为羊膜束带综合征所致的脑膨出,包块可发生在任何部位,或有多处膨出。

鉴别诊断:颈部水囊瘤也表现为枕部囊性包块,但常为多房性,无颅骨缺损,无脑积水等颅内改变,却常合并胎儿水肿或体腔积液。

预后:与膨出的严重程度及是否合并其他异常有关,总的围生儿病死率为30%左右。存活者可能有不同程度的脑积水、智力低下等并发症。在有生机儿前诊断明确者应终止妊娠。

(3)开放性脊柱裂:为脊椎中线缺损,椎管敞开,有时伴有脊髓神经的暴露。

病因及病理:目前认为由多因子致病,包括遗传、染色体畸变、药物、射线及致畸因子等,在胚胎早期发生神经管闭合障碍。开放性脊柱裂的好发部位为腰骶尾椎,病变部位的皮肤、皮下组织、肌肉及椎管全层裂开,多数病例伴有脊膜膨出,裂开部位较高者常伴有脊髓脊膜膨出。压力向下导致延髓下移,后颅窝池消失,脑脊液循环障碍引起脑室扩张。

诊断:脊柱裂声像图上有三大特征,包括开放性椎骨缺损、局部软组织异常及相应的头部异常变化。椎骨缺损在脊柱的纵切、横切、冠状切面上都能观察到,表现为椎骨排列不整齐,严重者脊柱异常弯曲及突起,横切面上椎弓呈 U 形或 V 形开放。病变部位表面软组织缺损,皮肤延续线中断,见一囊性或混合性包块膨出,为脊膜膨出或脊髓脊膜膨出。极少数裂孔小,无脊膜膨出者超声极易漏诊,故仔细检查皮肤的完整性非常重要。几乎所有的开放性脊柱裂都合并颅内结构的改变,有"柠檬头"、脑室扩张及"香蕉小脑",马蹄内翻足也很常见。

鉴别诊断:最易与脊柱裂混淆的异常是骶尾部畸胎瘤。后者的根部往往在会阴部,肿瘤向臀部下方生长而不是向背部生长,且多为混合性或实质性肿块,脊柱显示正常。其他要注意鉴别的有非开放性脊柱裂的脊柱异常弯曲、闭合性脊柱裂等。

预后:涉及死亡、残废、低能和脑功能障碍。合并颅内结构异常改变的患儿如脑积水往往需要置管引流,智商也较低。在有生机儿前诊断明确者应终止妊娠。

(4)单心室畸形:仅一个心室,或有两个房室瓣,或只有一个房室瓣。

病因及病理:可以是室间隔未发育,也可以是某个房室瓣闭锁。除了流入道的异常,流出道异常也很常见,如单流出道或双流出道。单心室一般不引起宫内心衰,除非合并某个房室瓣的狭窄或闭锁。

诊断:单心室一般不难诊断,胸腔横切面上无法显示正常四腔心。仔细观察并结合彩色超声,能发现单个房室瓣或两个房室瓣。流出道的判断相对困难,因为即使存在两条流出道,也可能其中一条狭窄、闭锁或相互之间无交叉。

鉴别诊断:较易与单心室混淆的有大型心内膜垫缺损、一侧心腔严重发育不良。前者在心腔心尖部能发现一些残存的室间隔回声;后者近发育不良心腔侧的心室壁较对侧稍厚。

预后:出生后由于大量的左向右分流,极易发生肺动脉高压而心衰,目前手术效果也不很理想。在有生机儿前诊断单心室,应建议终止妊娠。

(5)体蒂异常:是一种严重的腹壁缺损,为体蒂形成失败,无脐部,无脐带。

病因及病理:胚胎从一个扁平的胚盘由背侧的羊膜囊向腹侧包卷,将内胚层包卷入腹腔,最后在腹前壁收拢形成脐部及脐带,只有其血管走在脐带中。体蒂异常是这一包卷过程失败,不但无脐部无脐带,腹前壁也大面积缺损,内胚层脏器均暴露在羊膜腔中。其原因可能是早期羊膜破损,导致包卷失败。

诊断:不能显示正常腹壁,腹腔内脏器位于腹腔外,包括肝脏、肠管等,有时心脏、肺脏也暴露在外。腹部与胎盘紧贴,胎儿体位强直不变,脊柱严重前突或侧突。无脐孔及脐带,脐血管行走在突出的内脏之间。常合并其他部位的畸形,如马蹄内翻足、心血管、消化道、泌尿道畸形或开放性神经管缺陷。

鉴别诊断:合并巨大腹壁缺损的羊膜束带综合征与之较难鉴别。羊膜束带综合征更多情况下合并面裂、截肢或截指(趾),仔细观察在畸形部位能见到细条状羊膜束带。

预后:为致死型畸形,一旦发现随时引产。

(6)致死型骨骼系统发育不良:为严重的出生缺陷,患儿不能存活。

病因及病理:致死型骨骼系统畸形有很多种,各种畸形的原因可能不同,然而目前大部分的原因尚未明确。大体上看,原因有①家族史,常染色体显性或隐性遗传。由于表现度的不同,即使是常染色体显性遗传者,上代也多表现正常。②早孕期接触某些药物,如沙利度胺(反应停)、华法林等。③孕妇糖尿病,也可能导致骨骼系统畸形。常见的致死型骨骼系统畸形有软骨发育不全、成骨发育不全Ⅱ型、致死型侏儒等。

诊断:致死型骨骼系统畸形常有以下特征,①长骨极其短小;②胸腔狭小伴肋骨短小;③下颌骨短小;④骨化差;⑤胎儿水肿。其他相对较常见的异常有脑室扩张、胎动减少、羊水过多。在上述常见致死型骨骼畸形中,每种畸形又各有其特征,如软骨发育不全可伴有颅骨或脊柱无骨化,颅内结构显示异常清晰或脊柱透明;成骨发育不全Ⅱ型多有长骨骨折,表现为长骨成角弯曲;致死型侏儒因颅缝早闭,头颅呈苜蓿叶状。

鉴别诊断:主要是在这类致死型骨骼系统畸形之间进行鉴别。虽然每个疾病各有其特征,但事实上常常较难鉴别。

预后:致死型骨骼系统畸形的胎儿产后均不能存活,任何孕周都应终止妊娠。

3.常见胎儿染色体畸形

染色体异常是严重的先天缺陷,严重者宫内死亡或产后死亡,存活者也往往智力明显低下,生活不能自理,给家庭和国家带来沉重负担。常见胎儿染色体畸形有21-三体综合征、18-三体综合征、13-三体综合征和Turner综合征。

染色体异常的产前筛查包括早孕期或中孕期孕妇血清生化测定、早孕期超声胎儿颈项透明层测量、中孕中期胎儿畸形超声筛查及染色体异常标记观察。通过这些筛查估算染色体异常的风险率,对高风险率者进行染色体确诊检查,如抽羊水、抽绒毛或抽取胎儿脐血。高风险率的标准目前国际上定为1/250~1/3 000。

(1)21-三体综合征:也称唐氏综合征、先天性愚型、蒙古征,是染色体异常中最常见的一种,可合并结构畸形,也可无明显结构畸形仅仅智力低下。

病因及病理:患儿多了一条21号染色体,多数原因是卵子或精子减数分裂时出现不分离,多一条21号染色体的配子形成子代。高龄孕妇由于卵子老化分裂不均,为21-三体综合征最常见的来源。

诊断:典型的畸形为心内膜垫缺损、十二指肠梗阻、体腔积液。其余可能发生的畸形有室间隔缺损、法洛四联症、主动脉缩窄、食道闭锁、小肠梗阻、马蹄内翻足等。由于仅1/3的21-三体综合征胎儿合并结构畸形,故产前筛查不能光靠超声结构异常的观察,还需要结合染色体异常标记及孕妇血清学筛查。超声染色体异常标记有鼻骨缺失或短小、颈项软组织层增厚、肠管强回声、肱骨及股骨短小、轻度脑室轻度扩张、肾盂轻度扩张等。其中鼻骨缺失或短小的似然比为20;颈项软组织层增厚为10;肠管强回声3;肱骨及股骨短小1.5;肾盂轻度扩张1.5。

鉴别诊断:如果核型正常,颈项软组织层增厚要与其他胎儿异常情况鉴别;轻度脑室扩张要与其他可能引起脑室扩张的疾病鉴别;轻度肾盂扩张要与梗阻性泌尿道畸形鉴别;肠管强回声要与肠道或腹腔异常鉴别;长骨轻度短小要与非致死型骨骼系统畸形及胎儿生长受限鉴别。然而相当一部分存在染色体异常标记的病例最终正常,或少数以后才表现出结构异常,因此晚期妊娠仍应仔细检查注意是否存在迟发性畸形。

预后:合并严重结构畸形的21-三体综合征患儿病死率高,存活者也因生理疾病较早去世。存活者智商明显低于正常,生活不能自理,白血病的发病率也明显增高。

(2)18-三体综合征:也称 Edward 综合征,往往存在严重的结构畸形、死胎或新生儿病死率极高。

病因及病理:多了一条18号染色体,也与孕妇高龄卵子老化分裂不均等有关。

诊断:几乎所有的18-三体胎儿都存在结构畸形及生长受限,且大部分为多发性畸形。典型畸形有脊柱裂、颈部水囊瘤、室间隔缺损、唇腭裂、膈疝、脐膨出、食道闭锁、马蹄肾、尿道梗阻、桡骨缺失或发育不良、马蹄内翻足、内翻手、手指重叠等。超声染色体异常标记有草莓头、脉络丛囊肿、鼻骨缺失或短小、颈项软组织层增厚、肠管强回声、单脐动脉等。

鉴别诊断:其他非18-三体综合征的多发性畸形病例,如13-三体综合征及一些遗传综合征等。明确诊断必须靠染色体检查。

预后:为致死型胎儿畸形,一旦明确诊断,任何孕周都应终止妊娠。

(3)13-三体综合征:也称 Patau 综合征,往往存在严重的结构畸形,尤其是中枢神经系统畸形,病死率极高。

病因及病理:多了一条13号染色体,也与孕妇高龄卵子老化分裂不均等有关。

诊断:与18-三体综合征一样,绝大部分13-三体胎儿也都存在多发性畸形及生长受限。典型结构畸形有全前脑、胼胝体缺失、Dandy-Walker 异常、与全前脑相关的面部畸形、不同类型的心脏畸形、肾脏囊性病变、轴后多指(趾)等。超声染色体异常标记有鼻骨缺失或短小、颈项软组织层增厚、肠管强回声等。

鉴别诊断:其他非13-三体综合征的多发性畸形病例,如18-三体综合征及一些遗传综合征等。明确诊断必须靠染色体检查。

预后:为致死型胎儿畸形,一旦明确诊断,任何孕周都应终止妊娠。

(4)Turner 综合征:又称(45,XO)或先天性卵巢发育不全综合征,有致死型和非致死型两种。

病因及病理:双亲之一生殖细胞性染色体不分裂,缺乏性染色体的配子与另一正常配子结合后形成(45,XO)。致死型胎儿存在严重胎儿水肿而难以存活。

诊断:Turner 综合征的典型畸形为胎儿水肿、颈部水囊瘤、胸腹水、主动脉缩窄、左心发育不良及肾脏异常。超声染色体异常标记有颈项透明层增厚、肠管强回声。非致死型患儿有时仅表现为颈项软组织层增厚。Turner 综合征均为女性胎儿。

鉴别诊断:需与其他胎儿水肿或染色体异常相鉴别,检查胎儿染色体是唯一的手段。

预后:致死型 Turner 不能存活,往往胎死宫内。存活的病例有时因心脏畸形而寿命较短,并有原发性闭经及原发性不孕,智力稍低下。

4.胎儿生长受限(fetal growth restriction,FGR)

胎儿生长受限为最常见的胎儿发育异常,指出生体重低于同孕龄同性别胎儿平均体重的两个标准差或第 10 百分位数,或孕 37 周后胎儿体重<2 500 g。在此主要描述声像图表现。

(1)胎儿径线的测量:双顶径、头围、腹围及股骨都能用来判断胎儿生长情况。FGR 胎儿的径线小于正常均数的两个标准差或第 10 百分位数。胎盘功能不良所致的胎儿缺血缺氧,往往腹围增长缓慢更为明显,因此头围和腹围比值(HC/AC)增高。

(2)羊水量:晚孕期一般测量羊水指数,即测量宫腔四个象限内最大羊水池垂直经线的总和,正常值为 80~200 mm。FGR 往往羊水指数小于正常。

(3)胎儿血管多普勒测定是诊断 FGR 的重要手段,同时也能判断 FGR 的严重程度。缺血缺氧时,由于胎盘阻力增高,胎儿多部位血管的血流动力学会发生变化。经过几十年的研究,目前认为有 3 处血管的血流动力学变化对诊断 FGR 最有意义,①脐动脉(umbilical artery,Umb A):对胎盘阻力增高的反应最敏感,表现为脐动脉阻力增高,如搏动指数(PI)、阻力指数(RI)及峰值流速舒张末期流速比例(S/D)增高,严重缺血缺氧时舒张末期血流消失或反流。②大脑中动脉(middle cerebral artery,MCA):在胎儿缺氧到一定程度引起了"脑保护效应"时,血液重新分配而扩张,多普勒测得阻力降低。③静脉导管(ductus venosus,DV):位于胎儿肝脏内,为肝内脐静脉的一个分支,直接连接于下腔静脉,将从胎盘获得的含氧量较高的血液送至右心房,并经卵圆孔至左心。严重 FGR 导致胎儿右心失代偿时,静脉导管频谱显示心房收缩期正向血流降低、消失或反流。

孕周错误常导致 FGR 的过度诊断,建议早孕期认真测量头臀长,及时纠正孕周,减少 FGR 的误诊。染色体畸形胎儿往往也存在 FGR,多数胎儿能被观察到有结构畸形。羊水过少要与泌尿系统异常鉴别,仔细观察肾脏、膀胱等结构,排除由此引起的羊水过少。严重 FGR 胎儿出现水肿、胸腔积液及腹水时,应与其他原因引起的胎儿水肿鉴别,多普勒测定是非常有用的方法。

5.双胎或多胎妊娠

人类的生殖一般为单胎,有时也可双胎或多胎。由于人工助孕技术的迅速发展,双胎或多胎妊娠也相对越来越多。双胎妊娠有单卵或双卵,人工助孕后的双胎多为双卵,但并非全部。

(1)绒毛膜性的判断:临床上,鉴别绒毛膜囊个数比鉴别单卵或双卵更重要,因为有些严重并发症与绒毛膜囊数目有关。绒毛膜性判断的最佳孕周在早孕期,观察有无双胎峰。在中晚孕期,除非观察到非常明显的双胎峰或完全分开的两个胎盘,否则难以确定绒毛膜性。

(2)常见的双胎妊娠并发症有以下几种。

双胎之一死亡:由于种种原因,双胎其中一胎未能妊娠至足月。①病因及病理:双胎之一死亡的原因有多种,所有可引起单胎妊娠流产、死亡的原因都可发生在双胎妊娠中。此外,单绒毛膜囊双胎之一消失的原因有双胎之一严重生长受限、双胎输血综合征。单羊膜囊双胎还可因脐带的互相缠绕而致其中一胎死亡。②诊断:典型的早孕期双绒毛膜囊双胎之一消失表现为宫腔内两个妊娠囊,一大一小,大妊娠囊内胚芽胎心搏动正常,小妊娠囊内则无胚芽结构。或者,虽然在早期见到两个胚芽及心跳,但以后发现并证实其中一个心跳停止,胚胎停止生长,久之该妊娠囊变小吸收,再也无法在声像图上观察到。妊娠3～6月内双胎之一死亡,超声就可见到该死亡的胎儿,其测值明显小于另一个正常的胎儿,以后随妊娠的继续、该羊膜囊的吸收,死亡的胎体被压扁成"纸样儿",声像图表现为一明显小于正常胎儿的胎体位于宫腔内的一角落处,且与宫壁紧贴,呈扁平状。单绒毛膜囊双胎中一胎死亡后,另一胎若发生急性失血,病死率极高;未死亡者数周后可能会观察到颅内强回声、低回声病灶,脑室扩张或颅内钙化等表现。③鉴别诊断:早孕期双绒毛膜囊双胎之一消失要注意与绒毛膜下血肿鉴别;双胎之一无胎心搏动要与无心畸胎鉴别。④预后:双绒毛膜囊双胎之一消失相对影响较小,另一胎儿可继续妊娠直至足月,少数可能引发宫缩而致流产或早产。单绒毛膜囊双胎之一死亡后,另一胎急性失血随之死亡或出现颅内并发症的机会很高,预后很差。

双胎之一胎儿生长受限:①病因及病理:双绒毛膜囊双胎发生 FGR 的原因与单胎相似,单绒毛膜囊双胎之一 FGR 可能的原因是两个胎儿共用一个胎盘,胎盘血液供应不均衡。另一正常胎的增长,对 FGR 胎儿会产生压迫,使其羊水更进一步减少,导致血供支持更差。②诊断:声像图显示双胎一大一小,大胎儿各径线测值正常,小胎儿则各径线测值均小于第10百分位数,尤其是腹围。随着孕周的增长,两个胎儿的大小差距将会变得越来越明显。小胎儿所在的羊膜腔内的羊水也会逐步减少,严重时羊水极少。多普勒超声可显示宫内生长迟缓的血流频谱特征,严重时胎死宫内。③鉴别诊断:双胎之一宫内生长迟缓要注意与双胎输血综合征相鉴别。双胎输血综合征中大胎儿径线过大、羊水过多,发生心衰时可出现胎儿水肿、心脏增大、心包积液、胸腔积液、腹水等。但是,在早期阶段病情不很严重时,两者的鉴别诊断会非常困难。④预后:轻度 FGR 预后良好。严重 FGR 胎死宫内,便会面临双胎之一死亡的问题。

双胎合并胎儿畸形:双胎胎儿畸形的发生率高于单胎。①病因及病理:双卵双胎每个胎儿的畸形发生率与单胎相同,由各自的基因所决定。单卵双胎的两个胎儿可以出现一致的畸形,也可能不一致,认为可能是两个个体各自的基因表现度不一致、早期胚胎分裂时不均等、血流动力学因素造成血供差异导致其中一胎发育异常。②诊断:畸形种类与单胎相似,但发现无脑儿、心脏畸形和腹壁缺损等尤为常见。双胎之一畸形的临床处理不但涉及畸形的种类和严重程度,还涉及双胎妊娠的绒毛膜性。③鉴别诊断:双胎之一存在水肿时需要与双胎输血综合征鉴别;畸形所致的羊水过少也要与双胎输血综合征鉴别。双胎之一畸形死亡需要与无心畸胎鉴别。④预后:畸形胎儿本身的预后与单胎一样,视畸形的性质和程度而定。但部分畸形儿可能宫内死亡,因此又面临了双胎之一死亡的问题。

双胎输血综合征(twin-twin transfusion syndrome,TTTS):双胎输血综合征仅发生在单绒毛膜囊双胎妊娠,尤其是单绒毛膜囊双羊膜囊双胎,故早孕期确定绒毛膜性非常重要。①病因及病理:单绒毛膜囊双胎由于两个胎儿共用一个胎盘,脐血管的分支较易在胎盘内形成吻合。若为动脉-静脉吻合,则造成压力高的动脉血流向压力低的静脉,出现双胎输血现象。失血的一胎称"供血儿",接受血的一胎称"受血儿"。受血儿的血容量急剧增加,心脏扩大、排尿量增加,最终可发生充血性心衰。供血儿由于失去太多的血液,循环血量大大减少,出现血压低、心脏小和羊水过少。严重的双胎输血综合征两个胎儿都可能发生宫内死亡。②诊断:严重双胎输血综合征在早孕期超声就可能观察到受血儿颈项透明层增厚。自中期妊娠起可出现典型的双胎输血综合征表现,病情越严重,出现异常声像图改变越早。最先观察到的是两个羊膜腔不等大,受血儿羊水较多,供血儿羊水较少。两个胎儿的径线不一致,即供血儿径线小于正常,而受血儿径线大于正常,且腹围增大特别明显。随着妊娠的继续,两者的差别越来越大。供血儿膀胱小、羊水过少、羊膜腔狭小,严重者可以表现为膀胱空虚、无羊水、胎儿被固定在胎盘或子宫壁上、羊膜紧贴胎儿,成为"固定胎";而受血儿则出现膀胱过大、羊水过多、心脏增大、脐血管增粗,发生充血性心衰时还可出现胎儿水肿、心脏进一步增大、三尖瓣反流、心包积液、胸腔积液和腹水。③鉴别诊断:双胎输血综合征要与双胎之一宫内生长受限相鉴别;还需要与由于泌尿系统异常所致的另一胎羊水过少鉴别。④预后:严重 TTTS 一旦一胎死亡,另一胎随之死亡的机会很高。若未死亡也可能合并脑损伤,预后很差。

双胎之一无心畸形:无心畸胎多见于单羊膜囊双胎,少见于单绒毛膜囊双羊膜囊双胎。①病因及病理:引起无心畸形的原因可能是两个胎儿的血管互相吻合(动脉-动脉吻合),其中一胎早期就出现了脐动脉反流,从而影响了该胎儿的器官包括心脏的分化发育。另一种解释可能是染色体的畸变或受到致畸因素的作用造成胚胎异常而出现无心畸形。无心畸胎本身无心脏,其血液供应来自另一个发育正常的胎儿,称供血儿。除了无心脏外,还常合并其他严重的畸形,如仅有躯干而无头颈,仅有下半身而无上半身,仅有头颈而无躯干,或出现其他无定形畸形。内脏的畸形更是严重。②诊断:无心畸胎合并的畸形往往很严重,包括无头、无上肢、无躯干或表现为一个不定型的软组织包块,内脏畸形更是严重。缺氧水肿使无心畸胎体积增长迅速,大大超过另一个正常的胎儿,并且还可伴发水囊瘤。无心脏结构是无心畸胎的特点,但彩超在胎体内可见有血管回声和血液循环证据。多普勒超声显示脐动脉为入胎动脉血流,说明无心畸胎的血供来自另一个胎儿的心脏。正常的一胎如果发生充血性心衰,声像图可表现为胎儿体表水肿、胸腔积液、肝大、腹水、心腔扩张、三尖瓣反流、心包积液和羊水过多。③鉴别诊断:孕期由于不易识别胎儿解剖结构,双胎之一无心脏搏动,易诊断为双胎之一死亡。中期妊娠后要与死胎相鉴别。④预后:无心畸胎本身不能存活。另一正常胎儿由于心脏负荷过大,易出现充血性心衰而宫内死亡。

联体双胎:是指两个胎儿的某些部位联结在一起,联结部位和联结程度各有不同。①病因及病理:联体双胎总发生在单羊膜囊双胎妊娠,原因可能是胚盘上的原条形成后再出现分裂,或胚盘上出现两个没有完全分开的原条。②诊断:联体双胎诊断的关键是两个胎儿的外表不完整。联结的部位越多,就越容易诊断。同时,两个胎儿的相互位置关系恒定不变,始终如一。非对称性联体双胎的诊断并不容易,因为寄生胎往往结构不全,也不存在心脏搏动。有时声像图上能显示出躯干或肢体片段。③鉴别诊断:对称性联体双胎若寄生胎位于主胎的口腔内,要注意与胎儿口腔畸胎瘤相鉴别。体内寄生胎需与体内畸胎瘤相鉴别。④预后:预后取决于联体状况及产后分体术的水平。联结范围越广、涉及脏器越多、涉及的器官越重要,预后就越差。

6.胎盘异常

胎盘异常在此主要描述声像图表现。

(1)前置胎盘:指胎盘附着于子宫下段或覆盖在子宫颈内口,是妊娠晚期出血的主要原因,处理不当将危及母儿生命。由于子宫峡部在妊娠过程中渐渐展开拉长变薄,可使早期表现为前置或低置的胎盘以后变为正常位置的胎盘,这一现象称"胎盘移行",故产前超声诊断前置胎盘须在晚孕期,而且越近足月诊断越准确。超声观察胎盘位置的途径有 3 条,包括经腹壁、经阴道及经会阴。

声像图上,前置胎盘显示胎盘完全覆盖宫颈内口,或覆盖部分宫颈内口,或刚达宫颈内口无覆盖,或距宫颈内口≤7 cm,其诊断标准与临床一致。但若中期妊娠疑有胎盘前置或低置时,一定要随访至妊娠末期才能做出明确诊断。

(2)植入性胎盘:指胎盘的绒毛侵蚀到子宫肌层。以往刮宫、剖宫产、经宫腔肌瘤剥出术造成内膜瘢痕或发育不良,再次妊娠时,胎盘附着在内膜受损或蜕膜发育不良部位,绒毛便植入到肌层。剖宫产率的急剧上升增加了瘢痕子宫的概率,植入性胎盘的发生率也随之上升。

剖宫产瘢痕的植入性胎盘在早孕期的声像图上可见妊娠囊位置低,位于宫腔下段宫颈内口处。中晚孕期超声有以下特征,①前壁胎盘合并完全性前置胎盘,随着孕周的增加胎盘不会向上"移行";②胎盘增厚;③胎盘内多个大小不一形态不规则液性暗区为胎盘内静脉池,称为"胎盘陷窝";④胎盘后方子宫壁肌层低回声带变薄或消失;⑤植入性胎盘穿透肌层达浆膜层,而植入部位又在子宫前壁膀胱后方时,与子宫相邻的膀胱浆膜层强回声带消失,且有不规则无回声结构突向膀胱;⑥彩超见胎盘陷窝内血流丰富,呈漩涡状,胎盘后方子宫肌层内弓状动脉血流中断、消失或呈不规则状血管团;⑦三维能量彩色图显示胎盘内血管极其丰富,呈网状交织,尤其在胎盘母体面,与子宫壁内的弓状动脉相互沟通。

产前及时诊断植入性胎盘,能做好充分的准备工作,产时快速果断地进行恰当的处理,减少出血量,最大可能地减少对孕妇的损伤。但非剖宫产切口部位的植入性胎盘由于产前超声无低置胎盘等异常信号,诊断率极低。

(3)胎盘早剥:妊娠 20 周后或分娩期,正常位置的胎盘在胎儿娩出前部分或全部从子宫壁剥离,称胎盘早剥。胎盘剥离后的出血可能积聚在胎盘后方形成血肿;可能沿着子宫壁从宫颈流出,也可能两种情况同时存在。剥离面积大不仅造成胎儿窘迫、胎死宫内,还可能危及孕妇生命。

声像图上,一般很难看到胎盘后方明显的血肿回声,而是发现"胎盘"异常增厚变大。"胎盘"内回声紊乱,强回声、低回声或无回声团块交杂。一旦胎儿发生严重缺氧,会出现胎心不规则或心率缓慢,甚至胎死宫内。若出血不多可自行止住者,数天数周后血肿液化,声像图上胎盘后方显示无回声区,此时较易识别胎盘与血肿的分界线。随着孕周的增加,无回声区将渐渐缩小。

7.产科超声特殊检查

(1)三维超声成像技术,产科三维超声的适应证:胎儿体表成像,如面部畸形;骨骼透明成像观察骨骼结构;切面重建常用于获取露脑正中矢状切;胎盘或胎儿脏器血管能量多普勒显示血管分布;心脏立体时空成像用于心脏结构的研究、心脏畸形的诊断。

(2)产科介入性超声诊断及治疗,最常用并且已经相当成熟的产科介入性超声诊断手段是超声引导下羊水穿刺、绒毛穿刺及脐带穿刺。这些穿刺的目的是获取羊水中的胎儿脱落细胞、绒毛及胎儿血液,进行染色体检查、基因检查或生化测定。此外,介入性超声还能进行一些治疗,如羊水过多的羊水引流、胸腔积液或腹水抽吸及胎儿贫血的输血等。相对少用并且仍在探讨摸索中的有胎儿体腔或某些脏器积液的置管引流、配合胎儿镜进行胎儿宫内手术等。

二、X 线检查

X线检查借助造影剂可了解子宫和输卵管的腔内形态,因此在诊断先天性子宫畸形和输卵管通畅程度上仍是首选检查。此外,X线平片对骨性产道的各径线的测定,对骨盆入口的形态、骶骨的曲度、骶坐切迹的大小等方面的诊断可为临床判断有无自然分娩可能性提供重要参考。

(一)诊断先天性子宫畸形

1.单角子宫

子宫输卵管造影仅见一个宫腔呈梭形,只有一个子宫角和输卵管,偏于盆腔一侧。

2.双子宫

子宫输卵管造影见两个子宫,每个子宫有一个子宫角和输卵管相通。两个宫颈可共有一个阴道,或有纵隔将阴道分隔为二,可以两侧等大,或一侧大一侧小。

3.双角子宫

造影见一个宫颈和一个阴道,两个宫腔,宫腔常呈"Y"形,且两侧宫角距离较大。

4.鞍形子宫

造影见子宫底凹陷,犹如鞍状,宫角距离一般较双角子宫距离小。

5.纵隔子宫

可分为全隔和半隔子宫。全隔子宫造影见宫腔形态呈两个梭形单角子宫,但位置很靠近;半隔子宫造影显示宫腔大部分被分隔成两个,宫底部凹陷较深呈分叉状,宫体部仍为一个宫腔。

(二)骨盆测量

1.仰卧侧位片

可了解骨盆的前后径,中骨盆及盆腔的深度,骨盆的倾斜度,骶骨的高度、曲度及耻骨联合高度。

2.前后位片

可观察中骨盆横径、耻骨弓横径、骨盆侧壁集合度。

3.轴位片

观察骨盆入口的形态,左右斜径及耻骨联合后角。

4.耻骨弓片

可测量耻骨弓角度。

随着超声、CT、MRI 等影像诊断水平的不断提高,以及对 X 线电离辐射危害认识的进一步深入,X 线下的骨盆径线测量法已经较少使用。

三、计算机体层扫描检查

计算机体层扫描(computer tomography,CT)除可显示组织器官的形态外,还可高分辨地显示组织密度及 X 线不能显示的器官、组织的病变,尤其在脑、肺、肝胆、胰、肾、腹腔和腹腔外隙的包块诊断上已展示其优越性,尤其随着计算机科学、影像设备的快速发展和整合,CT 探测器已经由最初的单排发展到目前的 320 排乃至即将上市的 640 排,扫描一个脏器所需时间由原来的几分钟提高到现在的几秒甚至毫秒级,并可以实现多种重建图像、各向同性,清晰度极高。

在妇产科领域,CT 主要用于卵巢良、恶性肿瘤的鉴别诊断和宫颈癌等的临床分期。良性肿瘤轮廓光滑,多呈圆形或椭圆性;而恶性者轮廓不规则呈分叶状,内部结构不均一,多呈囊实性,密度以实性为主,可有不定性钙化,强化效应明显不均一或间隔结节状强化,多累及盆、腹腔,腹水常见。CT 诊断良性卵巢肿瘤的敏感性达 90%,确诊率达 93.2%,而对恶性卵巢肿瘤病变范围的判断与手术所见基本一致,能显示肿瘤与肠道的粘连、输尿管受侵、腹膜后淋巴结转移、横膈下区病变,故敏感性达 100%,确诊率达 87.5%。

CT 检查的缺点有射线辐射,较少应用于产科;另外微小的卵巢实性病变难以检出,腹膜转移癌灶直径<0.5 cm 的也易遗漏,交界性肿瘤难以判断,且易将卵巢癌与盆腔结核混淆。

四、磁共振成像检查

磁共振成像(magnetic resonance imaging,MRI)检查是利用原子核在磁场内共振所产生的信号经重建后获得图像的一种影像技术。高分辨率和高场强MRI 在诊断女性盆腔疾病方面的优势较为突出,其优点:①有多个成像参数,能提供丰富的诊断信息;②无电离辐射,安全可靠;③具有比 CT 更高的软组织分辨力;④扫描方向多,能直接行轴位、矢状位、冠状位切面及任意方向的斜切面;⑤无须造影剂可直接显示心脏和血管结构;⑥无骨性伪影;⑦可进行功能成像,进行分子影像学方面研究。其不足:扫描时间相对较长;对钙化的检出远不如CT;检查费用略高。

由于 MRI 是在较强磁场下进行检查,要明确其禁忌证:①体内有心脏起搏器者严禁行 MRI 检查;②体内有金属异物、弹片、金属假体、动脉瘤用银夹结扎术者不易行 MRI 扫描;③患者危重,需要生命监护仪维护系统者,呼吸机、心电图仪均不便携带入检查室;④相对禁忌证包括无法控制或不自主运动者、不合作患者、怀孕妇女、幽闭恐惧症者、高热或散热障碍者。

MRI 图像和 CT 图像不同,它反映的是不同的弛豫时间 T_1 和 T_2 的长短及MRI 信号的强弱。MRI 能清晰地显示肿瘤信号与正常组织的差异,故能准确判断肿瘤大小、性质及转移情况,可直接区分流空的血管和肿大的淋巴结,动态增强扫描可明显增加诊断信息,在恶性肿瘤术前分期方面属于最佳影像学诊断手段,明显优于 CT,对宫颈癌的分期精确率可达 95%。对于子宫腺肌症、盆腔淤血综合征、切口瘢痕妊娠等也有较出色表现。

五、正电子发射体层显像

正电子发射体层显像(positron emission tomography,PET)是一种通过示踪原理,以解剖结构方式显示体内生化和代谢信息的影像技术。目前在 PET 显像中应用最普遍的示踪剂是 ^{18}F 标记的脱氧葡萄糖(^{18}F-FDG),它在细胞内的浓聚程度与细胞内葡萄糖的代谢水平高低呈正相关,显像的原理是肿瘤细胞内糖酵解代谢率明显高于正常组织。^{18}F-FDG 可以进行人体内几乎所有类型肿瘤的代谢显像,是一种广谱肿瘤示踪剂。

目前 PET 在妇科肿瘤诊断和临床分期及预后评估中应用较广泛,主要应用于卵巢癌、宫颈癌、内膜癌等的研究。一些大样本卵巢癌临床 PET 研究报道,PET 在诊断原发和复发/转移性卵巢癌时,灵敏度和特异性显著高于 CT 和 MRI,尤其通过 PET 的检查可以更好地进行肿瘤分期,利于临床采取最佳治疗方案。假阳性结果见于良性浆液性囊腺瘤、子宫内膜异位症、子宫肌瘤、内膜炎症及育龄妇女卵巢月经末期的高浓聚,假阴性结果主要见于微小潜在病灶的诊断。因此,目前认为 PET 可用于原发或复发性卵巢癌、宫颈癌、内膜癌的分期等。

(一)MRI

随着 MRI 检查技术的飞速发展,对孕妇和胎儿的影像检查有了革命性的提高。Deborah L 等认为,快速 MRI 成像技术能够使母婴在不使用镇静剂的情况下获得高分辨率解剖结构的图像,显示孕妇附件肿块、测量骨盆径线、肾盂输尿管积水、胎盘植入等;另外,对胎儿部分畸形可以提供有利的影像支持,如对较大的室间隔缺损、蛛网膜囊肿、腹部包块,孕妇常规超声检查疑难时,为得到更多有价值信息,MRI 是最好的补充手段。

(二)PET-CT

PET-CT 是将 PET 和 CT 设备有机地结合在一起,使用同一个检查床和同一个图像处理工作站,是新一代 PET,从组织代谢的跟踪、影像的解剖定位已经逐渐代替了单纯的 PET。

PET-CT 同时具有 PET 和 CT 的功能,但它绝不是两者功能的简单叠加,由于 PET 与 CT 优势互补,PET 可以显示病灶病理生理特征,更容易发现病灶,CT 可以精确定位病灶,显示病灶结构变化,其独有的融合图像,将 PET 图像与 CT 图像融合,可以同时反映病灶的病理生理变化及形态结构,明显提高了诊断的准确性。PET-CT 的应用为恶性肿瘤的诊断和治疗带来了一场变革、突破,PET-CT 结合了功能显像和解剖显像的特点,在肿瘤的早期发现和良、恶性肿瘤的鉴别诊断,寻找原发灶和转移灶,临床分期,疗效评估和监测肿瘤复发转移,指导介入治疗和活检定位及制订放射计划等方面都将发挥重要作用。

PET-MRI 也已经投入临床研究,包括在妇产科的应用。Kazuya Nakajo 等进行的 PET-CT 与 PET-MRI 对妇科恶性肿瘤诊断准确性中研究发现:PET/T_2WI图像融合对于妇科恶性肿瘤的定位和探查,优于 PET-CT,亦优于非增强的 PET/T_1WI图像融合。

随着新的肿瘤特异性核素药物的开发和应用、标记方法的进步及多种显像剂的组合运用,PET-CT、PET-MRI 图像融合在肿瘤早期发现、疗效评估和愈后监测等方面将会有更广阔的应用前景,将会造福于更多肿瘤患者。

第三节 女性生殖器官活组织检查

活组织检查是指在机体的可疑病变部位或病变部位取出少量组织进行冰冻或常规病理检查,简称为活检。在多数情况下,活检结果可以作为最可靠的术前诊断依据,是诊断的金标准。妇科常用的活组织检查主要包括外阴活检、阴道活检、子宫颈活检、子宫内膜活检、诊断性子宫颈锥形切除及诊断性刮宫。有时出于术中诊断的需要也可进行卵巢组织活检、盆腔淋巴结活检、大网膜组织活检及盆腔病灶组织活检等。

一、外阴活组织检查

(一)适应证

(1)外阴部赘生物或溃疡需明确病变性质,尤其是需排除恶变者。

(2)外阴色素减退性疾病需明确其类型或排除恶变。

(3)疑为外阴结核、外阴尖锐湿疣及外阴阿米巴病等外阴特异性感染需明确诊断者。

(4)外阴局部淋巴结肿大原因不明。

(二)禁忌证

(1)外阴急性炎症,尤其是化脓性炎。

(2)疑为恶性黑色素瘤。

(3)疑为恶性滋养细胞疾病外阴转移。

(4)尽可能避免在月经期实施活检。

(三)方法

患者取膀胱截石位,常规外阴消毒,铺无菌孔巾,准备活检区域组织可用

0.5％利多卡因作局部浸润麻醉。根据需要选取活检部位,以刀片或剪刀剪取或切取适当大小的组织块,有蒂的赘生物可以剪刀自蒂部剪下,小赘生物也可以活检钳钳取。一般只需局部压迫止血,出血多者可电凝止血或缝扎止血。标本根据需要做冰冻切片检查或以 10％甲醛或 95％乙醇固定后做常规组织病理检查。

(四)注意事项

(1)所取组织须有足够大小,一般要求须达到直径 5 mm 以上。

(2)表面有坏死溃疡的病灶,取材须达到足够深度以达到新鲜有活性的组织。

(3)有时需作多点活检。

(4)所取组织最好包含部分正常组织,即在病变组织与正常组织交界处活检。

二、阴道活组织检查

(一)适应证

(1)阴道壁赘生物或溃疡需明确病变性质。

(2)疑为阴道尖锐湿疣等特异性感染需明确诊断。

(二)禁忌证

(1)外阴阴道或宫颈急性炎症。

(2)疑为恶性黑色素瘤。

(3)疑为恶性滋养细胞疾病阴道转移。

(4)月经期。

(三)方法

患者取膀胱截石位,常规外阴消毒,铺无菌孔巾,阴道窥器暴露取材部位并再次消毒,剪取或钳取适当大小的组织块,有蒂的赘生物可以剪刀自蒂部剪下,小赘生物可以活检钳钳取。局部压迫止血、电凝止血或缝扎止血,必要时阴道内需填塞无菌纱布卷以压迫止血。标本根据需要作冷冻切片检查或 10％甲醛或 95％乙醇固定后做常规组织病理检查。

(四)注意事项

阴道内填塞的无菌纱布卷须在术后 24～48 小时取出,切勿遗忘;其余同外阴活检。

三、宫颈活组织检查

(一)适应证

(1)宫颈糜烂接触性出血,疑有宫颈癌需确定病变性质。

(2)宫颈细胞学涂片 TBS 诊断为鳞状细胞异常者。

(3)宫颈脱落细胞涂片检查巴氏Ⅲ级或以上。

(4)宫颈脱落细胞涂片检查巴氏Ⅱ级,经抗感染治疗后反复复查仍为巴氏Ⅱ级。

(5)肿瘤固有荧光检查或阴道镜检查反复可疑阳性或阳性。

(6)宫颈赘生物或溃疡需明确病变性质。

(7)疑为宫颈尖锐湿疣等特异性感染需明确诊断。

(二)禁忌证

(1)外阴、阴道急性炎症。

(2)月经期、妊娠期。

(三)方法

(1)患者取膀胱截石位,常规外阴消毒,铺无菌孔巾。

(2)阴道窥器暴露宫颈,拭净宫颈表面黏液及分泌物后行局部消毒。

(3)根据需要选取取材部位,剪取或钳取适当大小的组织块。有蒂的赘生物可以剪刀自蒂部剪下;小赘生物可以活检钳钳取,有糜烂溃疡的可于肉眼所见的糜烂溃疡较明显处或病变较深处以活检钳取材;无明显特殊病变或必要时以活检钳在宫颈外口鳞状上皮与柱状上皮交界部位选 3、6、9、12 点处取材;为提高取材的准确性,可在宫颈阴道部涂以复方碘溶液,选择不着色区取材;也可在阴道镜或肿瘤固有荧光诊断仪的指引下进行定位活检。

(4)局部压迫止血、出血多时可电凝止血或缝扎止血,手术结束后以长纱布卷压迫止血。

(5)标本根据需要做冰冻切片检查或以 10％甲醛或 95％乙醇固定后做常规组织病理检查。

(四)注意事项

(1)阴道内填塞的长纱布卷须在术后 12 小时取出,切勿遗忘。

(2)外阴阴道炎症可于治愈后再作活检。

(3)妊娠期原则上不做活检,以避免流产、早产,但临床高度怀疑宫颈恶性病变者仍应检查,做好预防和处理流产与早产的前提下做活检,同时须向患者及其家属讲明活检的必要性及可能后果,取得理解和同意后方可施行。

(4)月经前期不宜做活检,以免与活检处出血相混淆,且月经来潮时创口不易愈合,并增加内膜在切口种植的机会。

四、诊断性刮宫与子宫内膜活检

诊断性刮宫简称诊刮,其目的是刮取宫腔内容物(子宫内膜及宫腔内其他组织)作病理组织检查以协助诊断。若要同时除外宫颈管病变,则需依次刮取宫颈管内容物及宫腔内容物进行病理组织学检查,称为分段诊断性刮宫(简称"分段诊刮")。有时仅需从宫腔内吸取少量子宫内膜组织做检查,称为子宫内膜活检。子宫内膜活组织检查不仅能判断有无排卵和分泌期子宫内膜的发育程度,而且能间接反映卵巢的黄体功能,并有助于子宫内膜疾病的诊断。

(一)适应证

(1)月经失调或闭经,需了解子宫内膜变化及其对性激素的反应或需要紧急止血。

(2)子宫异常出血或绝经后阴道流血,需明确诊断。

(3)阴道异常排液,需检查子宫腔脱落细胞或明确有无子宫内膜病变。

(4)不孕症,需了解有无排卵或疑有子宫内膜结核。

(5)影像检查提示宫腔内有组织残留,需要证实或排除子宫内膜癌、子宫内膜息肉或流产等疾病。

(二)禁忌证

(1)外阴阴道及宫颈急性炎症、急性或亚急性盆腔炎。

(2)可疑妊娠。

(3)急性或严重全身性疾病,不能耐受小手术者。

(4)手术前体温>37.5 ℃。

(三)方法

1.取材时间

不同的疾病应有不同的取材时间。

(1)需了解卵巢功能:月经周期正常前1~2天或月经来潮12小时内取材。

(2)闭经:随时可取材。

(3)功血:如疑为子宫内膜增生过长,应于月经前1~2天或月经来潮24小时内取材;如疑为子宫内膜剥脱不全,则应于月经第5~7天取材。

(4)不孕症需了解有无排卵:于月经期前1~2天取材。

(5)疑有子宫内膜癌:随时可取材。

(6)疑有子宫内膜结核:于月经期前1周或月经来潮12小时内取材,取材前3天及取材后3天,每天肌内注射链霉素0.75 g并口服异烟肼0.3 g,以防引起结核扩散。

2.取材部位

一般于子宫前、后壁各取一条内膜,如疑有子宫内膜癌,另于子宫底再取一条内膜。

(四)手术步骤

(1)排尿后取膀胱截石位,外阴、阴道常规消毒。

(2)做双合诊,了解子宫大小、位置及宫旁组织情况。

(3)用阴道窥器暴露宫颈,再次消毒宫颈与宫颈管,钳夹宫颈,子宫探针缓缓进入,探明子宫方向及宫腔深度。若宫颈口过紧,可根据所需要取得的组织块大小用宫颈扩张器扩张至小号刮匙或中、大号刮匙能进入为止。

(4)阴道后穹处置盐水纱布一块,以收集刮出的内膜碎块。用刮匙由内向外沿宫腔四壁及两侧宫角有次序地将内膜刮除,并注意宫腔有无变形及高低不平。

(5)取下纱布上的全部组织固定于10%甲醛溶液或95%乙醇中,送病理检查。检查申请单上注明末次月经时间。

(五)注意事项

(1)阴道及宫颈、盆腔的急性炎症者应治愈后再作活检。

(2)出血、子宫穿孔、感染是最主要的并发症,术中术后应注意预防液体。有些疾病可能导致术中大出血,应于术前建立通路,并做好输血准备,必要时还需做好开腹手术准备;哺乳期、产后、剖宫产术后、绝经后、子宫严重后屈等特殊情况下尤应注意避免子宫穿孔的发生;术中严格无菌操作,术前、术后可给予抗生素预防感染,一般术后2周内禁止性生活及盆浴,以免感染。

(3)若刮出物肉眼观察高度怀疑为癌组织时,不应继续刮宫,以防出血及癌扩散,若肉眼观察在未见明显癌组织时,应全面刮宫,以防漏诊及术后因宫腔组织残留而出血不止。

(4)应注意避免术者在操作时唯恐不彻底,反复刮宫而伤及子宫内膜基底层,甚至刮出肌纤维组织,造成子宫内膜炎或宫腔粘连,导致闭经的情况。

五、诊断性子宫颈锥切

宫颈锥切术是指锥形切除部分宫颈组织,包括宫颈移形带,以及部分或全部宫颈管组织。宫颈锥切术包括诊断性宫颈锥切术和治疗性宫颈锥切术,临床主要用于宫颈病变的明确诊断及保守性治疗。近年,随着宫颈癌三级预防的不断推行,宫颈上皮内瘤样病变(CIN)患者日趋年轻化,致使宫颈病变治疗趋向保守。宫颈锥切术作为一种能够保留生育功能的治疗方法而被临床广泛应用。同时,宫颈锥切术在诊断宫颈病变方面也显示出其特有的临床价值。

(一)适应证

1.诊断性宫颈锥切的主要指征

(1)发现宫颈上皮细胞异常,尤其是细胞学诊断为重度鳞状上皮内病变(HSIL)或轻度鳞状上皮内病变(LSIL),而宫颈上未见肉眼病灶或是阴道镜检查无明显异常。

(2)阴道镜无法看到宫颈病变的边界,或主要病灶位于宫颈管内,超出阴道镜能检查到的范围。

(3)对于细胞学异常的患者,阴道镜检查不满意,主要是无法看清整个宫颈移形带,包括鳞柱交接区域。

(4)有细胞学或是组织学证据表明宫颈腺上皮存在癌前病变或是癌变。

(5)宫颈管诊刮术所得标本病理报告为异常或不能肯定。

(6)细胞学、阴道镜和活组织检查结果不一致。

(7)细胞学、阴道镜或活检可疑宫颈浸润癌。

(8)宫颈活检病理诊断为 CIN,但无法明确排除宫颈微小浸润癌或浸润癌。

(9)宫颈管诊刮发现 CIN 或宫颈微小浸润癌。只要有以上任何一种状况,都应做宫颈锥切以做进一步诊断。

2.治疗性宫颈锥切的主要指征

(1)CIN I 伴阴道镜检查不满意、CIN II 或 CIN III。

(2)宫颈原位鳞癌。

(3)宫颈原位腺癌。

(4)有生育要求的 I$_A$ 期宫颈浸润癌。

(二)禁忌证

(1)生殖器官急慢性炎症。

(2)有出血倾向者。

(三)方法

目前应用的锥切方法多种多样,有冷刀法、激光法和环行电切法。

(1)暴露术野,宫颈涂碘。

(2)12、3、6、9点丝线缝合做牵引。

(3)切缘周边注射1∶2 000肾上腺素生理盐水。

(4)海格式棒逐步扩宫口至8号,可做颈管搔刮。

(5)在病灶外0.5 cm处用冷刀环切宫颈口,按30°～50°角度向内侧做宫颈锥形切除。深度根据不同的病变可选择1～2.5 cm。

(6)宫颈锥切标本在12点处做标记,送病理。

(7)电凝止血创面,可吸收缝线左右两个八字缝合宫颈。

(8)阴道内置入长纱条一根。留置导尿管。

(四)注意事项

(1)宫颈锥切手术最好在月经干净后3～7天内实施,以免术后经血污染手术创面。

(2)手术后4～6周应探查宫颈管有无狭窄。

(3)诊断性宫颈锥切可用冷刀或LEEP刀,最好避免用电刀,以免破坏组织切缘,从而影响诊断。

(五)临床特殊情况的思考和建议

1.分段诊刮

目的是区分子宫内膜病变与宫颈病变,主要适用于绝经后子宫出血或老年患者疑有子宫内膜癌,或需要了解宫颈管是否被累及时。分段诊刮多在出血时进行,操作时先不探查宫腔深度,以免将宫颈管组织带入宫腔混淆诊断。用小刮匙自宫颈管内口至外口顺序刮宫颈管一周,将所刮取宫颈管组织置纱布上,然后刮匙进入宫腔刮取子宫内膜。刮出宫颈管黏膜及子宫腔内膜组织分别装瓶送检。其余操作及注意事项均与一般诊刮相同。

2.子宫穿孔

子宫穿孔是因宫腔手术所造成的子宫壁全层损伤,致使宫腔与腹腔,或其他脏器相通。子宫穿孔可由探针、宫颈扩张器、吸管、刮匙、卵圆钳等造成,从而导致腹腔内出血、阔韧带内血肿、肠道损伤及继发性腹膜炎,必须及时诊断处理,以免发生严重后果。宫腔手术过程中如患者出现下腹突发性疼痛,同时术者发觉所用器械进入宫腔的深度明显超过检查时所估计的宫腔深度,且无阻力,感觉不到宫壁的抵抗,即应高度怀疑子宫穿孔。若看到夹出有脂肪组织或肠管,则确诊无疑,此时应立即停止手术。如宫腔组织已刮净又无内出血征象者,可给宫缩剂和抗生素;如宫腔组织尚未吸净,穿孔较小,无明显内出血,患者情况又良好,可请有经验医师避开穿孔处刮净组织后再保守治疗,或抗感染一周后再行刮宫术;如有明显内出血体征或可疑脏器损伤,应立即剖腹探查。

3.宫颈锥切术后并发症的处理

(1)手术后出血:手术后即时出血都是因为手术时止血不善。手术后继发性出血往往发生于手术后5~12天,多见于深部切除病变及合并感染者。可根据出血量采用纱布压迫、冷冻、电凝、重新缝合等方法止血。如术中估计患者出血较多,可在锥切前先缝合两侧子宫动脉下行支,锥切后宫颈创面行半荷包缝合。

(2)子宫颈狭窄:有 $1\%\sim5\%$ 的发生率,据文献报道,宫颈粘连的发生率与患者年龄超过 50 岁及锥切深度超过 2 cm 有关,患者可出现痛经、月经潴留以致闭经或月经期出现棕色或黑色阴道点滴出血。宫颈粘连的患者可采用子宫颈扩张器扩张宫颈。

(3)手术后盆腔感染:需用抗生素治疗。

(4)子宫穿孔或子宫颈穿孔:虽极为少见,但一旦发生可能要将子宫切除。

第四节 输卵管通畅检查

输卵管通畅检查的主要目的是检查输卵管是否通畅,了解子宫和输卵管腔的形态及输卵管的阻塞部位。常用的方法有输卵管通气术、输卵管通液术、子宫输卵管造影术和选择性子宫输卵管造影术。其中输卵管通气术因有发生气栓的潜在危险,且准确性仅为 $45\%\sim50\%$,故临床上已逐渐被其他方法取代。近年来,随着介入技术的发展和内窥镜的临床应用,已普遍采取选择性输卵管造影术和腹腔镜直视下输卵管通液术来进一步明确输卵管的通畅情况,并根据输卵管阻塞部位的不同而进一步通过输卵管介入治疗或腹腔镜治疗改善其通畅程度。此外,还有宫腔镜下经输卵管口插管通液试验和宫腹腔镜联合检查等方法。

一、输卵管通液术

输卵管通液术是检查输卵管是否通畅的一种方法,并具有一定的治疗功效。

即通过导管向宫腔内注入液体,根据注射液体阻力大小、有无回流及注入液体量和患者感觉等判断输卵管是否通畅。由于操作简便,无须特殊设备,广泛用于临床。

(一)适应证

(1)不孕症,男方精液正常,疑有输卵管阻塞者。

(2)检查和评价输卵管绝育术、输卵管再通术或输卵管成形术的效果。

(3)对输卵管黏膜轻度粘连有疏通作用。

(二)禁忌证

(1)内外生殖器急性炎症或慢性炎症急性或亚急性发作者。

(2)月经期或有不规则阴道出血者。

(3)可疑妊娠者。

(4)严重的全身性疾病,如心、肺功能异常等,不能耐受手术者。

(5)体温高于 37.5 ℃者。

(三)术前准备

(1)月经干净 3～7 天,禁性生活。

(2)术前半小时肌内注射阿托品 0.5 mg,解痉。

(3)患者排空膀胱。

(四)方法

1.器械

阴道窥器、宫颈钳、长弯钳、宫颈导管、20 mL 注射器、压力表、Y 形导管等。

2.常用液体

生理盐水或抗生素溶液(庆大霉素 8 万 U、地塞米松 5 mg、透明质酸酶 1 500 U、注射甩水 20～50 mL),可加用 0.5％的利多卡因 2 mL 以减少输卵管痉挛。

3.操作步骤

(1)患者取膀胱结石位,外阴、阴道、宫颈常规消毒,铺无菌巾,双合诊了解子宫的位置及大小。

(2)放置阴道窥器充分暴露子宫颈,再次消毒阴道穹隆部及宫颈,以宫颈钳钳夹宫颈前唇。沿宫腔方向置入宫颈导管,并使其与宫颈外口紧密相贴。

(3)用 Y 形管将宫颈导管与压力表、注射器相连,压力表应高于 Y 形管水平,以免液体进入压力表。

(4)将注射器与宫颈导管相连,并使宫颈管内充满生理盐水,缓慢推注,压力不可超过 21.3 kPa(160 mmHg)。观察推注时阻力大小,经宫颈注入的液体是否回流,患者下腹部是否疼痛。

(5)术毕取出宫颈导管,再次消毒宫颈、阴道,取出阴道窥器。

(五)结果评定

1.输卵管通畅

顺利推注 20 mL 生理盐水无阻力,压力维持在 8.0～10.7 kPa(60～80 mmHg)以下,或开始稍有阻力,随后阻力消失,无液体回流,患者也无不适感,提示输卵管通畅。

2.输卵管阻塞

勉强注入 5 mL 即感有阻力,压力表见压力持续上升而不见下降,患者感下腹胀痛,停止推注后液体又回流至注射器内,表明输卵管阻塞。

3.输卵管通而不畅

注射液体有阻力,再经加压注入又能推进,说明有轻度粘连已被分离,患者感轻微腹痛。

(六)注意事项

(1)所用无菌生理盐水温度以接近体温为宜,以免液体过冷造成输卵管痉挛。

(2)注入液体时必须使宫颈导管紧贴宫颈外口,防止液体外漏。

(3)术后 2 周禁盆浴及性生活,酌情给予抗生素预防感染。

二、子宫输卵管造影术

子宫输卵管造影术(hystero salpingo graphy,HSG)是通过导管向子宫腔及输卵管注入造影剂,在 X 线下透视及摄片。根据造影剂在输卵管及盆腔内的显影情况了解子宫腔的形态、输卵管是否通畅、阻塞的部位、输卵管结扎部位及盆腔有无粘连等,是评价输卵管的最佳方法。

该检查损伤小,能对输卵管阻塞做出较正确诊断,准确率可达 80%,且具有一定的治疗作用。

(一)适应证

(1)了解输卵管是否通畅及其形态、阻塞部位。

(2)了解宫腔形态,确定有无子宫畸形及类型,有无宫腔粘连、子宫黏膜下肌瘤、子宫内膜息肉及异物等。

(3)内生殖器结核非活动期。

(4)不明原因的习惯性流产,于排卵后做造影了解宫颈内口是否松弛,宫颈及子宫是否畸形。

(二)禁忌证

(1)内、外生殖器急性或亚急性炎症。

(2)严重的全身性疾病,不能耐受手术者。

(3)妊娠期、月经期。

(4)产后、流产、刮宫术后6周内。

(5)碘过敏者。

(三)术前准备

(1)造影时间以月经干净3～7天为宜,最佳时间为月经干净的5～6天,当月月经干净后禁性生活。

(2)做碘过敏试验,阴性者方可造影;如果使用非离子型含碘造影剂不要求做碘过敏试验。

(3)术前半小时可肌内注射阿托品0.5 mg,有助于解痉。

(4)术前排空膀胱,便秘者术前行清洁灌肠,以使子宫保持正常位置,避免出现外压假象。

(四)方法

1.设备及器械

X线放射诊断仪或数字多动能X线胃肠机、子宫导管、阴道窥器、宫颈钳、长弯钳、20 mL注射器。

2.造影剂

目前国内外均使用含碘造影剂,分油溶性和水溶性两种。水溶性造影剂又分为离子型和非离子型。油溶性造影剂分为国产碘化油和进口的超液化碘油,油剂(40%碘化油)密度大,显影效果好,刺激小,过敏少,但检查时间长,吸收慢,易引起异物反应,形成肉芽肿或形成油栓。水溶性造影剂(离子型,76%泛影葡胺注射液;非离子型,碘海醇注射液或碘氟醇注射液等多种)中,非离子型造影剂应用较多,其吸收快,检查时间短,可以不做碘过敏试验,有时子宫输卵管边缘部分显影欠佳,细微病变不易观察,但随着碘当量的提高,造影效果明显改善,已经有逐渐取代油剂的趋势。

3.操作步骤

(1)患者取膀胱截石位,常规消毒外阴、阴道,铺无菌巾,检查子宫位置及大小。

(2)以窥阴器扩张阴道,充分暴露宫颈,再次消毒宫颈及阴道穹隆部,用宫颈钳钳夹前唇,探查宫腔。

(3)将 40% 碘化油或非离子型水剂(如碘海醇、碘氟醇等)充满宫颈导管,排除空气,沿宫腔方向将其置入宫颈管内,徐徐注入造影剂,在 X 线透视下观察造影剂流经宫颈管、宫腔及输卵管情况并摄片。24 小时(油剂)或 20 分钟(水剂)后再摄盆腔延迟片,以观察腹腔内有无游离造影剂及造影剂在腹腔内的涂抹或弥散情况、输卵管内造影剂残留情况,进而判断输卵管的通畅程度。

(4)注入造影剂后子宫角圆钝,而输卵管不显影,则考虑输卵管痉挛,可保持原位,肌内注射阿托品 0.5 mg;或针刺合谷、内关穴,20 分钟后再透视、摄片;或停止操作,下次摄片前使用解痉挛药物或行选择性输卵管造影。

(五)结果评定

1.正常子宫、输卵管

宫腔呈倒三角形,双输卵管显影,形态柔软,24 小时或 20 分钟后摄片,盆腔内见造影剂散在均匀分布。

2.宫腔异常

有宫腔结核时子宫常失去原有的倒三角形,内膜呈锯齿状不平;有子宫黏膜下肌瘤时可见宫腔充盈缺损;有子宫畸形时有相应显示。

3.输卵管异常

有输卵管结核时显示输卵管形态不规则、僵直或呈串珠状,有时可见钙化点或盆腔钙化淋巴结;有输卵管积水时输卵管远端呈气囊状扩张,远端呈球形,24 小时或 20 分钟后延迟摄片,盆腔内未见散在造影剂分布,说明输卵管不通,输卵管发育异常,可见过长或过短的输卵管、异常扩张的输卵管、输卵管憩室等。

(六)注意事项

(1)造影剂充盈宫颈管时,必须排尽空气,以免空气进入宫腔造成充盈缺损,引起误诊。

(2)宫颈导管与子宫颈外口必须紧贴,以防造影剂流入阴道内。

(3)导管不要插入太深,以免损伤子宫或引起子宫穿孔。

(4)注入造影剂时用力不要过大,推注不可过快,防止造影剂进入间质、血管。

(5)透视下发现造影剂进入血管或异常通道,同时患者出现咳嗽,应警惕发生油栓,立即停止操作,取头低脚高位,严密观察。

(6)造影后2周禁盆浴及性生活,可酌情给予抗生素预防感染。

(7)有时可因输卵管痉挛而造成输卵管不通的假象,必要时重复进行造影或做选择性输卵管造影。

三、选择性输卵管造影术

选择性输卵管造影术(selective salpingo graphy,SSG)是通过将输卵管造影导管经宫颈、宫腔插至输卵管内口注入造影剂,在X线下透视及摄片,根据造影剂在输卵管及盆腔内的显影情况了解输卵管是否通畅、阻塞的部位及排除HSG时输卵管痉挛导致的输卵管未显影。该检查损伤小,能对HSG造成的假阳性做出更准确的判断,同时根据输卵管阻塞或通畅程度不同采取进一步的介入治疗即输卵管再通术(FTR),准确率可达90%～95%,且具有较好的治疗作用。

(一)适应证

(1)输卵管通而不畅或极不畅,要求治疗。

(2)HSG中输卵管未显影或部分显影,为区别输卵管痉挛还是张力高阻塞不通。

(3)HSG显示输卵管近端阻塞,区别是粘连完全阻塞还是疏松粘连或分泌物较多之阻塞,此时可作再通术治疗。

(二)禁忌证

(1)内、外生殖器急性或亚急性炎症。

(2)严重的全身性疾病,不能耐受手术者。

(3)妊娠期、月经期。

(4)产后、流产、刮宫术后6周内。

(5)碘过敏者。

除以上禁忌证外,还包括:①明显输卵管积水,伞端明显包裹;②结核性输卵管阻塞;③全身发热37.5 ℃以上。

(三)术前准备

(1)选择性输卵管造影时间以月经干净3～7天为宜,最佳时间为月经干净的5～6天,当月月经干净后禁性生活。

（2）做碘过敏试验,阴性者方可造影;如果使用非离子型含碘造影剂不要求做碘过敏试验。

（3）术前半小时肌内注射阿托品 0.5 mg,有助于解痉。

（4）术前排空膀胱,便秘者术前行清洁灌肠,以使子宫保持正常位置,避免出现外压假象。

（四）方法

1.设备及器械

数字多动能 X 线胃肠机或数字减影血管造影机（DSA）、输卵管造影导管及外套管、导丝,阴道窥器、宫颈钳、长弯钳、20 mL 注射器。

2.造影剂

目前国内外均使用含碘造影剂,分为离子型（如 76％泛影葡胺注射液）和非离子型（如碘海醇注射液或碘氟醇注射液等多种）。

3.相关药品

庆大霉素 16 万 U、地塞米松 10 mg 等。

4.操作步骤

（1）患者取膀胱截石位,常规消毒外阴、阴道,铺无菌巾,检查子宫位置及大小。

（2）以窥阴器扩张阴道,充分暴露宫颈,再次消毒宫颈及阴道穹隆部,用宫颈钳钳夹前唇,探查宫腔。

（3）在透视下将输卵管导管插入外套管中,置外套管于颈管内口,然后轻轻将导管送入输卵管开口处。

（4）注入造影剂,输卵管显影后,注入治疗药液,再观察输卵管内有无残留和造影剂弥散盆腔情况。

（5）若 SSG 显示输卵管近端阻塞,则可用导丝插入内导管直至输卵管口,透视下轻柔推进导丝,手感有明显阻力或患者疼痛时停止,然后再注入造影剂显示输卵管再通情况。

（6）术中密切观察有无手术反应,并及时处理。

（五）结果评定

1.输卵管通畅

双输卵管显影,形态柔软,造影剂从输卵管伞端迅速弥散至盆腔,推注药液后输卵管内无造影剂残留,盆腔内见造影剂散在均匀分布。

2.输卵管积水

输卵管近端呈气囊状扩张,远端呈球形。

3.输卵管不通

输卵管不显影,盆腔内未见散在造影剂分布。

4.输卵管发育异常

可见过长或过短的输卵管、异常扩张的输卵管、输卵管憩室等。

（六）注意事项

（1）导管进入宫腔时,动作要轻柔,尽量减少疼痛和导管对内膜损伤。

（2）注入造影剂时用力不要过大,推注不可过快,防止造影剂进入间质、血管。

（3）如果输卵管近端阻塞,尝试用输卵管介入导丝再通时,要分清导丝的头端,操作轻柔的同时询问患者的感受和透视下监视尤为重要,防止造成输卵管穿孔。

（4）造影后2周禁盆浴及性生活,可酌情给予抗生素预防感染。

四、妇产科内镜输卵管通畅检查

近年来,随着妇产科内镜的大量采用,为输卵管通畅检查提供了新的方法,包括腹腔镜直视下输卵管通液检查、宫腔镜下经输卵管口插管通液试验和宫腹腔镜联合检查等方法,其中腹腔镜直视下输卵管通液检查准确率可达90%～95%。但由于内镜手术对器械要求较高,且腹腔镜仍是创伤性手术,故并不推荐作为常规检查方法,通常在对不孕、不育患者行内镜检查时例行输卵管通液（加用亚甲蓝染液）检查。内镜检查注意事项同上。

尽管各种检查手段不断改进和提高,生殖医学在评价输卵管性不孕的诊断中,子宫输卵管造影目前仍被认为是输卵管通畅检查的首选方法,William L等认为其他适应证还包括女性习惯性流产对宫颈机能的评价、输卵管结扎后评价及接管再通前的评价、肌瘤切除术前对患者评估等。HSG在评价子宫和输卵管异常时具有重要作用,包括子宫畸形、息肉、肌瘤、妇科术后改变、宫腔粘连和腺肌症;输卵管的闭塞、峡部结节性输卵管炎症、息肉、积水和盆腔粘连。HSG的常见并发症是阴道少量出血和感染;放射科医师应熟练掌握HSG的标准操作技巧并给出正确诊断。

选择性输卵管造影在提高输卵管通畅程度准确性的同时,可以利用超滑微导丝直接进行输卵管的介入治疗,即输卵管再通术（FTR）,注入生理盐水或抗生

素溶液(庆大霉素 8 万 U、地塞米松 5 mg、透明质酸酶 1 500 U,注射用水 20~
50 mL),弥补了单纯输卵管通液术的不足,在进一步明确输卵管通畅程度的同
时,为给予相应的治疗创造了条件。

第五节　常用穿刺检查

一、经腹壁穿刺术

妇科病变多位于盆腔及下腹部,故可通过穿刺明确盆、腹水性质或查找肿瘤
细胞。腹腔穿刺术既可用于诊断又可用于治疗。穿刺抽出的液体,除观察其一
般性状以外,还要根据病史决定送检项目,包括常规化验检查、细胞学检查、细菌
培养、药敏试验等。

(一)适应证

(1)用于协助诊断腹水的性质,并可做细胞学分析及染色体核型分析以利于
诊断。

(2)对性质不明,贴近腹壁的囊肿,如可疑脓肿、血肿、淋巴囊肿等行囊肿囊
内穿刺协助诊断。

(3)气腹造影时,作穿刺注入二氧化碳,拍摄 X 线片,盆腔器官可清晰显影。

(4)腹水量多时,可通过放出部分腹水,使呼吸困难等压迫症状暂时缓解,并
使腹壁放松易于做腹部及盆腔检查。

(5)腹腔穿刺置管引流或注入抗肿瘤药物、抗炎药等行药物治疗。

(二)禁忌证

(1)疑有腹腔内严重粘连,特别是晚期卵巢癌广泛盆、腹腔转移致肠梗阻。

(2)有腹膜炎史及腹部手术史者应慎选穿刺部位,为避免损伤肠管,宜在
B超引导下行穿刺。

(3)巨大卵巢与腹水易混淆,术前应仔细鉴别囊肿,不宜穿刺。

(4)妊娠 3 个月以上,子宫升入腹腔,穿刺易伤及子宫,慎行穿刺。

(三)方法

(1)经腹 B型超声引导下穿刺,需要膀胱充盈;经阴道 B超指引下穿刺,则需

要在术前排空小便。

(2)腹水量较多及囊内穿刺时,患者取仰卧位;液量较少取半卧位或侧斜卧位。

(3)穿刺点一般选择在脐与左髂前上棘连线中外 1/3 交界处,囊内穿刺点宜在囊性感明显部位。

(4)常规消毒穿刺区皮肤,铺无菌孔巾,术者需戴无菌手套。

(5)根据适应证,选择不同穿刺针,如取少量液体,观察性状或送检验,可用 17～19 号长针头或套管针,如需大量放腹水或引流,可用腹壁穿刺器或 14～16 号套管针。

(6)穿刺一般不需麻醉,对于精神过于紧张者,0.5% 利多卡因行局部麻醉,深达腹膜。

(7)7 号穿刺针从选定点垂直刺入皮肤,达筋膜时可有阻力,穿过后即达腹膜,进腹腔有明显突空感。拔去针芯,见有液体流出,用注射器抽出适量液体送检。腹水检验一般需 100～200 mL,其他液体仅需数毫升。若需放腹水则接导管,导管另一端连接器皿。放液量及导管放置时间可根据患者病情和诊治需要而定,如为检查,可放至腹壁松软易于检查即可,如为脓液引流,可放置较长时间。

(8)操作结束,拔出穿刺针。局部再次消毒,覆盖无菌纱布,固定。若针眼有腹水溢出可稍加压迫。

(四)穿刺液性质和结果判断

1.血液

(1)新鲜血液:放置后迅速凝固,为避免刺伤血管应改变穿刺针方向,或重新穿刺。

(2)陈旧性暗红色血液:放置 10 分钟以上不凝固表明有腹腔内出血。多见于异位妊娠流产或破裂、卵巢黄体破裂、急性输卵管炎或其他脏器如脾破裂等。

(3)小血块或不凝固陈旧性血液:多见于宫外孕。

(4)巧克力色黏稠液体:镜下见不成形碎片,多为卵巢子宫内膜异位囊肿破裂。

2.脓液

脓液呈黄色、黄绿色、淡巧克力色,质稀薄或浓稠,有臭味。提示盆腔及腹腔内有化脓性病变或脓肿破裂。脓液应送细胞学涂片、细胞培养、药物敏感试验。必要时行切开引流术。

3.炎性渗出物

炎性渗出物呈粉红色、淡黄色混浊液体。提示盆腔及腹腔内存在炎症。应行细胞学涂片、细胞培养、药物敏感试验。

4.腹水

腹水有血性、浆液性、黏液性等。应送常规化验,包括比重,总细胞数,红、白细胞数,蛋白定量,浆膜黏蛋白试验及细胞学检查。必要时检查抗酸杆菌、结核分枝杆菌培养及动物接种。肉眼血性腹水,多疑为恶性肿瘤,应行细胞学检查。

5.无任何液体吸出

多见于腹腔内液量极少、子宫直肠窝粘连、有机化血块等原因,也可能进针方向不对,未进入腹腔。

(五)注意事项

(1)严格无菌操作,以免腹腔感染。

(2)控制好针头进针的深度,防止刺伤血管及肠管。

(3)大量放液时,针头必须固定好,避免针头移动损伤肠管;放液速度不宜快,每小时放液量不应超过1 000 mL,一次放液不超过4 000 mL。放液时,腹部缚以多头腹带,逐步束紧;或压以沙袋,防止腹压骤减,并严密观察患者血压、脉搏、呼吸等生命体征,随时控制放液量及放液速度,若出现休克征象,应立即停止放腹水,并进行相应处理。

(4)向腹腔内注入药物应慎重,很多药物不宜腹腔内注入。

(5)术后卧床休息8~12小时,给予抗生素预防感染。

二、经阴道后穹穿刺术

直肠子宫陷凹是腹腔最低部位,故腹腔内的积血、积液、积脓易积存于此。阴道后穹顶端与直肠子宫陷凹相接,由此处穿刺,对抽出物进行肉眼观察、化验、病理检查,是妇产科临床常用的辅助诊断方法。

(一)适应证

(1)疑有腹腔内出血,如宫外孕、卵巢破裂等。

(2)疑盆腔内有积液、积脓时,可做穿刺抽液检查,以了解积液性质,以及盆腔脓肿的穿刺引流及局部注射药物。

(3)盆腔肿块位于直肠子宫陷凹内经后穹隆穿刺直接抽吸肿块内容物做涂片,行细胞学检查以明确性质。若高度怀疑恶性肿瘤,应尽量避免穿刺。一旦穿刺诊断为恶性肿瘤,应及早在短期内手术。

(二)禁忌证

(1)盆腔严重粘连,直肠子宫陷凹被较大肿块完全占据,并已凸向直肠。

(2)疑有肠管与子宫后壁粘连。

(3)临床高度怀疑恶性肿瘤。

(4)异位妊娠准备采用非手术治疗时,尽量避免穿刺,以免引起感染,影响疗效。

(三)方法

(1)排空膀胱,取膀胱截石位,外阴、阴道常规消毒、铺巾。

(2)阴道检查了解子宫、附件情况,注意后穹隆是否膨隆。阴道窥器充分暴露宫颈及阴道后穹,再次消毒。

(3)用宫颈钳钳夹宫颈后唇,向前提拉,充分暴露阴道后穹,再次消毒。用22号长针头接5～10 mL注射器,检查针头有无堵塞,在阴道后穹中央或稍偏病侧,于阴道后壁与宫颈后唇交界处稍下方平行宫颈管刺入,当针穿过阴道壁,有落空感后(进针深约2 cm),立即抽吸,必要时适当改变方向或深浅度,如无液体抽出,可边退针边抽吸。

(4)针管针头拔出后,穿刺点如有活动性出血,可用棉球压迫片刻。血止后取出阴道窥器。

(四)穿刺液性质和结果判断

基本同经腹壁腹腔穿刺。

(五)注意事项

(1)穿刺方向应是后穹隆中点进针与子宫颈管方向平行的方向,深入至直肠子宫陷凹,不可过分向前或向后,以免针头刺入宫体或进入直肠。

(2)穿刺深度要适当,一般2～3 cm,过深可刺入盆腔器官或穿入血管。若积液量较少时,过深的针头可超过液平面,抽不出液体而延误诊断。

(3)有条件或病情允许时,先行B型超声检查,协助了解后穹隆有无液体及液体量多少。

(4)阴道后穹穿刺未抽出血液,不能完全除外宫外孕,内出血量少,血肿位置高或与周围组织粘连时,均可造成假阴性。

(5)抽出液体均应涂片,送常规及细胞学检查。

三、经腹壁羊膜穿刺术

羊水中的细胞来自胎儿的皮肤、羊膜及胎儿的消化、呼吸、泌尿生殖系统的脱屑细胞。羊水中细胞和其他成分可反映胎儿的遗传信息和胎儿生长情况。在一定孕周,采取羊水或羊水中的脱屑细胞进行直接分析,或将羊水脱屑细胞培养作染色体和酶的生化分析以做出产前诊断及了解胎儿情况。羊水与胎儿关系密切,改变羊水成分,能影响胎儿发育,临床可用羊膜囊穿刺的方法,向羊膜囊内注入药物,达到治疗及终止妊娠的目的。

(一)适应证

1.产前诊断

(1)需行羊水细胞染色体核型分析、染色质检查以明确胎儿性别,诊断或估价胎儿遗传病可能。包括孕妇曾生育过遗传疾病患儿;夫妻或其亲属中有患遗传性疾病;近亲婚配;孕妇年龄＞35岁;孕早期接触大量放射线或可致畸药物;性连锁遗传病基因携带等。

(2)需做羊水生化测定:怀疑胎儿神经管缺陷须测定AFP;孕37周前因高危妊娠引产须了解胎儿成熟度者;怀疑母儿血型不合须检测羊水中血型物质、胆红素、雌三醇以判定胎儿血型及预后者。

(3)向羊膜腔内注入造影剂,显示胎儿解剖上的异常。脂溶性制剂粘在胎儿皮肤可显示胎儿表面的龛影或肿瘤。水溶性制剂被胎儿吞入可显示上消化道的轮廓。

2.测定胎儿成熟度

(1)测定羊水中卵磷脂/鞘磷脂比值或作羊水泡沫试验观察胎肺成熟度。

(2)测定羊水肌酐深度观察胎儿肾脏成熟度。

(3)测定羊水橘黄色脱屑细胞,通过观察胎儿皮脂腺成熟程度,了解胎儿成熟度。

(4)另外还可以通过测定羊水中钠、尿酸、肌酸、甲胎蛋白、淀粉酶及羊水磷脂类物质光密度了解胎儿成熟度。

3.治疗

(1)胎儿异常或死胎需做羊膜腔内注药(依沙吖啶)引产终止妊娠。

(2)必须短期内终止妊娠,但胎儿未成熟需要行羊膜腔内注入皮质激素以促进胎儿肺成熟。

(3)胎儿宫内发育迟缓者,可于羊膜腔内注入清蛋白、氨基酸等促进胎儿发育。

(4)母儿血型不合须给胎儿输血。

(5)羊水过多,胎儿无畸形,须放出适量羊水以改善症状及延长孕期,提高胎儿存活率。

(6)羊水过少,胎儿无畸形,可间断于羊膜腔内注入适量生理盐水,以预防胎盘和脐带受压,减少胎儿肺发育不良或胎儿窘迫。

(二)禁忌证

1.用于产前诊断

(1)孕妇曾有流产征兆。

(2)术前24小时内二次体温在37 ℃以上。

2.用于羊膜腔内注射依沙吖啶等药物引产

(1)心、肝、肺、肾疾病在活动期或功能异常。

(2)各种疾病的急性阶段。

(3)有急性生殖炎症。

(4)术前24小时内两次体温在37.5 ℃以上。

(三)术前准备

1.孕周选择

胎儿异常引产,宜在孕16~26周之内;产前诊断,宜在孕16~22周,此时子宫轮廓清楚,羊水量相对较多,易于抽取,不易伤及胎儿,且羊水细胞易存活,培养成功率高。

2.穿刺部位选择

(1)助手将子宫固定在下腹正中,于子宫底下2~3横指下方中线或两侧选择囊性感明显部位作为穿刺点。

(2)B型超声定位:穿刺前先行胎盘及羊水暗区定位。可在B型超声引导下穿刺,亦可经B型超声定位标记后操作。穿刺时尽量避开胎盘,在羊水量相对较多的暗区进行。

3.中期妊娠引产常规术前准备

测血压、脉搏、体温,进行全身及妇科检查,注意有无盆腔肿瘤、子宫畸形及宫颈发育情况;血、尿常规,出、凝血时间,血小板和肝功能;会阴部备皮。

(四)注意事项

(1)严格无菌操作,以防感染。

(2)穿刺针应细,斜面制成长0.1 cm,角度55°。进针不可过深过猛,尽可能一次成功,避免多次操作。最多不得超过3次。

(3)穿刺前应查明胎盘位置,勿伤及胎盘。经胎盘穿刺,羊水可能经穿刺孔进入母体血液循环而发生羊水栓塞。穿刺与拔针前后,应注意孕妇有无呼吸困难、发绀等异常。警惕发生羊水栓塞的可能。

(4)抽不出羊水,常因针被羊水中的有形物质阻塞,用有针芯的穿刺针可避免。有时穿刺方向、深度稍加调整即可抽出。

(5)抽出血液,出血可来自腹壁、子宫壁、胎盘或刺伤胎儿血管,应立即拔出穿刺针并压迫穿刺点,加压包扎穿刺点。若胎心无明显改变,待一周后再行穿刺。

抽出血性羊水:可稍退针头,改变进针方向刺入,或另选穿刺部位再作穿刺。必要时可用试纸测试,若为碱性,则证实为羊水。

(6)若做羊水检查,为防止污染可先抽 2 mL 羊水不用,再换 20 mL 注射器,缓慢抽 20 mL 羊水留待检查。若做治疗或造影,可先抽出等量羊水,再注入药物或造影剂。若做胆红素测定,应避光保存,立即送检。如做羊水细胞 X、Y 染色质检查,羊水标本采集后立即注入离心管送检,避免存放过久细胞核变质或有污染影响效果。

四、妇科超声介导下穿刺术

妇科常用介入性诊断技术之一是超声介导下穿刺术。超声介导下盆腔穿刺术是在 B 型超声引导下,或经腹壁或经阴道后穹将穿刺针准确插入病灶或囊腔,达到协助确诊的目的。

(一)适应证

1.卵巢瘤样病变

功能性卵巢囊肿,包括卵巢滤泡囊肿、卵巢黄体囊肿、多囊卵巢、卵巢子宫内膜异位症、卵巢炎性囊肿和卵巢冠囊肿。

2.卵巢增生性疾病

如卵巢过度刺激综合征,穿刺放出液体,缩小卵巢体积,避免发生卵巢扭转。

3.卵巢良性肿瘤

主要是卵巢浆液性囊腺瘤。穿刺抽出囊液可行细胞学检查辨别良恶性,或行囊内注射无水乙醇使囊腔闭合而治愈。

4.盆腹腔包裹性积液

非特异性炎症渗出与周围组织粘连形成的盆腹腔假性囊肿和结核性包裹性积液。抽出液体行常规检查、细胞学检查和细胞培养及药敏试验。

5.盆腹腔脓肿

缩小病灶,注入抗生素行局部药物治疗。

6.异位妊娠

未破裂时行妊娠囊穿刺注入 MTX。

7.体外受精-胚胎移植辅助生殖技术

在 B 型超声引导下经阴道穿刺取卵,行 IVF-ET。

(二)禁忌证

同经腹腔穿刺及经阴道后穹穿刺。

(三)方法

1.经阴道后穹穿刺

外阴、阴道严密消毒后,将消毒的 B 型阴道超声探头插入阴道,在穹隆部,显示盆腔囊肿后将穿刺部位置于穿刺引导线上,并准确测量穿刺深度。将阴道穿刺针经阴道探头上的导向器即穿刺引导管送达穹隆部,适当用力予以穿刺。通过显示器能够监视穿刺针沿引导线经穹隆壁进入盆腔及囊肿。随后以 50 mL 注射器进行抽吸,若液体黏稠,可先注入生理盐水稀释后再抽吸。

2.经腹壁腹腔穿刺

患者排尿后取仰卧或侧卧位,常规消毒铺巾,局部麻醉后以 B 超探头扫查穿刺部位,将穿刺针放入探头导向器的针槽内,抵达腹部皮肤后适当用力进行穿刺。穿刺成功后续步骤同经阴道后穹穿刺相同。对于卵巢子宫内膜异位囊肿或卵巢浆液性囊腺瘤抽吸液体后,可以注入无水乙醇使囊腔闭合。

(四)注意事项

(1)穿刺方向必须正确,以免损伤肠管和膀胱。最好以短促有力的手法进针。尽量避免针尖划破薄壁囊肿。

(2)囊内注入无水乙醇必须再次确定针尖位于囊腔内,避免乙醇外漏损伤周围组织。

(3)穿刺术后应给予广谱抗生素,预防术后感染。

(4)如发现盆腔肿块为实质性,应选用组织活检细针,将微小组织块送病检,残余碎屑行细胞学检查。

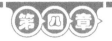

妇科炎症

第一节 外阴炎症

一、外阴炎

外阴炎是指外阴(阴阜、大阴唇、小阴唇、阴蒂和阴道前庭)皮肤和黏膜发生的炎症。由于外阴是月经血的流向之处,阴道口又是性交、分娩及各种宫腔操作的必经通道,加之阴道分泌物、尿液、粪便的刺激,因此易发生炎症,其中小阴唇最易受累。

(一)病因

非特异性外阴炎多为混合感染,常见的病原体为葡萄球菌、乙型溶血性链球菌、大肠埃希菌及变形杆菌等。局部刺激是外阴炎的易患因素,如月经血或产后恶露的刺激,宫颈炎、阴道炎及宫颈癌时的分泌物,尿液、粪便,特别是尿瘘的尿液和粪瘘的粪便长期刺激,糖尿病含糖的尿液及卫生巾或护垫引起的物理及化学性刺激,穿紧身化纤内裤造成的局部通透性差和经常湿润刺激等,易引起外阴部的炎症。尤其是外阴瘙痒时的搔抓伤,细菌很容易自伤口侵入引发炎症。

(二)临床表现

炎症多发生于小阴唇内外侧或大阴唇,严重时可波及整个外阴部。急性期多主诉外阴部瘙痒、疼痛、肿胀、灼热感,活动、性交及排尿排便时加重。由于病变累及范围及轻重程度不同,表现也有所不同。可有局部充血、红肿、糜烂,甚至有抓痕,毛囊感染形成的毛囊炎、疖肿,外阴皮肤脓疱疮、汗腺炎等。病情严重时,可形成外阴部蜂窝织炎、外阴脓肿、腹股沟淋巴结肿大等,也可形成外阴溃疡而致行走不便。慢性外阴炎多主诉外阴部瘙痒,检查可见局部皮肤或黏膜增厚、粗糙、皲裂甚至苔藓样改变。

(三)诊断

根据病史及检查所见诊断并不困难,阴道分泌物检查有助于明确病因。可以了解是否有滴虫、假丝酵母、淋病奈瑟菌、衣原体、支原体、细菌等感染,还应查尿糖,除外糖尿病伴发的外阴炎,对年轻患者,特别是幼儿,应检查肛周有无蛲虫及虫卵,以排除蛲虫引起的炎症。

(四)治疗

1.一般治疗

急性期尽量减少活动,避免性生活,保持外阴局部清洁、干燥,停用外阴局部的刺激性外用品。

2.局部用药治疗

用 1∶5 000 高锰酸钾液洗外阴部每天 2～3 次,擦干后用抗生素软膏涂抹,如用 1% 新霉素软膏或金霉素软膏,或敏感试验软膏及可的松软膏等。此外,还可选用局部中药治疗,如苦参、蛇床子、白鲜皮、土茯苓、黄柏各 15 g,川椒 6 g,水煎熏洗外阴部,每天 1～2 次。

3.局部物理治疗

(1)急性期治疗。①紫外线疗法:用紫外线照射局部。第 1 次用超红斑量(10～20 个生物剂量),如炎症控制不满意,每天再增加 4～8 个生物剂量。急性期控制后可隔天照射 1 次,直至痊愈。②超短波治疗:超短波可用单极法,距离 4～6 cm,无热量,每次 5～6 分钟,每天 1 次,炎症逐渐控制后可改用微热量,每天 1 次,每次 5～8 分钟。③微波治疗:用圆形电极,距离 10 cm,输出功率 30～60 W,每次 5～10 分钟,每天或隔天 1 次。

(2)慢性期治疗。①超短波治疗:用单极,微热量,每次 10～15 分钟,隔天 1 次,10～15 次为 1 个疗程。②微波治疗:圆形电极,距离 10 cm,输出功率 90～100 W,每次 15 分钟,隔天 1 次。③红外线疗法:距离 40 cm,每次 20～30 分钟,每天 1 次,8～12 次为 1 个疗程。④坐浴:用 1∶1 500 高锰酸钾液,水温 40 ℃左右,每次 15～30 分钟,5～10 次为 1 个疗程。

4.针对病因治疗

积极寻找病因,并进行病因治疗,针对不同感染选用相应敏感药物。由糖尿病尿液刺激引起的外阴炎,应治疗糖尿病;由尿瘘、粪瘘引起的外阴炎,应及时实施修补手术;由阴道炎或宫颈炎引起者,则应对其治疗。

（五）预防

保持外阴清洁、干燥；减少局部刺激，如紧身化纤内裤、分泌物、尿液、粪便等；积极治疗各种易导致外阴炎的疾病。

二、前庭大腺炎

前庭大腺炎是病原体侵入前庭大腺引起的炎症。

（一）病因

本病常为混合感染。常见的病原体为葡萄球菌、链球菌、大肠埃希菌，随着性传播疾病发病率的增加，淋病奈瑟菌及沙眼衣原体已成为常见的病原体。此外尚有厌氧菌，其中以类杆菌属最多见。因类杆菌属是正常阴道内寄居者，感染机会较多。急性炎症发生时，细菌首先侵犯腺管，腺管开口因炎症肿胀阻塞，渗出物不能排出而形成脓肿。

（二）临床表现

本病多发生于单侧前庭大腺，急性炎症发作时，患侧外阴部肿胀，烧灼感、疼痛剧烈，甚至影响排尿、排便，以至于行走困难。检查可见患处红、肿、触痛，可触及肿块。如已形成脓肿，肿块有波动感，触痛更明显，如未及时处理，脓肿可继续增大，较薄的囊壁可自行破溃，脓液流出后，患者自觉症状减轻。当破口较小，引流不畅，脓液不能全部流出时，其症状可反复发作，常伴有腹股沟淋巴结肿大、体温及白细胞计数升高等感染征象。

（三）诊断

根据病史及临床所见诊断不难，典型的临床表现是外阴单侧肿大、疼痛、触痛、触及包块。如有破溃，可见脓液流出，或挤压局部见分泌物或脓液。可伴有发热、腹股沟淋巴结肿大和白细胞升高等全身症状。脓液或分泌物检查及培养有助于确定感染的病原体，选择敏感的抗生素。

（四）治疗

急性期应卧床休息，给予抗生素治疗。抗生素的选择应依据药敏试验，但因药敏试验需要一定时间，为避免治疗延误，在药敏试验结果尚未获得之前，应采用经验用药。由于前庭大腺炎的病原体多为需氧菌、厌氧菌及衣原体的混合感染，因此，应选择广谱抗生素或联合用药。可参照常用抗生素的抗菌谱，青霉素对革兰氏阳性球菌（如链球菌、肺炎链球菌及敏感的葡萄球菌）作用较强；第一代头孢菌素对革兰氏阳性球菌作用较强；第二代头孢菌素抗菌谱广，对革兰氏阴性菌的作用较强;第三代头孢菌素的抗菌谱及抗酶性能优于第二代头孢菌素,有些对厌氧菌有效。可以口服,当患者出现发热、白细胞计数升高等全身症状时,最好选用静脉给药。如尚未化脓,使用抗生素促使其逐渐好转、吸收,如已形成脓肿,则应切开引流。治疗期间,应保持外阴清洁,可同时进行局部坐浴、理疗等。

三、前庭大腺囊肿

前庭大腺囊肿是因前庭大腺管开口部阻塞,分泌物不能排出,积聚于腺腔所致。可发生在前庭大腺脓肿消退后,脓液逐渐吸收转为清液形成囊肿;也可发生在分娩时阴道及会阴部损伤后形成的瘢痕组织阻塞腺管口;或会阴侧切、缝合时,损伤前庭大腺管,使之阻塞。先天性腺管狭窄或腺腔内分泌物黏稠排出不畅也可导致囊肿形成。

(一)临床表现

如囊肿小且无感染,患者多无自觉症状。当囊肿增大时,外阴患侧肿大,有时可出现外阴坠胀感或性交不适。检查可见外阴患侧肿大,可触及界限清楚、质地较软的囊性肿物,大小不等,多为椭圆形,患侧小阴唇被展平,囊肿较大时,阴道口被挤向健侧。可继发感染形成脓肿反复发作。

(二)诊断

根据外阴患侧肿大,触及囊性包块等临床表现可以作出诊断。有继发感染时可有触痛。须注意应与大阴唇腹股沟疝鉴别,后者与腹股沟环相连,挤压后能复位,包块消失,向下屏气肿物又出现。

(三)治疗

较小的囊肿可不做处理,定期随诊。如囊肿较大,且有明显症状,或反复发作疼痛,可行手术治疗。前庭大腺囊肿造口术方法简单,损伤小,不影响腺体功能,是常选择的手术方式。需注意的是,切口应足够大,并放置引流,以防术后切口粘连闭合,再次形成囊肿。近年来采用的 CO_2 激光造口治疗具有操作简单、治疗时间短、无须缝合、术中出血少、无须住院、治愈率高、复发率低、不良反应少、感染发生率低、能保持腺体功能、不影响性生活质量等优点。

四、外阴丹毒

(一)病因

外阴丹毒是一种由乙型溶血性链球菌感染所致的炎性疾病,病变主要位于真皮及表皮。病原体通过外阴部轻微的创伤即可侵入皮肤,因其释放毒素,炎症迅速蔓延,引起局部红肿及全身中毒症状,如患者身体虚弱,免疫功能低,症状则严重。

(二)临床表现

外阴丹毒发病急剧,常有发热等前驱症状,继而出现皮疹。皮疹初起为一结节状红斑,迅速向周围蔓延形成一片红斑。局部红肿、发热、疼痛,严重者红斑表面可呈界限明显的发亮,偶有大水疱及坏疽发生,常有腹股沟淋巴结肿大。应与外阴毛囊炎和外阴疖肿鉴别。

(三)治疗

应卧床休息,给予抗生素治疗,常用青霉素或头孢菌素类,局部可用 0.1% 依沙吖啶溶液冷敷。

五、外阴糜烂与湿疹

(一)病因

外阴糜烂和湿疹多发生于体型肥胖的妇女,发生原因与外阴炎相同。阴道分泌物多,出汗,尿液及粪便的长期浸渍,特别是尿瘘和粪瘘患者,糖尿病患者含糖尿液的刺激及穿不透气的化纤内裤,外阴部经常湿润和摩擦及卫生巾护垫等都可引起外阴糜烂或湿疹。可发生在大小阴唇处、会阴部、大腿内侧、肛门周围及腹股沟等处。

(二)临床表现

外阴瘙痒、灼热,急性期皮肤发红、肿胀,搔抓后可呈糜烂,或可有渗出液,严重时可形成溃疡或成片湿疹,腹股沟淋巴结肿大。慢性期表现为外阴皮肤增厚、粗糙,呈苔藓样改变。

(三)治疗

应针对病因治疗。如治疗阴道炎、宫颈炎、糖尿病,修补尿瘘或粪瘘等。保持外阴清洁、干燥,减少摩擦和刺激。可用 1:5 000 高锰酸钾液坐浴,早晚各1 次,每次 15～20 分钟,也可用理疗。如并发感染,可局部使用抗生素软膏涂抹或全身用药。

六、外阴接触性皮炎

(一)病因

外阴部皮肤接触某种刺激性物质或过敏物质而发生的炎症,如较强的酸碱类物质、消毒剂、清洗液、阴道内放置药物溶解后的液体流出、染色的衣物、卫生巾或护垫等。

(二)临床表现

外阴部接触刺激性物质部位灼热感、疼痛、瘙痒,出现皮疹、水疱、水肿,甚至发生坏死及溃疡。

(三)治疗

应尽快去除病因,避免用刺激性物质,避免搔抓。对过敏性皮炎症状严重者可应用肾上腺皮质激素类药物,局部用生理盐水洗涤或用3%硼酸溶液冷敷,之后擦炉甘石洗剂或氧化锌软膏。如有继发感染可涂擦抗生素软膏。

第二节　阴　道　炎　症

一、细菌性阴道病

细菌性阴道病(BV)是最常见的阴道炎症,最初被称为"非特异性阴道炎"。Gardner 和 Duke 首先描述了本病的临床特点和有特征性的线索细胞。1984 年,本病被命名为 BV。BV 与许多严重的妇产科并发症有直接关系,通过对 BV 的诊断和治疗,可以使许多妇产科并发症包括某些早产得到预防。

(一)流行病学

BV 发病率在不同的人群和地区差异较大。计划生育诊所就诊女性 BV 的发病率为 14%～25%;在妇科门诊,无症状患者 BV 的发病率为 23%,阴道排液患者 BV 的发病率为 37%;STD 诊所患者 BN 的发病率为 24%～37%;妊娠女性 BV 发病率为 6%～32%。

(二)发病机制

1.阴道微生态失衡

从健康女性阴道中可培养分离出 5～15 种主要细菌,卷曲乳酸杆菌、詹氏乳酸杆菌、发酵乳酸杆菌、加塞乳酸杆菌和惰性乳酸杆菌是阴道主要菌群。产 H_2O_2 乳酸杆菌多种代谢产物有抑菌或杀菌功能,产 H_2O_2 乳酸杆菌减少与 BV 发病相关。阴道内其他细菌约占 10%,包括表皮葡萄球菌、链球菌和阴道加德纳菌等。BV 患者阴道内出现高浓度阴道加德纳菌、普雷沃菌属、消化链球菌、动弯杆菌或人型支原体等,这些 BV 相关微生物浓度比健康女性阴道中增高 100～1 000 倍,乳酸杆菌减少或消失。

BV 患者阴道微生态失衡导致阴道分泌物 pH 升高,二胺、多胺、有机酸、黏多糖酶、唾液酶、IgA 蛋白酶、胶原酶、非特异性蛋白酶、磷脂酶 A_2 和磷脂酶 C、内毒素、白细胞介素 1_a、前列腺素 E_2 和 F_{2a} 浓度升高。这些酶和有机化合物破坏宿主的防御机制,促使宫颈、阴道微生物进入上生殖道。pH 高达 5.5 时,会严重减弱中性粒细胞的吞噬作用和对趋化性刺激的反应。阴道内 pH 升高同时增加异性间 HIV 的传播和易感性,并与胎膜早破和早产有关。

2.微生物感染

Gardner 和 Duke 在 1955 年提出 BV 由阴道加德纳菌感染引起,即单一微生物致病说。之后的研究发现,与 BV 相关的微生物还包括厌氧菌、动弯杆菌和支原体等,即多微生物致病说。Ferris 和 Verhelst 等分别发现阴道阿托波菌与 BV 发病相关。之后,Bradshaw 等发现甲硝唑治疗后复发的 BV 患者阴道阿托波菌检出率较高。Ferris 等发现治疗失败的 BV 患者阴道阿托波菌检出率较高。Fredricks 等应用聚合酶链反应(PCR)检测阴道内细菌,发现 BV 患者阴道细菌检出率与无 BV 者显著不同,在 BV 患者阴道内检出 BV 相关细菌 1(BABV1)、BV 相关细菌 2(BABV2)和 BV 相关细菌 3(BABV3)等 20 余种细菌。Fredricks 等之后报道了根据 PCR 检出不同细菌诊断 BV 的敏感性和特异性,其中 BABV1、BABV2、BABV3 诊断 BV 的敏感性分别为 43.2%、86.4% 和 42.0% 特异性分别为 96.7%,92.9% 和 96.7%;阴道阿托波菌和阴道加德纳菌诊断 BV 的敏感性均为 96.3%,特异性分别为 77.1% 和 29.5%。

3.细菌生物膜形成

细菌生物膜是细菌在特定条件下形成的一种特殊细菌群体结构,细菌生物膜结构使细菌体被包裹在其自身分泌的多聚物中。Swidsinski 等报道,BV 患者和健康女性阴道内存在包括阴道加德纳菌的多种微生物,但只有 BV 患者阴道内的阴道加德纳菌存在于细菌生物膜中,阴道加德纳菌存在于细菌生物膜可能与 BV 发病相关。Patterson 等发现阴道加德纳菌生物膜形成使其对 H_2O_2 和乳酸耐受性增加 5 倍和 4.8 倍。Swidsinski 等发现经过甲硝唑治疗后,阴道加德纳菌仍大量存在于其形成的生物膜内。所以,阴道加德纳菌生物膜形成可能与 BV 发病和复发有关。

4.免疫缺陷

Ciraldo 等报道甘露糖结合凝集素 2 外显子 54 密码子基因突变在复发性 BV 患者多见,而甘露糖结合凝集素 2 外显子 57 密码子基因多态性在甘露糖结合凝集素外显子 54 密码子基因患者不常见。但 de Seta 等和 Milanese 等的研究均未证实 BV 患者存在甘露糖结合凝集素 2 基因多态性。Fan 等发现 BV 患者阴道冲洗液白细胞介素 4 浓度低于健康对照者,提出阴道局部白细胞介素 4 浓度降低可能与 BV 发病相关。

Fethers 等综述了 BV 的发病因素,包括新性伴、多性伴、口交、月经期性交、经常阴道冲洗、紧张、吸烟和应用宫内节育器(IUD)等。

(三)并发症

French 综合了 BV 的妇科和产科并发症,主要有如下几种。

1.盆腔炎

手术证实,患有盆腔炎女性的上生殖道分泌物中最常分离出的菌群与 BV 的菌群一致,包括普雷沃菌属、消化链球菌属、阴道加德纳菌和人型支原体。盆腔炎患者并发 BV 者占 61.8%。

2.异常子宫出血和子宫内膜炎

异常子宫出血常由子宫内膜炎所致。子宫内膜炎引起异常子宫出血与受感染的子宫内膜对卵巢激素的异常反应或子宫内膜受到感染或炎症的直接破坏有关。对 BV 患者口服甲硝唑治疗,可以迅速缓解子宫出血。

3.妇科手术后感染

在手术终止妊娠的女性中,妊娠并发 BV 女性的盆腔炎发病率是未并发 BV 女性者的 3.7 倍。对手术流产女性口服甲硝唑治疗 BV 可减少 70% 的术后盆腔炎发生率。并发 BV 患者子宫全切术后阴道断蒂蜂窝织炎、盆腔脓肿或两者并存的危险性增加。

4.宫颈癌

BV、宫颈上皮内瘤变及生殖道人乳头瘤病毒感染有相同的流行病学特征,BV 的厌氧菌代谢可产生胺及有致癌作用的亚硝基胺。BV 患者阴道分泌物中存在高浓度磷脂酶 C 和磷脂酶 A_2,后者可增加人乳头瘤病毒感染的易感性,这些可能在宫颈上皮细胞转变方面起一定的作用。

5.HIV 感染

BV 可增加异性间 HIV 传播的危险性。当 pH 增加时,HIV 的生存能力和黏附能力增加,并且可能使传播更为容易。同时,BV 可改变阴道分泌物的其他理化性质,这些变化可改变宿主的防御机制,使 HIV 易感性增加。

6.不孕和流产

BV 患者输卵管因素不孕症发生率增高。在助孕治疗中,BV 患者和非 BV 患者的胚胎种植率相似,但 BV 患者早孕期流产率高于非 BV 者。

7.羊膜绒毛膜炎、胎膜早破、早产和低出生体重儿

BV 患者阴道内细菌可通过胎膜进入羊膜腔,导致羊膜炎及羊膜绒毛膜炎,并可进一步发展为胎膜早破、早产和分娩低出生体重儿。

8.产后子宫内膜炎及剖宫产后伤口感染

剖宫产分娩的 BV 患者手术后腹部伤口感染和子宫内膜炎发生率较非 BV 者高。从这些患者产后子宫内膜炎部位常可培养出与 BV 相关的阴道加德纳菌及厌氧菌如普雷沃菌属、消化链球菌等。

(四)临床表现和诊断

1.临床诊断

患者出现下列 4 项临床特征中至少 3 项可诊断为 BV。

(1)线索细胞:与正常的边界清晰的阴道上皮细胞相比,线索细胞边界模糊。在有 BV 存在的情况下,除了线索细胞以外,显微镜检查还可以发现细菌的种类和数量发生明显改变。镜下的细菌在数量上明显增加,短杆状菌和球杆菌占优势。湿片检查线索细胞是 BV 唯一特异和敏感的诊断指标,根据线索细胞能准确地预测 85%～90% 的 BV 患者。

(2)胺试验阳性:阴道分泌物加 10% 氢氧化钾液释放出特殊难闻的"鱼腥味"或氨味为胺试验阳性。有氨味存在对诊断 BV 有很高价值。但此法敏感性低,缺乏氨味并不能排除 BV。

(3)阴道 pH>4.5:正常阴道内的 pH 为 3.8～4.2,pH>4.5 对诊断 BV 最敏感,但特异性低。阴道中的精液、宫颈黏液、经血及滴虫等可使阴道分泌物 pH 升高。

(4)阴道均质稀薄的分泌物:超过 27% 的 BV 患者有明显的"泡沫"样阴道分泌物。尽管患有 BV 的女性常常有分泌物增多的陈述,但分泌物的量经常不同,可以很少、中等或很多。

2.阴道涂片诊断

BV 的涂片特征为阴道加德纳菌、普雷沃菌形态及革兰氏变异动弯杆菌形态的小细菌占优势,并且乳酸杆菌形态细菌缺乏。根据阴道涂片诊断 BV 的敏感性和特异性分别为 94.7% 和 98.0%。

Nugent 等根据阴道涂片革兰氏染色后镜下分为 3 类细菌,建立诊断 BV 的评分系统。在 1 000 倍显微镜下 3～5 个视野,计算每视野细菌平均数,将 3 类细菌数所代表的评分数相加,作出诊断(表 4-1)。

表 4-1　革兰氏染色涂片诊断 BV 的 Nugent 评分法

细菌形态	根据细菌形态记分*				
	无	1*	2*	3*	4*
大革兰氏阳性杆菌	4	3	2	1	0
小革兰氏阴性或革兰氏变异杆菌	0	1	2	3	4
弧形革兰氏阴性或革兰氏变异杆菌	0	1	1	2	2

注:0～3 分为正常,4～6 分为中间型,7～10 分为 BV。

**每视野细菌数<1=1*,1～5=2*,6～30=3*,>30=4*。

3.阴道微生物的培养

在健康女性中,阴道加德纳菌培养阳性率超过 60%,即使用半定量的方法对密集生长的菌落进行检测,在 BV 低患病率的人群中,根据高浓度阴道加德纳菌可预测 41%～49%的症状性 BV。在没有其他相关信息的情况下,单纯阴道加德纳菌培养不可用于 BV 诊断。

4.新的诊断技术

VPⅢ微生物确认试验与其他诊断方法比较,可提供较为客观的检测结果。对依据临床标准诊断为 BV 的患者进行检测,使用 VPⅢ诊断 BV 的敏感性和特异性分别为 95%～97%和 71%～98%。

(五)治疗

美国 CDC 推荐了 BV 治疗的适应证和方案,具体如下。

非孕期治疗的意义:①减轻阴道感染症状和体征;②减少流产或子宫切除术感染并发症风险。其他潜在益处包括减少其他感染,如 HIV 感染和其他 STD 风险。需要治疗有症状的全部 BV 患者。

1.推荐方案

(1)甲硝唑 500 mg,口服,每天 2 次,连用 7 天。

(2)0.75%甲硝唑膏(5 g),阴道涂药,每天 1 次,连用 5 天。

(3)2%林可霉素膏(5 g),阴道涂药,每晚 1 次,连用 7 天。

2.替代方案

(1)替硝唑 2 g,口服,每天 1 次,共 2 天。

(2)替硝唑 1 g,口服,每天 1 次,共 5 天。

(3)林可霉素 300 mg,口服,每天 2 次,共 7 天。

(4)林可霉素栓 0.4 g,阴道内放置,每天 3～4 次,共 3 天。

治疗期间,建议患者避免性接触或正确使用安全套。阴道冲洗可能会增加 BV 复发风险,尚无证据表明冲洗可治疗或缓解症状。

对无症状 BV 患者无须常规治疗,但应对拟进行子宫全切术、附件切除术、刮宫术及宫腔镜检查等手术的所有 BV 患者进行治疗,以避免术后感染。无须常规治疗患者的性伴侣,但对反复发作或难治性 BV 患者的性伴侣应予以治疗。

美国 FDA 已批准应用甲硝唑阴道缓释片(750 mg,每天 1 次,阴道放置)治疗 BV。

尽管 BV 与包括胎膜早破、早产、羊膜腔感染和产后子宫内膜炎等的不良妊娠结局有关,妊娠期治疗 BV 唯一确定的益处是缓解阴道感染症状和体征。潜在的益处包括降低妊娠期 BV 相关感染并发症和减少其他 STD 或 HIV 的风险。全身治疗对可能的亚临床生殖器官感染有益。多项研究和荟萃分析没有发现妊娠期应用甲硝唑增加胎儿畸形或机体细胞突变风险。替硝唑为妊娠 C 类药物,不用于孕妇。评估对有早产高风险孕妇筛查 BV 是否可行仍无一致意见。

3.孕期治疗推荐方案

(1)甲硝唑 500 mg,口服,每天 2 次,共 7 天。

(2)甲硝唑 250 mg,口服,每天 3 次,共 7 天。

(3)林可霉素 300 mg,口服,每天 2 次,共 7 天。

妊娠期应用甲硝唑的安全性在近年来被更多证实。Burtin 等总结了 30 年来符合要求的 7 篇文献,其中 6 篇为前瞻性研究共 253 例,与 1 篇回顾性研究对 1 083 例早孕期应用甲硝唑的病例,未发现早孕期应用甲硝唑增加胎儿畸形危险。多数认为,妊娠早期禁用甲硝唑,妊娠中晚期可应用甲硝唑。

(六)复发性 BV

复发性 BV 是指 BV 在一年内反复发作 4 次或 4 次以上。复发性 BV 是患者阴道内相关微生物再激活,而不是再感染。与 BV 复发有关的因素:①男性性交传染;②治疗不彻底,未根除病原体;③未能恢复以乳酸杆菌为主要菌群的阴道环境;④危险因素持续存在。

针对 BV 复发正尝试的治疗策略包括强化治疗、巩固治疗、联合治疗和微生态治疗。Schwebke 等发现口服甲硝唑 14 天疗法的近期(停药 7～14 天)治愈率优于口服甲硝唑 7 天疗法者,但两种疗法的远期(停药 30 天后)疗效相似。

Sobel 等报道每周 2 次应用 0.75％甲硝唑膏巩固治疗,随访 28 周,治疗组患者复发率减少,但患者感染假丝酵母率增高。联合治疗方案主要选择甲硝唑联合制霉菌素、甲硝唑联合醋酸膏、甲硝唑联合阿奇霉素、替硝唑联合克霉唑等,大多数联合治疗方案研究显示,联合治疗可改善 BV 治愈率。Falagas 等综述微生态制剂治疗 BV 的效果,尽管局部和全身应用乳酸杆菌制剂治疗 BV 均有一定作用,但现有资料尚不能最终肯定微生态制剂的治疗效果和做出治疗推荐。

二、外阴阴道假丝酵母病

(一)流行病学

70％～75％的妇女一生至少感染一次外阴阴道假丝酵母病(VVC),40％～45％的女性经历过外阴阴道假丝酵母病复发,不超过 10％的成年女性感染复发性外阴阴道假丝酵母病(RVVC)。外阴阴道假丝酵母病已成为仅次于细菌性阴道病的最常见的阴道感染。在美国,根据治疗外阴阴道假丝酵母病的处方统计,外阴阴道假丝酵母病的发病率上升 1 倍。无症状妇女下生殖道假丝酵母阳性率为 20％,有症状妇女下生殖道假丝酵母阳性率为 29.8％。在妇科门诊有症状妇女外阴阴道假丝酵母病的发病率为 15％～30％。孕妇外阴阴道假丝酵母病检出率为 9.4％～18.5％,其中有症状的外阴阴道假丝酵母病检出率为 6.6％。

(二)微生物学

从阴道分离的假丝酵母中,85％～90％为白假丝酵母,其他非白假丝酵母包括光滑假丝酵母、热带假丝酵母、近平滑假丝酵母等。从临床上不能区分白假丝酵母和非白假丝酵母,而非白假丝酵母对抗真菌药物的反应不同于白假丝酵母。近年来外阴阴道假丝酵母中非白假丝酵母比例有上升趋势。剂量不足、疗程不够的抗真菌治疗和非处方药的广泛应用可能与非白假丝酵母比例上升有关。

(三)假丝酵母的毒力因素

1.黏附

假丝酵母在阴道内繁殖前,首先要黏附于阴道黏膜上皮细胞。白假丝酵母较非白假丝酵母更易黏附于阴道黏膜上皮细胞,但不同个体的阴道黏膜上皮细胞对假丝酵母的黏附性存在差异。假丝酵母细胞壁存在黏附上皮细胞、内皮细胞、血浆蛋白和细胞外基质的相关受体。

2.出芽

假丝酵母出芽加速其繁殖和组织侵犯性。假丝酵母非出芽突变株不能引起外阴阴道假丝酵母病。增加出芽因素可引起症状性外阴阴道假丝酵母病,抑制出芽因素可阻止无症状外阴阴道假丝酵母病向有症状外阴阴道假丝酵母病发展。

3.释放侵袭性酶

主要包括磷脂酶、蛋白水解酶和脂肪酶等,是假丝酵母的重要毒力因子。这些酶类不仅能发挥营养作用,还能造成组织损伤,利于致病菌在人体内的播散、逃逸宿主免疫系统的攻击,从而大大增强菌株的致病性。从有症状的外阴阴道假丝酵母病患者的分泌物中可检出致病性假丝酵母分泌的天冬氨酸蛋白酶,而无症状外阴阴道假丝酵母病者无此酶检出。这些蛋白溶解酶及其多种酶解产物破坏能够削弱假丝酵母繁殖和入侵的游离与结合蛋白。有症状外阴阴道假丝酵母病患者阴道内的白假丝酵母菌株分泌的蛋白水解酶水平高于无症状者。控制蛋白酶产生的基因已被确定。

4.产生真菌毒素

真菌毒素(如支酶黏素)在抑制趋化和吞噬细胞活动或抑制局部免疫中起重要作用。在外阴阴道假丝酵母病者的阴道分泌物中可检出支酶黏素。

5.假丝酵母的表型转化

一些外源性因素如温度和其他未知因子可促进假丝酵母的表型转化。表型转换是真菌入侵人体时适应环境变化的重要能力之一,具有可逆行和遗传性。某些白假丝酵母细胞可通过改变其形态,如细胞表面特性、菌落形态、生化特性和新陈代谢等,增强其毒力,从而更为有效地感染宿主。尽管假丝酵母在遗传上存在不稳定,应用具有高度敏感的 DNA 探针可证明同一菌株可长期存在于外阴阴道假丝酵母病者的阴道内,这种情况特别多的见于多疗程抗假丝酵母治疗的患者。

6.结合铁离子

假丝酵母与铁离子结合可增加假丝酵母的毒力,阴道内的红细胞、血红蛋白为有红细胞结合表面受体的假丝酵母提供了理想的繁殖环境。

(四)发病因素

1.年龄

在初潮前本病罕见。从 10 岁开始本病发病率开始升高,20～40 岁发病率最高。接受激素补充治疗的妇女外阴阴道假丝酵母病发病率增高。

2.妊娠

怀孕妇女对假丝酵母易感,导致假丝酵母携带率和外阴阴道假丝酵母病发病率增高。在晚孕期外阴阴道假丝酵母病发病率最高。孕期外阴阴道假丝酵母病复发率也高于非孕期。雌激素增高为阴道局部假丝酵母生长提供了高浓度糖原,雌激素还可增加假丝酵母黏附到阴道黏膜上皮细胞的能力。假丝酵母表面存在雌激素受体,假丝酵母与雌激素结合和雌激素增加假丝酵母菌丝形成,会增加假丝酵母的毒力。因此,孕期外阴阴道假丝酵母病的治愈率降低。

3.避孕方式

含高剂量雌激素口服避孕药增加外阴阴道假丝酵母病发病率。其发病机制与孕期外阴阴道假丝酵母病发病率增加相同。未发现口服低剂量雌激素避孕药增加外阴阴道假丝酵母病发病率。口服避孕药与复发性外阴阴道假丝酵母病发病率增加有关。应用 IUD 和应用阴道隔膜或避孕套者假丝酵母携带率增高。

4.抗生素

有症状的外阴阴道假丝酵母病常见于全身或局部应用抗生素期间。应用抗生素后阴道假丝酵母携带率增加 10%～30%。应用抗生素后假丝酵母携带率和外阴阴道假丝酵母病发病率增加,与抗生素清除了具有保护作用的阴道菌群有关。阴道菌群能够阻止假丝酵母出芽和侵入阴道黏膜上皮细胞,乳酸杆菌是具有上述功能的最主要的阴道菌群。有症状的外阴阴道假丝酵母病患者阴道内乳酸杆菌含量降低。乳酸杆菌抑制假丝酵母生长和乳酸杆菌与假丝酵母竞争营养素及竞争阴道上皮细胞假丝酵母受体有关。乳酸杆菌产生的细菌毒素能抑制假丝酵母出芽和增殖。

5.行为因素

外阴阴道假丝酵母病在性活跃年龄发病率最高,提示本病可能与性行为有关。理论上讲,性行为可将假丝酵母带入阴道,但流行病学研究至今未证实性行为在外阴阴道假丝酵母病发病中的作用。没有证据表明卫生习惯与外阴阴道假丝酵母病发病有关。

6.糖尿病

糖尿病患者假丝酵母定植率增高。未控制的糖尿病患者有症状的外阴阴道假丝酵母病发病率增高。

7.其他因素

穿紧身、不透气的内衣增加外阴阴道假丝酵母病的发病率。局部过敏可改变外阴阴道局部环境,使无症状假丝酵母携带发展为有症状的外阴阴道假丝酵母病。

(五)感染来源

1.肠道来源

从几乎100％的复发性外阴阴道假丝酵母病患者的肠道内可分离到假丝酵母,这是外阴阴道假丝酵母病由肠道来源这一概念的基础。在局部应用抗假丝酵母药物清除阴道内假丝酵母后,持续存在于肠道内的假丝酵母可能是外阴阴道假丝酵母病复发的根源。但最近的几项研究结果对上述观点提出质疑,第一,妇女外阴阴道假丝酵母病复发时直肠内假丝酵母培养并非经常阳性;第二,直肠内假丝酵母培养阳性可能与阴道分泌物污染直肠和会阴有关;第三,口服制霉菌素消除肠道内假丝酵母并未减少复发性外阴阴道假丝酵母病发病率。相反,有的妇女肠道内一直存在假丝酵母,但阴道内却无假丝酵母存在。

2.性接触传播

有限的研究支持性接触传播外阴阴道假丝酵母病。例如,外阴阴道假丝酵母病患者的配偶假丝酵母携带率为非外阴阴道假丝酵母病者的4倍;假丝酵母更多见于未做包皮环切的男性;在20％的复发性外阴阴道假丝酵母病患者配偶的阴茎部位可检出假丝酵母。

3.阴道复发

对外阴阴道假丝酵母病患者常规抗假丝酵母治疗阴道内假丝酵母转阴后,在30天内又有20％～25％的患者阴道内假丝酵母培养阳性。这一发现支持复发性外阴阴道假丝酵母病由阴道复发及阴道内持续存在假丝酵母这一假设。局部治疗后阴道内假丝酵母浓度下降与症状消失相一致。当阴道内假丝酵母浓度极低时,常规培养并不能培养出假丝酵母。

(六)阴道防御机制

1.体液免疫

免疫球蛋白缺乏的患者对假丝酵母的易感性增加。在急性外阴阴道丝酵母病时,患者的全身(如 IgM 和 IgG)和局部(如 SIgA)免疫功能加强。患者的机体可产生抗假丝酵母抗体。未发现复发性外阴阴道假丝酵母病患者体内抗假丝酵母抗体缺乏。复发性外阴阴道假丝酵母病患者血清和阴道分泌物中抗假丝酵母抗体(如 IgE)浓度增高。

2.细胞免疫

尽管多核白细胞和单核细胞在阻止全身和深部假丝酵母感染中起重要作用,在外阴阴道假丝酵母病时阴道内吞噬细胞增多并不明显。一般认为吞噬细胞在阻止假丝酵母繁殖和侵犯阴道黏膜上皮细胞中的作用不大。应用鼠类进行动物实验研究显示,在阴道假丝酵母感染时,未发现阴道液内中性粒细胞增多和鳞状上皮细胞内中性粒细胞浸润增加。

3.细胞介导的免疫

鹅口疮常见于衰弱和免疫抑制患者,这些患者常存在细胞免疫抑制。在这种情况下,假丝酵母是典型的机会感染病原体。淋巴细胞在正常阴道黏膜防御和阻止病原体侵入阴道黏膜过程中起重要作用,细胞因子和干扰素可抑制假丝酵母出芽。通过测定细胞因子,发现复发性外阴阴道假丝酵母病患者细胞免疫功能正常。细胞免疫抑制与复发性外阴阴道假丝酵母病发病无关。应用假丝酵母致敏可使阴道产生保护性局部免疫和细胞免疫作用。

4.阴道菌群

阴道菌群是防御阴道内假丝酵母繁殖和症状性外阴阴道假丝酵母病的最重要因素。任何新感染的假丝酵母在阴道内必须首先黏附到阴道黏膜上皮细胞才能生存和进一步繁殖、出芽。假丝酵母与细菌是否在阴道竞争营养素尚无定论。

(七)发病机制

外阴阴道假丝酵母病主要见于育龄期妇女,大多数病例从无症状向有症状转化的内在因素不清。假丝酵母可产生多种细胞外蛋白酶和磷脂酶。通过直接侵犯,孢子和假菌丝可直接破坏表层细胞,在症状发作期间,可见到明显的出芽和菌丝形成。出芽不仅增加繁殖,而且代表感染性。尽管症状不完全与假丝酵母数量相关,假丝酵母数量最多和出芽期假丝酵母数量多者常常症状更明显。在有症状和无症状的部位可见到 $10^3 \sim 10^4/\text{mL}$ 假丝酵母存在于阴道分泌物内。有时假丝酵母很少但患者的症状严重。因此,外阴阴道假丝酵母病更像一种变态反应。

(八)临床表现

瘙痒和白带增多是外阴阴道假丝酵母病的常见症状,但两者均不是外阴阴道假丝酵母病的特异性症状。其中外阴瘙痒最为常见,白带增多并未在所有的患者出现。常在月经前1周内发病。典型的白带为白色豆渣样,也可为水样稀薄白带。其他症状包括灼痛、性交痛和尿痛等。少数患者出现白带异味。检查见外阴、阴唇局部水肿、充血,可出现皲裂。阴道局部也可出现充血和水肿,白带黏附于阴道壁。患者的宫颈常正常。部分患者表现为外阴局部严重充血、水肿,可蔓延至腹股沟区和会阴区。这些患者也可无明显白带增多。在通常情况下,患者的症状、体征和局部假丝酵母数量相一致。一些患者的配偶在性交后出现一过性龟头炎症状和体征，包括局部瘙痒、充血、灼痛和红斑。这些症状和体征通常在性交后数分钟出现，可持续数小时，可在淋浴后自行消失。20％的复发性外阴阴道假丝酵母病患者的配偶有以上病史。Sobel 等提出将外阴阴道假丝酵母病分类为单纯型和复杂型（表 4-2），外阴阴道假丝酵母病为正常非孕宿主发生的散发和由白假丝酵母所致的轻、中度外阴阴道假丝酵母病。复杂型外阴阴道假丝酵母病：复发性外阴阴道假丝酵母病，重度外阴阴道假丝酵母病，妊娠期外阴阴道假丝酵母病，非白假丝酵母所致的外阴阴道假丝酵母病或异常宿主如未控制的糖尿病、免疫抑制和衰竭患者。

表 4-2 外阴阴道假丝酵母病的分类

单纯型	复杂型
散发	复发
轻度至中度	严重
可能为白假丝酵母	非白假丝酵母
正常非孕宿主	妊娠，异常宿主如未控制的糖尿病、免疫抑制或衰竭患者

（九）诊断

较特异的症状是外阴瘙痒伴豆渣样阴道分泌物。根据症状仅能诊断 38％的外阴阴道假丝酵母病，大多数外阴阴道假丝酵母病根据显微镜检查诊断。湿片检查不仅可见到假丝酵母菌丝，还可排除阴道滴虫和线索细胞。应用 10％氢氧化钾湿片镜检可检出 65％～85％的出芽菌丝。外阴阴道假丝酵母病患者的阴道 pH 常在正常范围（4.0～4.5），pH＞5 常提示为细菌性阴道病、滴虫感染或混合感染。约有 50％的假丝酵母培养阳性患者显微镜检查假丝酵母阴性，所以对症状和体征明显而显微镜检查阴性的患者有必要进行假丝酵母培养。巴氏涂片诊断外阴阴道假丝酵母病的敏感性较低，约为 25％。

假丝酵母培养阳性并不代表患者的症状与假丝酵母感染有关。定量假丝酵母培养显示假丝酵母镜检阳性者假丝酵母浓度较高，假丝酵母的浓度与患者症状的严重程度相关。假丝酵母携带者的阴道假丝酵母浓度常较低。也可用乳胶凝集法诊断外阴阴道假丝酵母病，其敏感性和特异性分别达到 81％和 98％。在鉴别诊断方面，首先要考虑细菌性阴道病和滴虫阴道炎，其他需要鉴别的疾病包括过敏性外阴炎、外阴白色病变和外阴前庭炎综合征等。

(十)治疗

1.外阴阴道假丝酵母病

目前有多种咪唑类抗假丝酵母制剂和剂型,尚无证据表明任何一种咪唑类制剂和剂型优于其他另一种咪唑类制剂和剂型。咪唑类抗假丝酵母制剂对急性外阴阴道假丝酵母病的治愈率为80%～90%,口服型咪唑类制剂因应用方便和局部不良反应小而更受患者欢迎。另外,要关注口服剂型有潜在的不良反应及合并用药问题。没有任何一种制剂或剂型适合所有的外阴阴道假丝酵母病患者,也没有任何一种剂型或制剂可在24小时内杀灭全部假丝酵母。非白假丝酵母可能对多种咪唑类抗假丝酵母制剂耐药。常用的两种口服咪唑类抗假丝酵母制剂中,氟康唑和伊曲康唑对外阴阴道假丝酵母病有较高的治愈率,但后者的疗程更长。尚无口服氟康唑和伊曲康唑产生严重不良反应的报道。目前倾向应用短疗程口服或局部制剂治疗外阴阴道假丝酵母病。单剂量制剂对复发性外阴阴道假丝酵母病的效果较差。非复杂型外阴阴道假丝酵母病对多数短疗程口服和局部制剂疗效较好,复杂型外阴阴道假丝酵母病对短疗程口服和局部制剂疗效较差,此类患者的抗假丝酵母治疗至少需要持续7天。

2.复发性外阴阴道假丝酵母病

复发性外阴阴道假丝酵母病是复杂型外阴阴道假丝酵母病的一种形式,是指一年内有症状性外阴阴道假丝酵母病发作4次或4次以上。大多数复发性外阴阴道假丝酵母病患者为正常宿主,由对咪唑类敏感的白假丝酵母引起。大多数复发性外阴阴道假丝酵母病发病有诱因,应注意在治疗的同时发现并积极去除诱因。目前认为,引起复发性外阴阴道假丝酵母病的主要原因不是新感染的假丝酵母或毒力较大或耐药的假丝酵母,宿主因素在复发性外阴阴道假丝酵母病发病中起重要作用。大多数研究未能证明对患者的配偶进行治疗可改善复发性外阴阴道假丝酵母病的治愈率。没有证据显示复发性外阴阴道假丝酵母病患者的阴道菌群异常或乳酸杆菌缺乏。在按复发性外阴阴道假丝酵母病治疗前必须通过培养明确诊断。

3.抗假丝酵母治疗方案

治疗方案包括初步治疗和巩固治疗。初步治疗可选择口服制剂或局部制剂,常需每天用药至患者症状消失和假丝酵母培养阴性。如果未经过巩固治疗,30%的复发性外阴阴道假丝酵母病患者在3个月复发。根据细菌培养和药物敏感试验选择药物。在强化治疗达到真菌学治愈后,给予巩固治疗至半年。下述方案仅供参考。

（1）强化治疗：治疗至真菌学转阴，具体方案如下。①口服用药：氟康唑 150 mg，顿服，第 1 天、第 4 天、第 7 天应用；②阴道用药：咪康唑栓/软胶囊 400 mg，每晚 1 次，共 6 天；咪康唑栓 1 200 mg，第 1 天、第 4 天、第 7 天应用；克霉唑栓/片 500 mg，第 1 天、第 4 天、第 7 天应用；克霉唑栓 100 mg，每晚 1 次，7～14 天。

（2）巩固治疗：目前国内外没有较为成熟的方案，建议对每月规律性发作一次者，可在每次发作前预防用药 1 次，连续 6 个月。对无规律发作者，可采用每周用药 1 次，预防发作，连续 6 个月。对于长期应用抗真菌药物者，应检测肝肾功能。

4.耐药性外阴阴道假丝酵母病

在多数情况下，由耐咪唑类白假丝酵母所致的外阴阴道假丝酵母病罕见。相反，复发性外阴阴道假丝酵母病常由非白假丝酵母所致，大多数非白假丝酵母对咪唑类的敏感性下降。约有半数的光滑假丝酵母对咪唑类敏感性下降。每天阴道内放置硼酸制剂，600 mg，对耐药假丝酵母感染有效，治疗至培养阴性的时间通常为 10～14 天，每隔 1 天或每周 2 次阴道内放置硼酸制剂也可用于复发性外阴阴道假丝酵母病的巩固治疗，还可选制霉菌素代替硼酸制剂用于对复发性外阴阴道假丝酵母病进行巩固治疗。氟胞嘧啶治疗耐药假丝酵母感染有效。

5.HIV 感染并发外阴阴道假丝酵母病

HIV 感染并发外阴阴道假丝酵母病随 HIV 感染人数增多而增加。HIV 感染并发外阴阴道假丝酵母病时，所有的患者存在口腔假丝酵母感染和细胞免疫缺陷，80%的患者发生其他严重机会感染。HIV 感染并发外阴阴道假丝酵母病对抗假丝酵母制剂治疗有效，但容易复发。HIV 感染并发外阴阴道假丝酵母病的症状更严重和持续时间更长。超过半数的患者在诊断 HIV 感染前 6 个月～3 年内即容易感染严重的外阴阴道假丝酵母病，外阴阴道假丝酵母病的病变范围和程度与患者的免疫缺陷程度相关。HIV 感染患者的黏膜假丝酵母感染次序依次为阴道、口腔和食管。绝大多数复发性外阴阴道假丝酵母病患者的 CD 计数正常。由于绝大多数外阴阴道假丝酵母病包括复发性外阴阴道假丝酵母病患者的 HIV 检测阴性，故不主张对这些患者进行 HIV 筛查，但应对外阴阴道假丝酵母病伴 HIV 感染高危因素者进行 HIV 筛查。

6.妊娠并发外阴阴道假丝酵母病

妊娠并发外阴阴道假丝酵母病对抗假丝酵母治疗起效较慢，而且容易复发。大多数局部用药方案对孕妇外阴阴道假丝酵母病有效，延长治疗时间（如 2 周）

可提高疗效及根除外阴阴道假丝酵母病。克霉唑(500 mg)单次阴道用药对妊娠并发外阴阴道假丝酵母病有较好的疗效。口服抗假丝酵母制剂不适合妊娠并发外阴阴道假丝酵母病的治疗。

(十一)预防

由于对外阴阴道假丝酵母病和复发性外阴阴道假丝酵母病的发病机制了解甚少,目前尚无有效预防外阴阴道假丝酵母病和复发性外阴阴道假丝酵母病的方法。一些预防措施仅限于某些外阴阴道假丝酵母病高危因素者,包括:对复发性外阴阴道假丝酵母病患者应用抗假丝酵母制剂进行巩固治疗;对糖尿病患者积极控制血糖;对应用抗生素后易发生外阴阴道假丝酵母病的患者尽量避免局部和全身应用广谱抗生素,对必须应用者可同时口服氟康唑 150 mg;对复发性外阴阴道假丝酵母病患者避免口服避孕药和使用 IUD。

第三节 宫 颈 炎 症

宫颈炎症为妇科常见的妇科疾病,多发生于生育年龄的妇女。老年人也有随阴道炎而发病的。

一、病原体

宫颈炎的病原体在国内外最常见者为淋球菌及沙眼衣原体,其次为一般细菌如葡萄球菌、链球菌、大肠埃希菌,以及滴虫、真菌等。某一调查发现,妇科门诊 16~60 岁患者沙眼衣原体感染阳性率占 26.3%,在 269 例孕妇中 64 例发现沙眼衣原体,占 23.74%;另据报道沙眼衣原体感染在女性宫颈内膜的阳性率占 9.2%(11/120 例),仅次于输卵管的阳性率(12%)。石一复报道在 1 000 例非选择性妇女中沙眼衣原体的阳性率为 1.0%。丁瑛报道孕妇及新生儿 1 389 例中沙眼衣原体检出率达 12.7%。淋病奈瑟菌及沙眼衣原体可累及子宫颈黏膜的腺体,形成沿黏膜表面扩散的浅层感染。其他病原体与淋病奈瑟菌不同,侵入宫颈较深,可通过淋巴管引起急性盆腔结缔组织炎,致病情严重。

二、病理

宫颈炎的病理变化可见宫颈红肿,颈管黏膜水肿,组织学的表现为血管充血,子宫颈黏膜及黏膜下组织、腺体周围大量中性粒细胞浸润,腺腔内见脓性分泌物,这种分泌物可由子宫口流出。根据病原体不同分泌物颜色和稀稠度也不同。

三、临床表现

主要为白带增多,呈脓性,或有异常出血如经间期出血、性交后出血等。常伴有腰酸及下腹部不适。妇科检查见宫颈红肿、宫颈黏膜外翻、宫颈有触痛,如感染沿宫颈淋巴管向周围扩散,则可引起宫颈上皮脱落,甚至形成溃疡。

四、诊断

出现两个具有诊断价值的特征体征,显微镜检查阴道分泌物白细胞计数增多,可作出宫颈炎症的初步诊断。宫颈炎症诊断后,需进一步做衣原体及淋病奈瑟菌检测。

(一)两个特征性体征

具备一个或两个同时具备。

(1)子宫颈管或宫颈管棉拭子标本上,肉眼见到脓性或黏液脓性分泌物。

(2)用棉拭子擦拭宫颈管时,容易诱发宫颈管内出血。

(二)白细胞检测

可检测宫颈管分泌物或阴道分泌物中的白细胞,后者需排除引起白细胞计数增高的阴道炎症。

(1)宫颈管脓性分泌物涂片做革兰氏染色,中性粒细胞>30/HP。

(2)阴道分泌物湿片检查白细胞>10/HP。

(三)病原体检测

应做衣原体及淋病奈瑟菌的检测,以及明确有无细菌性阴道病及滴虫性阴道炎。

五、治疗

(一)治疗策略

主要为抗生素药物治疗。对于获得病原体者,针对病原体选择敏感抗生素。经验性治疗应包括针对各种可能的病原微生物的治疗,包括需氧菌、厌氧菌、衣原体(或淋病奈瑟菌)、支原体等。

有性传播疾病高危因素的患者,尤其是年龄<25岁、有新性伴侣或多性伴侣、未使用安全套的妇女,应使用针对沙眼衣原体的抗生素。对低龄和易患淋病

者,要使用针对淋病奈瑟菌的抗生素。

(二)用药方案

在我国 2009 年一项多中心宫颈炎的研究中,总结了莫西沙星治疗宫颈炎(莫西沙星 400 mg,每天 1 次,连服 7 天)的总有效率达 96.6%。另一种治疗方案[头孢菌素+阿奇霉素(二代以上头孢抗生素用 7 天,加阿奇霉素 1.0 g,顿服)]的总有效率达到 98.5%,有望成为治疗宫颈炎的推荐治疗方案。妊娠期用药建议使用头孢菌素及阿奇霉素治疗。非孕期主张以下治疗。

1.单纯淋病奈瑟菌性宫颈炎

主张大剂量、单次给药,常用药物有第三代头孢菌素,如头孢曲松钠 250 mg,单次肌内注射,或头孢克肟 400 mg,单次口服;或大观霉素 4 g,单次肌内注射。

2.沙眼衣原体性宫颈炎

治疗药物主要有四环素类,如多西环素 100 mg,每天 2 次,连服 7 天;红霉素类,主要有阿奇霉素 1 g 单次顿服,或红霉素 500 mg,每天 4 次,连服 7 天;喹诺酮类,主要有氧氟沙星 300 mg,每天 2 次,连服 7 天;左氧氟沙星 500 mg,每天 1 次,连服 7 天;莫西沙星 400 mg,每天 1 次,连服 7 天。由于淋病奈瑟菌感染常伴有衣原体感染,因此若为淋菌性宫颈炎,治疗时除选用抗淋病奈瑟菌药物外,同时应用抗衣原体感染药物。

3.对于并发细菌性阴道病者

同时治疗细菌性阴道病,否则将导致宫颈炎持续存在。

六、随访

治疗后症状持续存在者,应告知患者随诊。对持续性宫颈炎症,需了解有无再次感染性传播疾病,还要明确性伴侣是否已进行治疗,阴道菌群失调是否持续存在。

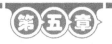

妇科内分泌疾病

第一节 月 经 不 调

月经是女性日常生活中比较容易观察的一个生理现象,通过对自身月经的观察可间接了解生殖系统是否存在疾病。月经不调是由于大脑与卵巢及垂体之间不能够建立起稳定的协调性,很多女性,经常在月经初来临期,出现月经不规律的现象。而月经连续停止3个月,则称为闭经。

一、女性生殖系统构成及生理作用

(一)女性生殖系统构成

女性生殖系统包括内生殖器、外生殖器及其相关组织及邻近器官。骨盆为生殖器官的所在地,且与分娩有密切关系。外生殖器是指女性生殖器暴露在外面的部分,又称外阴或外阴部,包括耻骨联合至会阴及两股内侧之间所能见到的组织。其中有阴阜、阴带、小阴唇、大阴唇、阴道口、阴道前庭、处女膜及会阴。女性内生殖器是指女性内生殖器的内藏部分,包括阴道、子宫、输卵管及卵巢。

(二)女性生殖系统生理作用

1.卵巢对女性生殖的作用

(1)提供成熟的卵子,即生殖功能。

(2)排卵:卵泡成熟时,逐渐向卵巢表面移行并向外突出,卵泡内卵细胞排入腹腔,这个过程称为排卵。

(3)黄体形成:排卵后卵巢表面形成破口,血液流入破口内混成血块而形成血体,血被吸收而形成黄体,其直径可达 $1\sim2$ cm,色黄,突起于卵巢表面。

(4)黄体萎缩成白体。

（5）分泌激素。

2.子宫的生理作用

从青春期到更年期,子宫内膜受卵巢激素的影响,有周期性地改变并产生月经。男女双方发生性交时,子宫为精子到达输卵管提供场所,是这个过程的通道;怀孕后,子宫为胚胎发育、成长提供场所;分娩时,子宫收缩使胎儿娩出。

二、月经不调

凡是月经的经量或者周期出现异常者,称为月经不调。广义的月经不调,包括月经的周期、经期、经量、经血、经质的改变,或伴随月经周期而出现的以某些症状为特征的多种疾病的总称。月经周期发生明显的变化,主要表现为月经提前、月经错后、月经先后不定期、月经不规律等症状;经量改变的症状主要有月经过多、月经过少等;经色的改变主要表现为色泽紫黑或淡红;经质的改变主要表现为经血浓稠或稀薄。

(一)分类

按临床表现不同,月经不调可分为以下几类。

1.月经频繁、经期延长、经量多

月经周期短于 21 天为月经频繁,经期长于 7 天视为经期延长;月经量一般根据患者使用的卫生用品的量进行估计,每个妇女根据自己的常用量可做出判断,如果经血沿着腿流下并出现大血块,一次月经后血色素水平低于正常情况则应视为月经量多。

2.不规则出血

月经完全失去周期性,经期间隔时间短至数天或长达数月,经量可时多如崩,时少如粉色分泌物,这类月经应视为不规则出血。

3.经间出血

正常月经周期的间隔期又有几天出血,一般量比较少。

4.月经稀发、量少

月经周期在 36 天至 6 个月之间为月经稀发。经期短于 3 天,且所用卫生巾很少,甚至不需要使用,为月经量少。

5.闭经

出现原发性和继发性闭经现象。

6.痛经

月经期下腹痛严重,影响工作和生活。

(二)月经不调的病因及引发的疾病

1.病因

(1)环境及精神和气候的影响:发育成熟的卵巢,通过其分泌的激素来调节子宫内膜的变化,而卵巢激素的分泌则受到垂体和下丘脑的调节。在大脑皮层控制下,下丘脑-垂体-卵巢轴进行活动,在环境发生巨大变化、严重的精神压力和创伤、情绪高度兴奋或抑制时,大脑可产生某种精神抑制,影响到下丘脑、垂体和卵巢的功能,导致月经失调,甚至闭经。

(2)生殖内分泌系统病变:生殖内分泌系统的任何器质性病变,都会引起月经不调,例如下丘脑或垂体的先天发育不良、肿瘤、炎症等。生殖内分泌系统的功能性疾病主要表现为内分泌失调,患者不仅体内各种激素水平不正常,而且卵巢和子宫的周期性变化也将发生改变,失去正常的月经周期,进而引发月经不调。

(3)垂体病变,如希恩综合征、高催乳素血症、垂体肿瘤、空蝶鞍综合征、低促性腺激素性闭经等。

(4)子宫病变引起的月经不调主要表现为闭经。此时月经调节功能正常,第二性征发育也往往正常,但子宫内膜对卵巢激素不能产生正常的反应,称为子宫反应衰竭,从而引起闭经。其原因有以下几方面,①先天性子宫缺陷:由于副中肾管严重不发育和发育不全,造成始基子宫或子宫缺失;②子宫内膜损伤:常因人工流产刮宫过度、产后或流产后出血刮宫损伤引起,尤其当伴有子宫内膜炎时,更易导致宫腔粘连或闭锁而闭经,称为 Asherman 综合征;③子宫腔内放疗或子宫切除后:由于生殖道疾病手术切除子宫或子宫恶性肿瘤行腔内放疗破坏子宫内膜而闭经;④子宫内膜炎:结核性子宫内膜炎时,子宫内膜遭受严重破坏而发生闭经,因流产或产后感染所致的子宫内膜炎也会引起闭经。

(5)其他因素:贫血、甲状腺功能低下或亢进、肾上腺疾病、皮质醇增多症、糖尿病、结核、子宫内膜的前列腺素系列产物比例失调、肥胖等全身性疾病也是导致月经不调的主要原因,影响生殖内分泌系统的正常功能而出现月经不调。

2.引发的疾病

伴随月经周期而出现的以某些症状为特征的疾病:经行泄泻、经行乳胀、经行发热、经行浮肿、经行头晕头痛、经行身痛、经行失血、经行口糜、经行情志异常、经行风疹块、经行失眠、闭经及倒经等。

(三)月经不调的临床表现

1.功能性子宫出血

神经内分泌功能障碍所致的子宫出血,无全身或生殖系统器质性病变,简称功血。功血为妇科常见病,出血是主要的临床表现,通常分为无排卵性和排卵性两类,功血患者约 50％发生于更年期,发生在生育期者占 30％。一般表现为月经量增多、经期延长、月经周期缩短或延长,也会出现完全不规则出血等现象,长期出血可造成不同程度的贫血。

(1)无排卵性功血:主要表现为月经周期紊乱,经期长短不一,不规则子宫出血,出血量时多时少,甚至大出血,出血过多或反复出血而导致贫血。这种出血的特点通常为先停经 2～3 个月后,突然发生大量持续性出血。妇科检查:子宫稍大而软,卵巢同时增大;基础体温呈单相;阴道涂片受雌激素影响;月经周期后半期尿、孕激素 24 小时排出量少于 2 mg。

(2)排卵性功血:生育年龄妇女多会出现排卵性功血症状,分娩后、自然或人工流产后等内分泌变动的情况之后,又可分为黄体萎缩不全型功能性和黄体发育不全子宫出血两种。黄体发育不全型功血临床表现为月经周期缩短,经前淋漓出血或经血过多;基础体温呈不典型双相,排卵后高温期短或升高幅度少于正常;子宫内膜呈分泌不良状态。

(3)青春期功血:少女进入青春期,由于卵巢功能尚未发育成熟,内分泌平衡尚未稳定,加之此时情绪波动,经常发生月经失调。青春期功血主要临床表现是不规则子宫出血,往往先短时间停经,然后突然大量出血,延续性不间断地出血,血量时多时少,失血过多的可继发重度贫血。

(4)更年期功血:特点是无规律性地出血,往往发生大量出血,用一般止血药后出血可以减少,部分患者由于反复出血可引起明显贫血。另外一类患者往往是 40 余岁的中年妇女,过去月经基本规则,但突然紊乱起来,表现月经频繁或经期延长,也可有贫血,妇科检查未发现异常。这些患者也可能有更年期功血,特别强调可能是"无排卵性功血"。

2.闭经

闭经是妇科病常见的病症之一,有原发性、继发性,真性、假性及病理性、生理性之分。凡是年满 18 周岁,月经尚未来潮者,称为原发性闭经;月经周期建立后,又连续 6 个月以上无月经者,称为继发性闭经。真性闭经是指因某种原因所造成的无月经状态,如精神因素、营养不良、贫血、结核、刮宫过度、内分泌功能紊乱等;假性(或隐性)闭经是指由于先天发育不良或后天损伤引起下生殖道闭锁致月经不能排出者。以上均为病理性闭经。生理性闭经是指在青春期前、妊娠期、哺乳期及绝经后的闭经。

病理性闭经又可根据主要病因的解剖部位不同，分为子宫性、垂体性、卵巢性及下丘脑性闭经。所谓子宫性闭经是指由于子宫疾病致子宫内膜缺损而引起的闭经，由于子宫内膜缺损，故黄体酮及人工周期试验均为阴性。垂体性闭经是指因垂体损伤或肿瘤等而引起的闭经。卵巢性闭经是指由于卵巢原因致内源性雌激素缺乏而引起的闭经，由于内源性雌激素缺乏故人工周期试验阳性，黄体酮试验阴性，促性腺激素水平显著升高。下丘脑性闭经是指由于下丘脑原因而引起的闭经。

3.多囊卵巢综合征

一些少女在月经初潮时或初潮后不久，出现月经稀发或不规则，严重者甚至闭经；体毛增多增粗，出现小胡须；有的逐渐发胖，面部还时常出现痤疮，医院检查后发现绝大多数属于多囊卵巢综合征。

4.鼻出血

部分少女在月经来潮前或行经期间会发生鼻腔出血。由于这种鼻出血是伴随月经周期而有规律出现的，因此人们常叫作倒经或逆经，医学上称之为代偿性月经。一般情况下，这种倒经的出血量不会太多，所以对身体健康不会有多大的影响。

鼻出血的原因有两种，一种是鼻黏膜的某些特定区域对雌激素的刺激比较敏感，在月经期雌激素上升时，此部位的血管也增生、肿胀、充血，以致破裂出血；另一种是鼻腔黏膜上有异位的子宫内膜，随月经周期而出现鼻出血。

5.经初期紧张症

多数女性都会在月经期前出现各种不适的体验。一般于月经来潮前7～14天开始，经前2～3天加重。这些不适症状程度不一、多种多样，严重者可影响妇女的正常生活、工作和社会交往。经前紧张症就是指这种反复发生于月经期的一组症状，且月经来潮或行经后症状立即消失。也就是说，这些症状的出现或消失是有规律和周期性的，而周期又是与月经同步的。

(1)经前紧张症的临床表现：临床表现多种多样，可达几十种至上百种，常见症状可归纳为以下几方面。①体格方面：乳房胀痛最多见。包括乳头敏感、乳房触痛、头晕、头痛、腹胀、乏力、水肿、全身沉重感、皮疹等。②精神心理方面：烦躁、抑郁、易疲劳，激动、易生气，恐惧、压迫、惊慌、紧张、情绪不稳定，抑郁或焦虑不安，甚至想自杀。③行为方面：爱吵架，喜好独处；健忘，思想不集中；动作忙乱无章,不愿从事劳动(包括学习、工作和家务);行为一般反常。④其他表现:有食欲改变,喜食甜食;有性欲改变,亢进或减弱。有些妇女还可能有类似更年期症状,如出汗、潮热、心悸、失眠等。

(2)时间和表现形式:上述诸症状均非持续存在,而是伴随月经周期有规律地反复出现在来月经之前。其出现的时间和表现形式有以下几种,①症状约从经前1天开始,由轻至重,月经来潮期症状则明显减轻或消失;②症状从经前刚刚排卵后10~14天开始,由轻至重并一直持续至月经来潮;③排卵期即月经中期出现1~2天不适,然后症状消退3~4天,至月经前1周左右,症状又开始出现且有逐渐加重的趋势,月经来潮后症状消退;④于经前2周即出现症状并一直持续至月经干净。

6.空蝶鞍综合征

病因迄今未搞清楚,但鞍隔不全或完全缺失可能是形成本病的先决条件,然后脑脊液流入蝶鞍的垂体窝,把垂体压扁。女孩与年轻妇女患有原发性甲状腺功能低下时,通常显示蝶鞍扩大,所以甲状腺功能检查相对于本病而言很重要。鞍内、鞍旁肿瘤手术治疗可引起鞍隔缺损,并发现放疗会出现垂体萎缩,留下空隙,有利于脑脊液的流入。

7.垂体梗死

产后大出血引起低血容量性休克,使垂体血管栓塞,导致垂体前叶缺血坏死,垂体功能减退,促性腺激素分泌明显减少,促甲状腺激素及促肾上腺激素也常不足,于是出现闭经、无乳、性欲减退、毛发脱落等症状,第二性征衰退,生殖器官萎缩,还可出现畏寒、嗜睡、低基础代谢及低血压。上述征象常称为希恩综合征,主要的临床表现:①促肾上腺皮质激素分泌不足,常见乏力、虚弱、厌食、恶心、呕吐、体重减轻、血压偏低、抵抗力低易受感染等;同时有促黑色素细胞激素分泌不足,故皮肤色素改变。②促性腺激素分泌不足,长期闭经、性欲减退或消失、乳房及生殖器萎缩。③催乳素分泌不足,产后乳汁分泌减少或缺乏。④促甲状腺激素分泌不足,患者有畏寒、浮肿、面色苍白、皮肤干燥、眉毛稀疏、腋毛和阴毛脱落、表情淡漠、反应迟钝、心率缓慢等表现,部分有典型黏液性水肿表现。⑤生长激素分泌不足,容易发生低血糖。

(四)检查与诊断

1.咨询患者现阶段情况

由于女性的身体结构与男性不同,所以女性的生理、病理表现也同男性存在极大的差异。女性的生理、病理特点包括经、带、胎、产、乳的变化。女性进入青春期,月经开始来潮,随着年龄的增长,随之而来的就是结婚、怀孕、分娩、哺育后代等。结合上述特点,看妇产科门诊时,医师应询问患者的以下情况。

(1)健康状况史:是否遗传或患过某些疾病,如先天性心脏病、白血病、艾滋病等传染病及其他疾病。

(2)婚姻史:是否有过婚姻史,当时的结婚年龄等。

(3)月经情况:初潮年龄、月经量的多少、月经持续时间、月经周期、月经时血液颜色、是否有血块或大量出血等情况。

(4)白带情况:月经期间的白带颜色,是否有黄色黏稠状液体,白带多少及气味等。

(5)分娩情况:何种胎位,顺产、难产还是剖宫产。

(6)孕胎情况:怀孕次数,有无长时间服用避孕药,是否发生过自然流产,是否进行过人工流产等。

(7)哺乳情况:喂养方式采用的是母乳喂养还是人工喂养。

(8)子女成活情况:包括健康状况、身体状况及智力发育等。

除此之外,还要如实、准确地回答医师的其他询问,便于医师全面掌握情况,进行准确的诊断和治疗。

2.卵巢功能测定

(1)测量基础体温。

(2)雌、孕激素水平的测定。

(3)借助显微镜,对子宫颈黏液的涂片进行观察,进行子宫颈黏液检测。

(4)阴道脱落细胞检查:通过窥阴器可以看见阴道表面覆盖着一层松弛、粉红色、湿润的黏膜,在显微镜下观察可见这层黏膜由多层上皮细胞组成,类似于人体皮肤细胞,会定期脱落形成皮屑。用玻璃吸管吸取或用竹签轻轻地在阴道壁上吸取一定量的脱落细胞,涂片后在显微镜下观察其形态。

3.内镜检查

包括阴道镜、宫腔镜、腹腔镜。

4.诊断性治疗

包括诊断性刮宫、内分泌治疗。

在临床常用的月经不调的诊断方法中,有的只对一个器官进行检查,如卵巢功能检查;也有对多个器官同时进行检查的方法,如 B 超、CT、内镜检查;还有将检查与治疗结为一体的方法,如诊断性刮宫。对于 1 例月经不调的患者,临床医师通常采取多种检查方法,然后将各个结果结合起来进行分析,做出更准确、更可靠的诊断。

(五)治疗

1.病因治疗

月经调节功能异常和生殖器器质性疾病均能造成月经不调,所以针对不同的病因宜采用不同的治疗方法。

(1)青春期延迟的处理:注意由遗传因素或下丘脑、垂体所致的青春期延迟。继而注意全身疾病、精神状况、运动的体能消耗状况和饮食习惯。

(2)体格检查:身高、体重、体型和性征的分期为首要检查的内容,面容异常一般是染色体异常的表象,缺乏性毛、面色苍白提示可能是甲状腺功能减退症。全身皮肤有片状黄棕色斑提示神经纤维瘤病的存在。身材矮小可能是生长激素缺乏或染色体异常。嗅觉异常为下丘脑促性腺激素释放激素神经元异常的特异性表现。体重过轻通常影响青春期的发育。

(3)实验室诊断:①尿常规,红细胞沉降率等常规检验,可了解全身情况;②甲状腺功能,确认有无甲状腺功能低下;③肾上腺功能;④测定雌二醇水平以了解卵巢的功能状况;⑤下丘脑-垂体功能,正常青春期启动时于夜间出现 LH 分泌增加,因而测定夜间 LH 值有诊断价值;⑥生长激素,体质性青春期延迟生长激素水平往往稍低于正常水平;⑦X 线检查。

2.心理治疗

许多妇女的月经不调及闭经是由于情绪烦躁不稳定、精神不佳所引起的。因此,心理方面的治疗显得更加重要。

(1)神经性厌食症的治疗如下,①寻求信任和合作:患者自身认为自己没有患病,通常由家属陪伴才勉强就诊,因此首先在与患者接触的过程中要使其信任医师,切忌忙于谈及体重过轻这一敏感问题。若体重过轻已经达到危及生命的程度,要坚持收留患者住院治疗,在取得信任后患者方会接受医疗指导和治疗措施,必要时应取得心理医师的帮助。②恢复正常体重:本症治愈的关键因素之一是体重恢复正常,经劝说、鼓励患者进食和营养指导,使患者理解到这是恢复正常体重的必要条件,而不会引发肥胖。开始时进食不宜过多,应以高能量、易消化饮食为主,以免导致消化不良,甚至胃扩张。一般认为精神类药物治疗无明显作用,除非精神症状严重时做短暂治疗。③治疗闭经:通常在体重恢复正常后月经会自然来潮,若体重恢复而月经未恢复,可按卵巢功能状况做周期疗法和启动卵泡发育,诱发排卵。在患者体重恢复过程中,用小量性激素进行周期治疗,有利于建立其治疗信心,防止生殖器和性征萎缩。④防止复发:为了巩固疗效,防止复发,应与患者家属紧密合作进行家庭治疗,使其接受医师的劝说、鼓励和忠告。当病情恢复缓慢或有反应时应安慰和鼓励患者,确立长期治疗的信心。

(2)精神型下丘脑性闭经治疗如下,①建立良好的医患关系:可取得患者的信任与合作,争取获得家庭其他成员的配合,以减轻患者心理上的负担,并使其树立坚定的信心。②详细了解患者病史:深入了解病因、病情的发展过程及过去治疗的效果等,结合体征和有关的激素测定,加以分析,以便找到选择疗法的依据。③加强锻炼,增强体质,正确宣传有关月经、生理的相关知识,消除年轻患者对月经的恐惧和紧张情绪。注意经期卫生,避免剧烈劳动及冷、寒、湿,保持充足睡眠,养成按时排便的习惯,加强营养,保证身心适当休息,预防月经不调的发生。④药物治疗:对病情轻、时间短的患者,可以进行恰当的面谈和指导,通过调整生活,消除疑虑,去除各种抑制因素,有时月经可自然恢复。

若 6 个月后无效者可选用下列药物治疗,①雌、孕激素周期疗法;②氯酚胺;③性激素联合氯酚胺;④氯底酚胺加地塞米松;⑤促性腺激素释放激素或促性腺激素释放激素类似物。

3.手术治疗

(1)双侧卵巢楔形切除:其主要治疗目的是使血睾酮和雄烯二酮水平下降,但目前仍存在并发症,如楔形切除手术后一般会引起盆腔粘连,严重者可导致不孕不育。由于促排卵药物的研发,以及双侧卵巢楔形切除疗效的不稳定和并发症,使其曾被人们忽视,但目前有重新采用的必要性。①对并发输卵管粘连、扭曲或有小囊肿者可同时做粘连分离和囊肿切除以增加受孕机会;②增高的雄激素来源于卵巢者,手术后可降低雄激素水平;③手术时对残留卵泡做穿刺或用显微手术以减少粘连的机会。

(2)腹腔镜下手术:腹腔镜下进行卵泡穿刺、电凝或激光疗法有很好的效果。术后激素变化与卵巢楔形切除效果相似,但术后粘连尚待解决。

第二节　痛　经

痛经指月经来潮时出现小腹痉挛性疼痛,是妇女常见的一种症状。根据痛经出现的时间将其分为原发性和继发性两种。原发性痛经指的是从月经初潮时即出现痛经症状,并在以后每次来潮时均出现反复疼痛;继发性痛经是指在女性初潮后一段时间再出现痛经的情况,常并发于子宫内膜异位症。本节讲述原发性痛经。

一、病因

原发性痛经的发生主要与经期子宫内膜合成和释放的前列腺素增加有关,同时也受精神神经因素影响,精神过度紧张、敏感、劳累、受寒、生活习惯突然改变、健康状态不良等,也可以引起子宫的痉挛性收缩,导致痛经。子宫内膜整块剥脱,排出不畅引起的痉挛性收缩而导致的痛经,称膜样痛经。

二、临床表现

从初潮开始,每次月经来潮即感小腹坠胀与痉挛性疼痛,严重者伴恶心、呕吐、肛门坠胀,疼痛可放射至后背部与大腿内侧,经量增加后疼痛方能缓解。妇科检查常无异常发现。

三、治疗

(一)一般治疗

进行体育锻炼,增强体质。平日注意生活规律,劳逸结合,适当营养及充足睡眠。重视月经生理的宣传教育,通过解释说服,消除患者恐惧、焦虑及精神负担。加强经期卫生,避免剧烈运动、过度劳累和防止受寒。

(二)抑制排卵

如患者愿意控制生育,则口服避孕片(复方炔诺酮片或复方甲地黄体酮片)为治疗原发性痛经的首选药物。应用口服避孕药物,90%以上症状可获得缓解,可能由于内膜生长受到抑制,月经量减少,PG量降到正常水平以下导致子宫活性减弱。治疗可试服3～4个周期,如疗效满意,可继续服用;如症状改善不明显,可适当加用PGs合成抑制剂。由于要在整个月经周期用药,而发生效应仅在周期末1～2天,除非需要同时避孕,一般不受患者欢迎。

(三)前列腺素合成抑制剂(PGSI)

对不愿避孕的患者,则宜选择PGSI,它抑制内膜的PGs合成,显著降低子宫收缩的振幅和频度,但不影响垂体-卵巢轴功能,也不会发生像口服避孕药那样的代谢性不良反应,只要在疼痛发作前开始服用,持续2～3天即可,为其最大优点。但须试用一个阶段,来确定每个人疗效最满意的药物种类及最适宜的剂量。

试用调整阶段有时可长达半年。常用的 PGSI 按其化学结构可分为如下几类。

1.吲哚吲唑类

如吲哚美辛、苄达明：25 mg，口服 3～6 次或 50 mg，一天 3 次。

2.灭酸类

甲芬那酸，初次剂量 500 mg，以后 250 mg，6～8 小时 1 次；氯芬那酸，初次剂量 400 mg，以后 200 mg，6～8 小时 1 次。

3.苯丙酸衍生物

布洛芬，400 mg，每天 4 次；萘普生，首次剂量 500 mg，以后 250 mg，6～8 小时 1 次。

4.保泰松类

保泰松或羟基保泰松，首次剂量 200 mg，以后 100 mg，6～8 小时 1 次。

上述 4 类药物都能很快吸收，在月经来潮的头 48 小时内服用即可，但因月经来潮时间常有差异，一般宜在月经的前 3 天给药，以保证疗效，缓解率在 70% 左右。如将上述药物更换使用，有效率可达 90%，有消化道溃疡及对上述药物过敏者禁忌。不良反应较轻微，多数均能耐受。其中只有吲哚美辛肠道反应发生率较高，还可发生头晕、疲乏虚弱感、头痛等症状，以致中途停药者甚多。灭酸类或苯丙酸衍生物一类药物，尤其萘普生作用持续时间长，其钠盐在血中迅速达到高值，因而发生作用快，不良反应也小，为目前临床最多选用之药物。

PGSI 用量较大时，偶尔出现较严重不良反应，故应注意必要时停止用药。已知不良反应有如下几点。①胃肠道症状：消化不良、胃灼痛、恶心、腹痛、便秘、呕吐、腹泻及由于消化道出血所致的黑粪症；②中枢神经症状：头痛、头昏、晕眩、视力模糊、听力障碍、烦躁、抑郁、倦怠及嗜睡；③其他症状：皮疹、水肿、支气管痉挛、液体潴留、肝肾功能损害（转氨酶升高、黄疸、蛋白尿、血尿）。

（四）β 受体兴奋剂

通过兴奋肌细胞膜上 β 受体，活化腺苷酸环化酶，转而提高细胞内 cAMP 含量。一方面促进肌质网膜蛋白磷酸化，加强 Ca^{2+} 的结合；另一方面抑制肌凝蛋白轻链激酶活性，导致子宫肌松弛，痛经得到迅速缓解，但同时有增快心率、升高血压之不良反应。

近年临床应用单独兴奋子宫 β_2 受体之药物，不良反应显著减少。常用的 β_2 受体兴奋剂：羟甲异丁肾上腺素（药品通用名沙丁胺醇）及特布他林（商品名间羟舒喘灵）。给药方法有口服、气雾吸入、皮下、肌内注射及静脉给药等。

在剧烈疼痛时宜用注射法，沙丁胺醇 0.1～0.3 mg，静脉注射；或特布他林

0.25～0.50 mg,皮下注射,4～8 小时 1 次。中、轻度疼痛可口服,沙丁胺醇 2～4 mg,6 小时 1 次;或特布他林 2.5～5 mg,8 小时 1 次,亦可气雾吸入 0.20～0.25 mg,2～4 小时 1 次。以气雾吸入较好,因用药量少而起效迅速。气雾吸入时应注意以下几点,①首先大口把气呼完;②开始深吸气时把药液吸入;③吸气完屏气 3～4 秒;④然后卷唇将气慢慢呼出。常用量每次吸入 2 口,可维持 4～6 小时。但一般反映 β 受体兴奋剂疗效不太满意,且仍有心悸、颤抖等不良反应,因而未能被普遍采用。可是气雾法应用方便、作用迅速,仍可一试。

(五)钙通道阻断剂

该类药物干扰 Ca^{2+} 透过细胞膜,并阻止 Ca^{2+} 由细胞内库存中释出而松解平滑肌收缩,为心血管疾病治疗上的一项重要进展。应用硝苯地平 20～40 mg 治疗原发性痛经。给药后 10～30 分钟子宫收缩减弱或消失,肌肉收缩振幅、频率、持续时间均下降,基础张力减少,同时疼痛减轻,持续 5 小时,无特殊不良反应。

(六)维生素 B_6 及镁-氨基酸螯合物

利用维生素 B_6 促进镁离子(Mg^{2+})透过细胞膜,增加胞浆内 Mg^{2+} 浓度之作用,来治疗原发性痛经。每天量 200 mg,4 周后可见红细胞镁含量显著增加。亦可与镁-氨基酸螯合物合用,每种各 100 mg,每天服 2 次,治疗 4～6 个月,痛经的严重程度及持续时间均呈进行性下降。

第三节　子宫出血

一、无排卵型功能失调性子宫出血(简称功血)

我国医院临床所见到的功血患者中,70%～80%为无排卵型,多见于青春期、绝经过渡期;20%～30%为有排卵型,以育龄期多见。但是英国 Sheppard 教授报道英国育龄妇女中 90%的功血为有排卵型。出现这差别的原因可能是西方国家中社区医师面对的多为育龄期妇女,而我国医院所面对的是因病情较重而就诊的患者,轻至中度月经过多的患者未必来医院就诊。

(一)病因

1.青春期

青春期功血患者血 E_2 水平在育龄妇女的正常范围内,但缺乏正常周期中期 E_2 正反馈所诱导血 LH 峰,提示主要原因是下丘脑-垂体对雌激素的正反馈反应异常。

已知青春期中枢神经系统-下丘脑-垂体-卵巢轴正常功能的建立需经过一段时间。月经初潮 1 年内,80%的月经是无排卵月经。初潮后 2~4 年内无排卵月经占 30%~55%,初潮 5 年时可能仍有不到 20%的月经周期尚无排卵,有 1/3 的周期为黄体不足。这是由于卵巢轴正反馈调节机制的建立需要更复杂精细的调控。如果此时受到过度劳累、应激等刺激,或肥胖等遗传因素的影响,就可能引起无排卵功血或其他月经病,如多囊卵巢综合征。

2.绝经过渡期

此时妇女卵泡储备低,对促性腺激素的敏感性也降低,或下丘脑-垂体对性激素正反馈调节的反应性降低,因而可先出现黄体功能不足,稀发或不规则排卵,最终排卵停止。此时卵泡仍有一定程度的发育,但缓慢、不充分,或退化不规则,不足以引起正反馈,造成孕激素水平不足或缺如而引起本病。

3.育龄期

可因内、外环境内某种刺激,如劳累、应激、流产、手术或疾病等引起短暂的无排卵。亦可因肥胖、多囊卵巢综合征、高催乳素血症等长期存在的因素引起持续无排卵。按照 WHO 的分型:Ⅰ型为下丘脑-垂体性无排卵(血 PRL 可高或正常);Ⅱ型为多囊卵巢综合征(PCOS);Ⅲ型为卵巢性无排卵。3 型无排卵皆可引起功血,但以 PCOS 最多见。

(二)病理生理改变

虽然少数无排卵妇女可有规律的月经,临床上称为"无排卵月经",但多数无排卵妇女有月经紊乱。卵巢内卵泡有不定时、不同程度的发育,无优势卵泡及黄体形成。发育中的卵泡持续分泌不等量的雌激素,但不足以诱导血 LH 峰;孕酮水平低下,使子宫内膜持续增殖甚至增生。由于卵泡发育与退化无规律,血内雌激素水平也呈不规律的波动;子宫内膜因雌激素不足或波动,不规律地脱落,即退化脱落的部位、深度、范围及时机皆可不规律,发生雌激素撤退或突破性出血。

Fraser 等对子宫内膜增生的患者行宫腔镜检查,常见到子宫内膜有迂曲、血管壁变薄易破的浅表血管。螺旋动脉发育差,静脉血管增加,并有静脉窦形成,也可增加出血的倾向。其他研究还显示内膜血流有不同程度的增加。局部 $PGF_{2\alpha}$ 生成减少或 $PGF_{2\alpha}$ 合成增多,NO 及纤维蛋白溶解活性可能增高,这些局部因素的改变可能对本症出血有一定作用。

(三)临床表现

1.主要症状

月经完全不规则,出血的类型决定于血清雌激素的水平及其下降的速度、雌激素对子宫内膜持续作用的时间及内膜的厚度。量可少至点滴淋漓,或可多至有大血块造成严重贫血;持续时间可由 1～2 天至数月不等;间隔时间可由数天至数月,因而可误认为闭经。病程缠绵,同时可有贫血、多毛、肥胖、泌乳、不育等,一般不伴有痛经。盆腔检查除子宫稍丰满及软外,余皆正常。

2.实验室检查

基础体温(BBT)曲线呈单相型。血清 E_2 浓度相当于中、晚卵泡期水平,失去正常周期性变化。黄体酮浓度<3 ng/mL。单次 LH 及 FSH 水平正常或 LH/FSH 比值过高,周期性高峰消失。子宫内膜活检病理检查可呈增殖、单纯增生、复合增生(腺体结构不规则,但无腺上皮异型性改变)、子宫内膜息肉或非典型增生(腺上皮有异型性改变),无分泌期表现。非典型增生属癌前病变,偶可并发子宫内膜腺癌。

(四)诊断与鉴别诊断

首先除外非生殖道(泌尿道、直肠肛门)及生殖道其他部位(宫颈、阴道)的出血、全身或生殖系统器质性疾病引起的出血及医源性子宫出血。

1.全身系统性疾病

(1)血液病(AUB-C):青春期患者中血液病约占 3%,最常见的是血小板减少性紫癜,von Willebrand 病。其他如再生障碍性贫血、白血病等。下文中括号内所示为 PALM-COEIN 系统的分类,

(2)内分泌病(AUB-O):如甲状腺功能减退、肾上腺皮质功能异常及糖尿病等引起的持续无排卵。

(3)肝病(AUB-C):影响了雌激素代谢或凝血因子的合成等。

(4)肾衰竭透析用肝素后(AUB-I)。

(5)红斑狼疮:由于损伤血管功能或血液抗凝抗体作用而引起(AUB-C)。

2.生殖系统疾病

(1)妊娠并发症:各种流产、异位妊娠、葡萄胎。

（2）肿瘤：子宫肿瘤如肌瘤（肌间、黏膜下）（AUB-L）、宫颈癌、宫体内膜癌或肉瘤（AUB-M）、绒毛膜上皮癌；卵巢肿瘤，尤其是分泌雌激素的性索间质瘤；输卵管癌。

（3）炎症：一般或特异性（结核、性病）子宫内膜炎（AUB-E）。

（4）子宫腺肌病（AUB-A）、子宫内膜异位症。

（5）其他：子宫内膜息肉（AUB-P）、生殖道创伤、异物、子宫动静脉瘘（AUB-N）、子宫内膜血管瘤。

3.医源性出血（AUB-I）

放置避孕环后（尤其是释放铜环）、使用激素类避孕药后（包括口服、肌内注射制剂、埋植剂）、宫颈电烙后、服抗凝药（水杨酸类、非甾体抗炎类）后（AUB-C）、抗纤溶药过量（AUB-C）、性激素服用不当等。

鉴别诊断需依靠详细的月经及出血史、既往妇科疾病、服药情况、家族出血性疾病史。一线检查：全身体检及盆腔检查、全血常规检查、血 hCG、宫颈刮片。酌情选择凝血功能、LH、FSH、PRL、E_2、T、P 测定、甲状腺功能检查。经腹或阴道超声检查有助于观察宫腔、内膜情况，发现卵巢小囊肿，也应列为一线检查。

宫腔镜检查可列为二线检查。尤其对药物治疗无效，或超声检查提示宫腔异常的患者。与子宫输卵管造影比较有优势。宫腔镜检查及直视下选点活检，敏感性高于一般诊断性刮宫。宫腔镜检查的可靠性与术者的经验有关，熟练者可能有 20% 的假阳性，而无假阴性。

子宫 MRI 检查只在未婚患者、超声检查提示子宫腺肌病或多发性子宫肌瘤，为决定治疗对策时选用。

有时本症还可与某些器质性疾病同时存在，如子宫肌瘤、卵巢分泌雌激素肿瘤等，诊断时也应想到。

（五）处理

无排卵功血患者应对内分泌治疗有效，具体方案应根据患者年龄、病程、血红蛋白水平、既往治疗效果、有无生育或避孕要求、文化水平、当地医疗及随诊条件等因素全面考虑。总的原则：出血阶段应迅速有效止血及纠正贫血；血止后应尽可能明确病因，并行针对性治疗，选择合适方案控制月经周期或诱导排卵，预防复发及远期并发症。

1.止血

（1）性激素治疗如下。

孕激素内膜脱落法（药物刮宫法）：针对无排卵患者子宫内膜缺乏孕激素的

影响,给患者以足量孕激素使增殖或增生的内膜转变为分泌期;停药后 2～3 天后内膜规则脱落,出现为期 7～10 天的撤退出血,在内源性雌激素的影响下,内膜修复而止血。常用肌内注射黄体酮 20～40 mg/d,连续 3～5 天;或口服地屈孕酮 10～20 mg/d,连续 10 天;或微粒化黄体酮(琪宁)200～300 mg/d,连续 3～10 天;或醋酸甲羟孕酮(MPA)6～10 mg/d,连续 10 天。可根据不同患者出血的病程、子宫内膜的厚度决定孕激素的剂量及疗程。本法效果确实可靠;但近期内必有进一步失血,若累积于宫腔的内膜较厚,则撤退出血量会很多,可导致血红蛋白进一步下降。故只能用于血红蛋白＞80 g/L 的患者。在撤退出血量多时,应卧床休息,给一般止血剂,必要时输血,此时不用性激素。若撤退出血持续10 天以上不止,应怀疑器质性疾病的存在。

雌激素内膜修复法:只适用于青春期无性生活患者且血红蛋白＜80 g/L 时。原理是以大剂量雌激素使增殖或增生的子宫内膜在原有厚度基础上,修复创面而止血。不同患者止血的有效雌激素剂量与其内源性雌激素水平的高低正相关。原则上,应以最小的有效剂量达到止血目的。一般采用肌内注射苯甲酸雌二醇或口服戊酸雌二醇,可从 3～4 mg/d 开始,分 2～3 次应用。若出血量无减少趋势,逐渐加至 8～12 mg/d。也可从 6～8 mg/d 开始,止血收效较快,最大不超过 12 mg/d。若贫血重者需同时积极纠正贫血,输血及加用一般止血药。血止 2～3 天后可逐步将雌激素减量,速度以不再引起出血为准。直至 1 mg/d 时即不必再减,维持至用药 20 天左右,血红蛋白计数已＞90 g/L 时,再改用黄体酮及丙酸睾酮使内膜脱落,结束这一止血周期。故内膜修复法的用意是为争取时间纠正重度贫血。对血红蛋白极度低下的患者,单纯增加雌激素剂量仍可无效,应注意有无凝血因子及血小板的过度稀释,检查血小板及凝血功能,必要时补充新鲜冻血浆或血小板。大剂量雌激素用于止血为权宜之计,不宜频繁使用。对此类患者应重在预防再一次发生严重的出血。

高效合成孕激素内膜萎缩法:适用于以下几种情况。①育龄期或绝经过渡期患者:血红蛋白＜80 g/L,近期刮宫已除外恶性情况者;②血液病患者:病情需要月经停止来潮者。方法:左炔诺孕酮每天 15～225 mg/d,炔诺酮(妇康)5～10 mg/d,醋酸甲地孕酮(妇宁)8 mg/d,醋酸甲羟孕酮(甲羟孕酮)10 mg/d 等,连续 22 天。目的是使增殖或增生的内膜蜕膜化,继而分泌耗竭而萎缩。血止后亦可逐渐减量维持。同时积极纠正贫血。停药后内膜亦脱落而出血。19-去甲基睾酮衍生的孕激素制剂有不同强度的雄激素活性;因此剂量不宜过大,尤其是在治疗多囊卵巢综合征引起的功血患者时。血液病患者则应视血液病的病情需要,决定是否停药或持续用药。

三代短效口服避孕药:常用的有复方去氧孕烯(妈富隆)、复方环丙孕酮(达英 35)等。其机制也是萎缩内膜,但含有炔雌醇。剂量为 2～3 片/天,血止后也可逐渐减量,连续 21 天。同时纠正贫血。有研究显示,复方去氧孕烯剂量大于 3 片/天与 3 片/天比较,止血效果无显著差异。由于所用剂量大于避孕用药,用药时间不宜过长,否则可能引起子宫增大。对有避孕药禁忌证的患者应避免使用。

丙酸睾酮:可对抗雌激素的作用,减轻盆腔充血,从而减少出血量,但不能止血。可与黄体酮同时肌内注射,25 mg/d(青春期患者)或 50 mg/d(绝经过渡期患者),但总量应低于每月 200 mg。

(2)诊断性刮宫:止血显效迅速,还可进行内膜病理检查除外恶性情况。诊刮时了解宫腔大小、有无不平感也有助于鉴别诊断。对于病程较长的已婚育龄期或绝经过渡期患者,应常规使用。但对未婚患者及近期刮宫已除外恶变的患者,则不必反复刮宫。

(3)止血药物:①抗纤溶药物,氨甲环酸 1.0 g,口服,每天 2～3 次,也可用注射针剂 1 g/10 mL,以 5%葡萄糖液 500 mL 稀释后静脉点滴,每天 1～2 次。②醋酸甲萘氢醌(维生素 K_4)4 mg,每天 3 次口服;或甲萘醌(维生素 K_3)4 mg 肌内注射,每天 1～2 次,有促进凝血作用。③维生素 C 及卡巴克洛(安络血)能增强毛细血管抗力。前者可口服或静脉滴注,300 mg,3 g/d;后者 5～10 mg 口服,每天 3 次,或 10～20 mg 肌内注射,每天 2～3 次。④酚磺乙胺(止血敏、止血定)能增强血小板功能及毛细血管抗力,剂量为 0.25～0.5 g 肌内注射,每天 1～2 次,或与 5%葡萄糖液配成 1%溶液静脉滴注,5～10 g/d。⑤注射用巴曲酶(立止血)是经过分离提纯的凝血酶,每支 1 单位(IU),可肌内注射或静脉注射,2 IU/次,第 1 天 2 次,第 2 天 1 次,第 3～4 天 1 IU/次。注射 20 分钟后出血时间会缩短 1/3～1/2,疗效可维持 3～4 天。

(4)其他:包括补充铁剂、叶酸。加强营养,注意休息,减少剧烈运动。长期出血患者应适当预防感染。

2.诱导排卵或控制月经周期

出血停止后应继续随诊。测量基础体温。择时检查血清生殖激素浓度,以明确有无排卵。根据患者不同的要求,制订诱导排卵或控制周期的用药方案,以免再次发生不规则子宫出血。

对要求生育的患者,应根据无排卵的病因选择促排卵药物。最常用的是氯米芬。首次剂量为 50 mg/d,从周期第 5 天起,连服 5 天,同时测定 BBT,以观察疗效,若无效可酌情增加至 100~150 mg/d。若因高催乳素血症所致无排卵,则应选用溴隐亭,剂量为 5~7.5 mg/d。需定期复查血清 PRL 浓度,以调整剂量。

对要求避孕的患者可服各种短效避孕药控制出血。对青春期无性生活的患者,或氯米芬无效的患者,可周期性用孕激素,使内膜按期规则脱落,从而控制周期。对体内雌激素水平低落者则应用雌、孕激素周期序贯替代治疗,控制周期。对绝经过渡期患者可每隔 1~2 个月用黄体酮配伍丙酸睾酮或 MPA,使内膜脱落 1 次。若用药后 2 周内无撤退出血,则估计体内雌激素水平已低落,绝经将为时不远,只需观察随诊。

若有子宫内膜非典型增生时,应根据病变程度(轻、中、重)、患者年龄、有无生育要求,决定治疗方案。病变轻、年轻有生育要求者可用己酸羟孕酮每周 500 mg,左炔诺孕酮 1.5~3 mg/d,醋酸甲地孕酮 4~8 mg/d 等。一般 3 个月后复查子宫内膜,根据对药物的反应决定停药、继续用药或改手术治疗。若病变消失,则应改用促排卵药争取妊娠。据报道,妊娠率为 25%~30%,但产后还可能复发。病变重、年龄>40 岁、无生育要求者,可手术切除子宫。据文献报道癌变率为 10%~23%,癌变时间平均 4 年(1~11 年)。对血液病所致子宫出血则应详细检查,明确其类型,根据不同预后选用长期内膜萎缩治疗或手术切除子宫或子宫内膜。

总之,尽可能用最小的有效剂量达到治疗目的,以减轻不良反应,方案力求简便。最好指导患者掌握病情变化规律及用药对策,并在适当时间嘱患者来医院随诊进行督查。用药 3~6 个月后可短期停药,观察机体有无自然调整之可能。若症状复发则及早再用药,亦有把握控制。

(六)预后

青春期功血患者最终能否建立正常的月经周期,与病程长短有关。发病 4 年内建立正常周期者占 63.2%,病程长于 4 年者较难自然痊愈,可能合并多囊卵巢综合征。育龄期患者用促排卵药后妊娠生育可能性很大,但产后仅部分患者能有规则排卵或稀发排卵,多数仍为无排卵,月经可时而不规则或持续不规则。个别患者可发生内膜非典型增生或腺癌。即使月经恢复正常的患者亦易受某些刺激的影响而复发。绝经过渡期功血患者病程可长可短,皆以绝经而告终。在除外恶变后可观察等待。

北京协和医院 52 例青春期无排卵功血患者 1~40 年随诊结果:已婚 46 例中,妊娠 22 例(47.8%)34 次;切除子宫 18 例(39.1%),指征为本病者 11 例(23.9%)。

其余有子宫肌瘤 3 例,子宫内膜非典型增生 3 例,合并再生障碍性贫血 1 例。

二、有排卵型功血

(一)分类

有排卵型功血与无排卵型功血在病理生理改变,处理方面有很大的不同,因此鉴别此两种情况在临床上是很必要的。有排卵型功血患者的月经虽有紊乱,但常常仍有规律可循,因此详细询问出血的起止时间及出血量,对照 BBT 曲线,择时做血黄体酮测定即可基本确诊。

无器质性疾病的有排卵妇女出现异常子宫出血的原因可能是排卵功能的轻微异常所致。文献上描述由子宫内膜成熟或脱落不规则,或雌孕激素比例不当引起。临床上以出血时间与 BBT 曲线对照,将本症分为月经量多与经间出血两类。后者又进一步分为围排卵期出血、经前出血及月经期长 3 种情况。文献对月经量多的研究相对较多,而对经间出血则鲜有报道。

(二)月经量多

月经量多的定义是连续数个月经周期中经期出血量过多,但月经间隔时间及出血时间皆规则,无经间出血、性交后出血或经血的突然增加。经碱性正铁血红蛋白法测定,每周期失血量多于 80 mL 者才视为月经量多。不同个体对出血量的主观判断标准有很大差异。有报道发现主诉月经量多的患者中,仅 40% 经客观测量失血量多于 80 mL。

1.发病机制

有学者比较有排卵月经量多与月经量正常的妇女,月经周期中血清 LH、FSH、E_2 及唾液 P 浓度的动态变化、内膜组织相,结果未见差异。子宫内膜雌、孕激素受体含量评分(单抗免疫组化法)结果差异亦无显著性。不同个体之间上述受体含量变异却较大。月经量多者血浆及经血内凝血因子、子宫血管密度皆正常。近年研究有阳性发现的发病因素有以下几个方面。

(1)子宫内膜不同 PG 之间比例失衡:已知不同 PG 对血管舒缩及血小板功能有相反的作用。前列环素(PCI_2)能扩张血管,抑制血小板聚集;血栓素 A_2(TXA_2)却使血管收缩,促进血小板聚集。PGE_2 及 $PGF_{2\alpha}$ 皆能促进血小板活性,但前者使血管扩张,后者使血管收缩。有研究显示,月经量多患者子宫内膜生成 $PGE_2/PGF_{2\alpha}$ 量的比值增高,PGI_2 及 TXA_2 的各自代谢产物 6 酮 $PG_{1\alpha}/TXB_2$ 比值也升高。PG 产生量的失衡,导致血管扩张、血小板聚集功能受抑制的倾向,而引起月经量的增多。

（2）内膜纤溶系统功能亢进：子宫肌层及内膜含有大量的组织型纤溶酶原激活物（tissue plasminogen activator，tPA）。Cleeson 研究显示正常妇女子宫内膜 tPA 活性从晚泌期起开始升高，到下个月经周期第 2 天达峰值。月经量多者内膜 tPA 活性在中泌期起即升高，晚泌期及下个月经周期第 2 天，经期内膜及经血 tPA 及 Ⅰ 型纤溶酶原激活抑制物活性显著高于正常。周期第 2 天经期内膜 IPA 活性与月经失血量有强的正相关关系。可能由于内膜 tPA 活性过高，使纤溶系统功能亢进，引起止血的血栓不稳定或再通，细胞外基质胶原及黏附蛋白降解加剧，内膜剥脱广泛持久，导致月经量多。

（3）其他：卵泡期子宫内膜 VEGF、NO 表达增加使血流增加，子宫内膜 ET 释放、bFGF 受体减少，白细胞浸润增多，内膜出血相关因子（endometrial bleeding associated factor，EDAF）基因表达过强等。

2.诊断与鉴别诊断

关键是除外器质性疾病及与无排卵型功血相鉴别。如有不规则出血、经间出血、性交后出血，或经血的突然增加，或盆腔痛、经前腹痛，则提示可能有器质性疾病。如有肥胖、应用非对抗雌激素或他莫昔芬或多囊卵巢综合征，则应注意除外子宫内膜癌。Fraser 报道对 316 例月经量多的患者行宫腔镜、腹腔镜检查，结果 49％的患者有器质性疾病。以子宫肌瘤、子宫内膜异位症、子宫内膜息肉、子宫腺肌病最为常见。经前 5～9 天测定血黄体酮浓度有助于确定为有排卵型的功血。全血常规及凝血功能检查十分重要。罕见的情况下应请血液科检查血小板的黏附功能与聚集功能，以发现血小板无力症。罕见的还有子宫动静脉瘘，需经子宫动脉造影诊断。目前临床上尚不能行有关子宫内膜 PG 及 tPA 活性的检查。

3.处理

（1）药物治疗为首选治疗。

对无避孕要求或不愿意用激素治疗的患者，可选用抗纤溶药，如氨甲环酸 1 g，每天 2～4 次；或抗 PG 合成药，如氟芬那酸 0.2 g，每天 3 次，于月经第 1 天起服用，连续 5 天。英国报道用药 3 个月的随机双盲对照研究结果显示氨甲环酸可减少月经量 54％。不良反应可有恶心、头晕、头痛等。国内临床研究经期失血量减少 35％～44％，该药自上市 19 年来未有引起栓塞发生增加的报道。

对要求避孕的患者，可选用内膜萎缩治疗：①左炔诺孕酮宫内释放系统（LNG-IUS，商品名曼月乐），每 24 小时宫腔释放 LNG 20 μg，有效期 5 年。药物直接作用于内膜使其萎缩变薄，月经减少，20％～30％出现闭经；对全身的不良反应少，血 E_2 水平不低，12％～30％可有小的卵泡囊肿，停用 1 个月后作用消失,但最初 6 个月内可能发生突破出血。②19-去甲基睾酮衍生物:有报道周期第 5～26 天口服左炔诺孕酮,可减少 30% 失血量。

其他:丹那唑为 17α-炔孕酮的衍生物,它能抑制 GnRH 分泌,抑制 Gn 周期高峰及卵巢性激素的生成,200 mg/d,可减少失血量 60%,但应注意皮疹、肝损、雄性化不良反应。GnRH 激动剂抑制卵巢功能效果肯定,因有低雌激素所致不良反应,只能短期应用。棉酚萎缩内膜的作用较强,还可直接作用于卵巢。每天 20 mg,服 2 个月后改为每周 2 次,每次 20 mg,需加服缓释钾每天 3 片,以防止低血钾的不良反应。适用于绝经过渡期不再要求生育的患者。

(2)手术治疗:对药物治疗无效、持久不愈、年长、无生育要求的患者,可行经宫颈子宫内膜切除(TCRE)术,即经宫腔镜在 B 超检查的监视下,采用激光、微波或电凝的方法,破坏子宫内膜功能层及部分基底层,使其失去对卵巢性激素的反应能力,从而减少月经失血量。此手术时间短,创伤小,恢复快,可适用于不宜或不愿切除子宫且无生育要求者,还可同时剔除小的黏膜下肌瘤。术前先用 GnRH 激动剂萎缩内膜。有报道 TCRE 术随诊 1～6.5 年的结果,23%～60% 术后闭经,有月经的患者中 86% 月经减少,总满意率 80%～90%。另有报道称总并发症发生率 1.25%～4.58%,子宫穿孔 0.65%～2.47%,罕见的有术后肺水肿、子宫内膜炎等。需二次手术者约占 7%,2%～21% 术后需再行子宫切除。个别报道称术后 5 年有发生子宫内膜癌者。因此,术前应仔细检查除外恶性情况,术后应随诊观察远期效果。此外,子宫动脉栓塞术可用于子宫动静脉瘘所引起的月经量多。

(三)经间出血

1.分类与诊断

(1)围排卵期出血:指经期不长于 7 天,但血停数天又有出血者。一般量都很少,持续 1～3 天,可时有时无。

(2)经前出血(即黄体期出血):在 BBT 下降前即有少量出血,持续天数不等;BBT 下降后出血量增多如月经,并按时停止。

(3)月经期长(即卵泡期出血):BBT 下降或行经 7 天以上仍不停止者。

诊断方面主要是除外器质性疾病及医源性出血。放置避孕环后常出现月经期长,原因是异物刺激使内膜有炎性反应,或生成 PG 过多,纤溶亢进,用抗炎及抗 PG 合成药治疗即会奏效。

2.病因及处理

有排卵型经间出血的病因尚未阐明,可能由于卵泡发育、排卵或黄体功能不同程度的不健全,或内膜局部止血功能缺陷引起。推测的可能性及相应的治疗措施如下。

(1)围排卵期出血:可能因排卵前血内雌激素水平下降过多,或内膜对雌激素波动过度敏感,或一批发育中的卵泡夭折引起血雌激素波动所致。一般仅予对症止血治疗。

(2)经前出血:可能由于黄体功能不足或过早退化,不能维持内膜完整性所致。处理可在出血前补充孕激素或 hCG,也可在早卵泡期用氯米芬改善卵泡发育及随后的黄体功能。

(3)月经期长:可能因新一周期的卵泡发育过缓,分泌雌激素不足,内膜修复不良;或黄体萎缩不全,血雌、孕激素不能迅速下降,引起子宫内膜脱落不全。相应的治疗措施:在月经周期第 5～7 天起给小剂量雌激素帮助内膜修复,或氯米芬促卵泡正常发育,在前一周期的黄体期用孕激素促使内膜规则脱落。

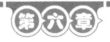

妇 科 肿 瘤

第一节 子 宫 肌 瘤

子宫肌瘤是女性生殖器中最常见的一种良性肿瘤,由平滑肌及结缔组织组成,多见于30~50岁妇女,20岁以下少见。因肌瘤多无或很少有症状,临床发病率远低于肌瘤真实发病率。

一、发病相关因素

确切病因尚未明了,可能涉及正常肌层的体细胞突变、性激素及局部生长因子间的相互作用。因肌瘤好发于生育年龄,青春期前少见;在妊娠、外源性高雌激素作用下,肌瘤生长较快;抑制或降低雌激素水平的治疗可使肌瘤缩小;绝经后停止生长,萎缩或消退,提示其发生可能与女性激素相关。生物化学检测证实肌瘤中雌二醇的雌酮转化率明显低于正常肌组织;肌瘤中雌激素受体(ER)浓度明显高于周边肌组织,故认为肌瘤组织局部对雌激素的高敏感性是肌瘤发生的重要因素之一。此外研究证实孕激素有促进肌瘤有丝分裂活动、刺激肌瘤生长的作用,肌瘤组织较周边肌组织中孕激素受体浓度升高,分泌期的子宫肌瘤标本中分裂象明显高于增殖期的子宫肌瘤。细胞遗传学研究显示25%~50%子宫肌瘤存在细胞遗传学的异常,包括从点突变到染色体丢失和增多的多种染色体畸变,首先是单克隆起源的体细胞突变,并对突变肌细胞提供一种选择性生长优势;其次是多种与肌瘤有关的染色体重排。常见的有12号和14号染色体长臂片段易位、12号染色体长臂重排、7号染色体长臂部分缺失等。分子生物学研究提示子宫肌瘤由单克隆平滑肌细胞增殖而成,多发性子宫肌瘤由不同克隆细胞形成。还有研究认为,一些生长因子在子宫肌瘤的生长过程中可能起着重要作用,如胰岛素样生长因子(IGF)Ⅰ和Ⅱ、表皮生长因子(EGF)、血小板衍生生长因子(PDGF)A 和 B 等。

二、分类

按肌瘤生长部位可分为宫体肌瘤(90%)和宫颈肌瘤(10%),按肌瘤与子宫肌壁的关系可分为 3 类。

(一)肌壁间肌瘤

占 60%~70%,肌瘤位于子宫肌壁间,周围均被肌层包围。

(二)浆膜下肌瘤

约占 20%,肌瘤向子宫浆膜面生长,并突出于子宫表面,肌瘤表面仅由子宫浆膜覆盖。若瘤体继续向浆膜面生长,仅有一蒂与子宫相连,称为带蒂浆膜下肌瘤,营养由蒂部血管供应。若血供不足,肌瘤可变性坏死。如蒂扭转断裂,肌瘤脱落形成游离性肌瘤。如肌瘤位于宫体侧壁向宫旁生长突出于阔韧带两叶之间称阔韧带肌瘤。

(三)黏膜下肌瘤

占 10%~15%。肌瘤向宫腔方向生长,突出于宫腔,仅为黏膜层覆盖。黏膜下肌瘤易形成蒂,在宫腔内生长犹如异物,常引起子宫收缩,肌瘤可被挤出宫颈外口而突入阴道。

以上各类肌瘤可单独发生亦可同时发生。两个或两个部位以上肌瘤发生在同一子宫者,称为多发性子宫肌瘤。

此外,还偶见生长于圆韧带、阔韧带、宫骶韧带。

三、临床表现

(一)症状

多无明显症状,仅在体检时偶然发现。症状与肌瘤部位、有无变性相关,而与肌瘤大小、数目关系不大。

1.经量增多及经期延长

多见于大的肌壁间肌瘤及黏膜下肌瘤者,肌瘤使宫腔增大、子宫内膜面积增加,并影响子宫收缩可有经量增多、经期延长等症状。此外肌瘤可能使肿瘤附近的静脉受挤压,导致子宫内膜静脉丛充血与扩张,从而引起月经过多。黏膜下肌瘤伴坏死感染时,可有不规则阴道流血或血样脓性排液。长期经量增多可导致继发贫血、乏力、心悸等症状。

2.下腹包块

肌瘤初起时腹部摸不到肿块,当肌瘤逐渐增大使子宫超过了 3 个月妊娠大小较易从腹部触及。肿块居下腹正中部位,实性、可活动、无压痛、生长缓慢。巨大的黏膜下肌瘤脱出阴道外,患者可因外阴脱出肿物来就医。

3.白带增多

肌壁间肌瘤使宫腔面积增大,内膜腺体分泌增多,并伴有盆腔充血致使白带增多。子宫黏膜下肌瘤一旦感染可有大量脓样白带,如有溃烂、坏死、出血时可有血性或脓血性有恶臭的阴道溢液。

4.压迫症状

子宫前壁下段肌瘤可压迫膀胱引起尿频、尿急;子宫颈肌瘤可引起尿困难、尿潴留;子宫后壁肌瘤(峡部或后壁)可引起下腹坠胀不适、便秘等症状。阔韧带肌瘤或宫颈巨型肌瘤向侧向发展嵌入盆腔内压迫输尿管使上泌尿路受阻,形成输尿管扩张,甚至发生肾盂积水。

5.其他

常见下腹坠胀、腰酸背痛,经期加重;患者可引起不孕或流产;肌瘤红色变性时有急性下腹痛,伴呕吐、发热及肿瘤局部压痛;浆膜下肌瘤蒂扭转可有急性腹痛;子宫黏膜下肌瘤由宫腔向外排出时也可引起腹痛。

(二)体征

与肌瘤大小、位置、数目及有无变性相关。大肌瘤可在下腹部扪及实质性不规则肿块。妇科检查子宫增大,表面不规则单个或多个结节状突起。浆膜下肌瘤可扪及单个实质性球状肿块与子宫有蒂相连。黏膜下肌瘤位于宫腔内者子宫均匀增大;黏膜下肌瘤脱出子宫颈外口,检查即可看到子宫颈口处有肿物、粉红色、表面光滑、宫颈四周边缘清楚。如伴感染时可有坏死、出血及脓性分泌物。

四、诊断及鉴别诊断

根据病史及体征诊断多无困难,个别患者诊断困难可采用 B 超检查、宫腔镜、子宫输卵管造影等协助诊断。

(一)妊娠子宫

应注意肌瘤囊性变与妊娠子宫先兆流产鉴别。妊娠时有停经史、早孕反应,子宫随停经月份增大变软,借助尿常规或血 hCG 测定、B 超可确诊。

(二)卵巢肿瘤

多无月经改变,呈囊性位于子宫一侧。在某些特定的情况下,两者可能难以鉴别。浆膜下肌瘤可能误诊为卵巢实体或部分实体肿瘤,囊性变的浆膜下肌瘤与卵巢囊肿可能在一般临床检查时不易区别。B超检查有时可以鉴别浆膜下肌瘤、阔韧带肌瘤与卵巢肿瘤,扫描时应特别注意寻找卵巢与肿块、子宫与肿块的关系。最可靠的方法是采用腹腔镜检查,腹腔镜兼有诊断与治疗的作用。注意实质性卵巢肿瘤与带蒂浆膜下肌瘤鉴别,以及肌瘤囊性变与卵巢囊肿鉴别。

(三)子宫腺肌病

局限型子宫腺肌病类似子宫肌壁间肌瘤,质硬,亦可有经量增多等症状。也可使子宫增大、经量增多。但子宫腺肌病有继发性渐进性痛经史,子宫多呈均匀增大,很少超过3个月妊娠大小,有时经前与经后子宫大小可有变化。有时子宫腺肌病可和子宫肌瘤并存。B超检查是鉴别子宫腺肌病与子宫肌瘤常用的实验室检查,阴道B超、彩色多普勒,特别是经阴道进行彩色多普勒超声检查等的应用可以提高两者鉴别的准确性,两者鉴别有时较困难。

(四)子宫内膜息肉

主要表现为月经量多、经期延长及不规则阴道流血等症状,这些症状与子宫黏膜下肌瘤有相似之处,特别是B超检查均显示出有宫腔内占位。一般可通过经阴道彩色多普勒超声检查或经阴道宫腔声学造影来进行区别。最为可靠鉴别子宫内膜息肉及子宫黏膜下肌瘤的方法是进行宫腔镜检查。不论诊断或治疗,宫腔镜均是该病的最好选择。

(五)功能失调性子宫出血

主要表现为不规则阴道出血,临床症状与子宫肌瘤有相似之处。较大的肌瘤、子宫明显增大、多发性肌瘤、子宫增大不规则,以及浆膜下肌瘤、子宫表面有结节性突出等情况,一般不会与功能失调性血相混淆。子宫肌瘤小而出血症状又比较明显的病例比较难以鉴别。一方面是症状相似,均可出现月经量过多或不规则出血。另一方面,功血患者有时子宫亦略大于正常。通过B超、诊断性刮宫或宫腔镜检查可以对两者进行鉴别诊断。

(六)子宫恶性肿瘤

1.子宫肉瘤

好发于老年妇女,生长迅速,侵犯周围组织时出现腰腿痛等压迫症状。有时从宫口有息肉样赘生物脱出,触之易出血,肿瘤的活组织检查有助于鉴别。

2.宫颈癌

有不规则阴道流血及白带增多或不正常排液等症状,外生型较易鉴别,内生型宫颈癌则应与宫颈管黏膜下肌瘤鉴别。宫颈黏膜下肌瘤突出宫颈口、并伴有坏死感染时,外观有时很难与宫颈癌区别,但阴道检查可发现前者肿瘤仍较规则,有时尚可扪及根蒂。可借助于 B 型超声检查、宫颈细胞学刮片检查、宫颈活组织检查、宫颈管搔刮及分段诊刮等鉴别。

3.子宫内膜癌

以绝经后阴道流血为主要症状,好发于老年妇女,子宫呈均匀增大或正常、质软。应该强调指出,子宫肌瘤并发子宫内膜癌,远较肌瘤并发宫颈癌为多,也比子宫肌瘤本身癌变为多。因此,子宫肌瘤患者,应警惕并发子宫内膜癌,特别是年龄偏大的患者。不少研究指出,对临床诊断为子宫肌瘤的患者,术前应常规进行诊断性刮宫,因为即使宫颈细胞学阴性者,亦可能发现意料之外的子宫内膜癌。

(七)其他

卵巢巧克力囊肿、盆腔炎性包块、子宫畸形等可根据病史、体征及 B 型超声检查鉴别。

五、治疗

治疗应根据患者年龄,生育要求,症状及肌瘤的部位、大小、数目全面考虑。

(一)随访观察

肌瘤小(<5 cm)。无症状或症状轻微,一般不需治疗,特别是近绝经期妇女,绝经后肌瘤多可萎缩或逐渐消失。每 3～12 个月随访一次,行妇科检查和/或B超检查均可。若肌瘤明显增大或出现症状,则可考虑进一步治疗。对未孕的患者,尤其要重视定期随访,以免对今后妊娠产生不良影响。

(二)药物治疗

肌瘤小于 2 个月妊娠子宫大小,症状轻,近绝经年龄或全身情况不宜手术者或在手术前控制肌瘤的大小以减少手术难度者,可给予药物对症治疗。但因为是非根治性治疗,停药后一般肌瘤会重新增大。

1.雄激素

可对抗雌激素,使子宫内膜萎缩;也可直接作用于子宫,使肌层和血管平滑肌收缩,从而减少子宫出血。近绝经期应用可提前绝经。常用药物:丙酸睾酮

25 mg 肌内注射,5 天 1 次,经期 25 mg/d,共 3 次,每月总量不超过 300 mg,可用 3～6 个月;甲睾酮 10 mg/d,舌下含服,连用 3 个月。

2.促性腺激素释放激素类似物(GnRHa)

采用大剂量连续或长期非脉冲式给药可产生抑制 FSH 和 LH 分泌作用,降低雌二醇到绝经水平,以缓解症状并抑制肌瘤生长使其萎缩。但停药后又逐渐增大到原来大小。一般应用长效制剂,间隔 4 周皮下注射 1 次。常用药物有亮丙瑞林(leuprorelin)每次 3.75 mg,或戈舍瑞林(goserelin)每次 3.6 mg。

目前临床多用于以下几种情况,①术前辅助治疗 3～6 个月,待控制症状、纠正贫血、肌瘤缩小后手术,降低手术难度,减少术中出血,避免输血;②对近绝经期患者有提前过渡到自然绝经作用;③因子宫肌瘤引起不孕的患者,孕前用药使肌瘤缩小以利自然妊娠。用药 6 个月以上可产生绝经期综合征、骨质疏松等不良反应,故长期用药受限。有学者指出,在 GnRHa 用药 3 个月加用小剂量雌孕激素,即反向添加治疗,能有效减少症状且可减少这种不良反应。

3.其他药物

米非司酮(mifepristone)为人工合成的 19-去甲基睾酮衍生物,具有强抗黄体酮作用,亦可用于子宫肌瘤治疗。一般从月经周期第 2 天开始,10～25 mg/d 口服,连续服用 6 个月,作为术前用药或提前绝经使用。但停药后肌瘤会重新增大,且不宜长期使用,以防其拮抗糖皮质激素的不良反应。目前,有关该药治疗子宫肌瘤的机制、剂量及疗效,尚在探索之中。此外,在子宫肌瘤出血期,若出血量多,还可用子宫收缩剂(缩宫素)和止血药(如妥塞敏、酚磺乙胺、巴曲酶等)。但值得注意的是,子宫肌瘤患者可并发内膜病变,需注意排除。

(三)手术治疗

适应证:子宫＞10 周妊娠大小,月经量过多继发贫血,有膀胱、直肠压迫症状或肌瘤生长较快疑有恶变,保守治疗失败,不孕或反复流产排除其他原因。手术途径可经腹、经阴道或在宫腔镜及腹腔镜辅助下手术。

1.肌瘤切除术

将子宫肌瘤摘除而保留子宫的手术,适用于 40 岁以下希望保留生育功能的患者。多剖腹或腹腔镜下切除,黏膜下肌瘤部分可经阴道或宫腔镜摘除。

2.子宫切除术

肌瘤大、个数多、症状明显、不要求保留生育功能或疑有恶变者,可行剖腹或腹腔镜下全子宫切除术。必要时可于术中行冰冻切片组织学检查。依具体情况决定是否保留双侧附件。术前应宫颈刮片细胞学检查排除宫颈恶性病变。

3.子宫动脉栓塞术

自 20 世纪 90 年代起子宫动脉栓塞术用于治疗子宫肌瘤以来,绝大部分患者疗效满意,异常子宫出血减少,症状减轻或消除,月经周期恢复正常,贫血改善,子宫和肌瘤的体积均明显减少。术后 3 个月平均减少 40%～60%,并在随后的时间内体积还会继续缩小。对于症状性子宫肌瘤,尤其是伴有严重的贫血或盆腔疼痛,传统非手术治疗失败者,子宫动脉栓塞术是有效的,尤其是对于那些希望保留子宫的患者是可供选择的治疗方案之一。子宫动脉栓塞术的治疗原理为:由于肌瘤组织与正常子宫组织相比生长分裂活跃,耗氧量大,对无氧代谢耐受力差;子宫血供的特殊性导致子宫正常组织有丰富的血管交通网,并且对血栓的溶解能力较肌瘤组织强。通过对子宫肌瘤供血动脉的栓塞,以达到阻断瘤体血供,瘤组织坏死萎缩,使瘤细胞总数减少,从而达到缓解症状的目的。对<6 cm的浆膜下肌瘤、<5 cm 的黏膜下肌瘤及<8 cm 肌壁间肌瘤疗效最佳。该手术的绝对禁忌证相对较少,包括妊娠、未明确性质的盆腔肿块或子宫病变、凝血功能障碍等。手术不良反应少,且多轻微。一般术后 7 天内缓解,10～14 天可恢复日常生活工作。常见的并发症有穿刺相关并发症、栓塞后综合征、感染、非靶向栓塞等。

六、子宫肌瘤并发妊娠

子宫肌瘤并发妊娠占肌瘤患者 0.5%～1.0%,占妊娠 0.3%～0.5%,肌瘤小又无症状者常被忽略,故实际发病率高于报道。

(一)肌瘤对妊娠及分娩的影响

与肌瘤大小及生长部位有关,黏膜下肌瘤可影响受精卵着床导致早期流产;肌壁间肌瘤过大因机械压迫,宫腔变形或内膜供血不足可引起流产。妊娠后期及分娩时胎位异常、胎盘低置或前置、产道梗阻等难产应做剖宫产。胎儿娩出后易因胎盘粘连、附着面大或排出困难及子宫收缩不良导致产后出血。

(二)妊娠期及产褥期易发生红色变性

表现为肌瘤迅速长大,剧烈腹痛,发热和白细胞计数升高,通常采用保守治疗能缓解。妊娠并发子宫肌瘤多能自然分娩,但要预防产后出血。若肌瘤阻碍胎儿下降应行剖宫产术,术中是否同时切除肌瘤,需根据肌瘤大小、部位和患者情况决定。

第二节　子宫内膜癌

子宫内膜癌是发生于子宫内膜的一组上皮性恶性肿瘤,以来源于子宫内膜腺体的腺癌最常见。其为女性生殖道三大恶性肿瘤之一,占女性全身恶性肿瘤7％,占女性生殖道恶性肿瘤 20％～30％。近年来发病率在世界范围内呈上升趋势。

一、发病相关因素

(一)雌激素长期持续增高

子宫内膜长期受雌激素刺激而无孕激素拮抗,可能导致内膜癌的发生。

1.内源性雌激素

无排卵性功能失调性子宫出血、多囊卵巢综合征、功能性卵巢瘤等合并存在。

2.外源性雌激素

外源性雌激素是指使用雌激素替代疗法时使用的雌激素。随着选用雌激素剂量的增加和使用时间的延长,危险性增加,常伴有子宫内膜增生过长。

(二)体质因素

肥胖、高血压、糖尿病、未婚、少产是内膜癌的高危因素,为宫体癌综合征。内膜癌患者绝经年龄平均晚 6 年。

(三)遗传因素

家庭子宫内膜癌、乳腺癌、结肠癌史。

二、临床表现

(一)症状

极早期无明显症状,以后出现阴道流血、阴道排液、疼痛等。

1.阴道流血

主要表现为绝经后阴道流血,量一般不多、尚未绝经者表现为月经增多、经期延长或月经紊乱。

2.阴道排液

多为血性液体或浆液性分泌物,合并感染则有脓血性排液、恶臭。因阴道排液异常就诊者约占 25%。

3.下腹疼痛及其他

若癌肿累及宫颈内口,可引起宫腔积脓,出现下腹胀痛及痉挛样疼痛。晚期浸润周围组织或压迫神经可引起下腹部及腰骶部疼痛。晚期可出现贫血、消瘦及恶病质等症状。

(二)体征

早期子宫内膜癌妇科检查无异常发现。晚期可有子宫明显增大,合并宫腔积脓时可有明显触痛,宫颈管内偶有癌组织脱出,触之出血。癌灶浸润周围组织时,子宫固定或宫旁扪及不规则结节状物。

三、诊断

除根据临床表现和体征外,病理组织学检查是确诊的依据。

(一)病史及临床表现

对于绝经后阴道流血、绝经过渡期月经紊乱均应排除内膜癌后再按良性疾病处理。对于以下情况妇女要密切随诊,①有子宫内膜癌发病高危因素者,如肥胖、不育、绝经延迟者;②长期应用雌激素、他莫昔芬或有雌激素增高病史者;③有乳腺癌、子宫内膜癌家族史者。必要时进行分段诊刮,送组织病理学检查。

(二)B超检查

经阴道B超检查可以了解子宫大小、宫腔形状、宫腔内有无赘生物、子宫内膜厚度、肌层有无浸润及深度,为临床诊断及处理提供参考。子宫内膜癌超声图像为子宫增大,宫腔内有实质不均回声区,或宫腔线消失,肌层内有不规则回声紊乱区等表现。彩色多普勒显像可见混杂的斑点或棒状血流信号,流速高、方向不定,频谱分析为低阻抗血流频谱。

(三)分段诊刮

分段诊刮是最常用、最有价值的诊断方法。分段诊刮的优点是能鉴别子宫内膜癌和宫颈管腺癌,也可明确子宫内膜癌是否累及宫颈管,为制订治疗方案提供依据。

(四)其他辅助诊断方法

1.宫颈勾搔刮及子宫内膜活检

对绝经后阴道流血,宫颈勾搔刮可协助鉴别有无宫颈癌;若B超检查确定宫腔内有明显病变,做宫腔内膜活检也可明确诊断。

2.细胞学检查

宫颈刮片、阴道后穹涂片及宫颈管吸片取材做细胞学检查,辅助诊断子宫内膜癌的阳性率不高,分别为 50%,65%,75%。宫腔冲洗、宫腔刷或宫腔吸引涂片等检查准确率高,但操作复杂,阳性也不能作为确诊依据,故应用价值不高。

3.宫腔镜检查

可直接观察宫腔及宫颈管内有无癌灶存在、大小及部位,直视下取材活检,减少对早期子宫内膜癌的漏诊。但可能促进癌细胞扩散。

4.其他

MRI、CT 及 CA125 测定可协助诊断病变范围,有子宫外癌播散者其血清 CA125 明显升高。目前认为动态增强 MRI 是评估子宫肌层和盆腔内局部浸润的最佳方法。

四、鉴别诊断

(一)绝经过渡期功血

以月经紊乱如经量增多、延长或不规则阴道流血为主要表现。妇科检查无阳性体征,应做分段诊刮明确诊断。

(二)老年性阴道炎

血性白带,检查时可见阴道黏膜变薄、充血或有出血点、分泌物增加等表现,治疗后好转,必要时可先抗感染治疗后再做诊刮排除子宫内膜癌。

(三)子宫黏膜下肌瘤或内膜息肉

有月经过多或经期延长症状,可行 B 超检查、宫腔镜及分段诊刮确定诊断。

(四)宫颈管癌、子宫肉瘤及输卵管癌

均可有阴道排液增多或不规则流血,宫颈管癌因癌灶位于宫颈管内,宫颈管变粗、硬或呈桶状;子宫肉瘤的子宫明显增大、质软;输卵管癌可有间歇性阴道排液、流血、下腹隐痛等主要症状,还可有附件包块。

五、治疗

主要治疗方法为手术、放疗及药物(化学药物及激素)治疗。应根据患者全身情况、癌变累及范围及组织学类型选用和制订适宜的治疗方案。早期患者以手术为主,按手术-病理分期的结果及存在的复发高危因素选择辅助治疗;晚期则采用手术、放疗、药物等综合治疗。

（一）手术治疗

手术治疗为首选的治疗方法，手术目的：①进行手术-病理分期、确定病变的范围及预后相关的重要因素；②切除癌变的子宫及其他可能存在的转移病灶。术中首先进行全面探查，对可疑病变部位取样做冰冻切片检查；并留腹水或盆腹腔冲洗液进行细胞学检查。剖视切除的子宫标本，判断有无肌层浸润。手术切除的标本应常规进行病理学检查，癌组织还应行雌、孕激素受体检测，作为术后选用辅助治疗的依据。

（二）放疗

放疗是治疗子宫内膜癌有效的方法之一，分腔内照射及体外照射两种。腔内照射多用后装腔内照射，高能放射源为^{60}Co 或^{137}Cs；体外照射常用^{60}Co 或者直线加速器。

（三）孕激素治疗

对晚期或复发癌、早期要求保留生育功能患者可考虑孕激素治疗。其机制可能是孕激素作用于癌细胞并与孕激素受体结合形成复合物进入细胞核，延缓DNA 和 RNA 复制。抑制癌细胞生长，孕激素以高效、大剂量、长期应用为宜，至少应用 12 周以上方可评定疗效，孕激素受体阳性者有效率可达 80％。常用药物：口服甲羟孕酮 200～400 mg/d；己酸孕酮 500 mg，肌内注射每周 2 次。长期使用可有水钠潴留、水肿或药物性肝炎等不良反应，停药后即可恢复。据文献报道孕激素不但可以逆转子宫内膜不典型增生，成功率高达 80％～90％，而且对原发性子宫内膜癌治疗有效率达 50％～70％。

（四）抗雌激素制剂治疗

适应证与孕激素相同。他莫昔芬（tamoxifen，TAM）为非甾体类的抗雌激素药物，亦有弱雄激素作用。他莫昔芬与雌激素竞争受体，抑制雌激素对内膜增生作用；并可提高孕激素受体水平；大剂量可抑制癌细胞有丝分裂。常用剂量为20～40 mg/d，可先用他莫昔芬两周，使孕激素受体含量上升后，再用孕激素治疗或与孕激素同时应用。不良反应有潮热、急躁等类绝经期综合征表现等。

（五）化疗

为晚期或复发子宫内膜癌综合治疗措施之一，也用于术后有复发高危因素患者的治疗，以减少盆腔外的远处转移。常用化疗药物有顺铂、多柔比星（阿霉素）、紫杉醇、环磷酰胺、氟尿嘧啶、丝裂霉素、依托泊苷等，可单独应用或联合应用，也可与孕激素合并使用。临床常用的联合化疗方案是顺铂（50 mg/m^2）、多柔比星（50 mg/m^2）和环磷酰胺（500 mg/m^2），即 PAC 方案，总的有效率可达 31%～81%，大多数为部分缓解，缓解时间 4～8 个月，但改善 5 年生存率的效果不明显。

六、预后

影响预后的因素主要有三方面，①癌瘤生物学恶性程度及病变范围（包括病理类型、组织学分级、肌层浸润深度、淋巴结转移及子宫外病灶等）；②患者全身状况及年龄；③治疗方案的选择。

第三节　卵　巢　肿　瘤

卵巢癌是妇科常见恶性肿瘤之一，发病率在生殖道恶性肿瘤中列第 3 位，但病死率却位居榜首。由于卵巢肿瘤发病隐匿，早期诊断困难，确诊时 70% 已属临床晚期，加之肿瘤病理类型复杂，化疗及放疗疗效有限。虽经积极综合治疗，晚期卵巢癌患者的 5 年生存率仍然只有 20%～30%，因此，如何提高卵巢癌早期诊断率及改善晚期患者的远期疗效，是临床面临的重点和难点问题。

一、原发性卵巢恶性肿瘤

起源于卵巢上皮-间质细胞、卵巢性索-间质细胞，原始的生殖细胞及卵巢髓质的恶性肿瘤，统称为原发性卵巢恶性肿瘤。

(一)病因

1.遗传因素

5%～7% 卵巢癌具有家族聚集性，其中 90% 以上有 1 位一级亲属发病，约有 1% 有家族性卵巢癌综合征（HOCS），HOCS 的易感基因 BRCAI 定位克隆完成。遗传学分析，BRCAI 携带者在 50 岁时发生乳腺癌和卵巢的风险分别为 73% 和 29%，卵巢癌患者具有癌高发倾向，可与乳腺癌、子宫内膜癌或结肠癌同时或相继出现。这种癌聚集性与遗传因素有关，遗传模式为常染色体显性遗传，主要发生于上皮性卵巢癌，尤以浆液性囊腺癌多见。

2.内分泌因素

(1)月经史：初潮年龄低于 12 岁，绝经年龄延迟高于 52 岁，卵巢癌风险发生率等明显增加。

(2)妊娠次数:发生1次足月妊娠,可使卵巢癌发生减少2%。流行病学研究发现,不孕症、低产次及长期服用促排卵药是卵巢癌发生的重要高危因素。

(3)哺乳:根据卵巢癌发生的持续排卵学说,哺乳期不排卵或排卵减少,对卵巢上皮性癌的发生有一定保护作用。

(4)口服避孕药:可抑制排卵,而使卵巢上皮性癌发病显著减少,停止用药后,这种保护作用可能维持15年之久。

(5)外源性雌激素:绝经后使用雌激素替代治疗的危险性在子宫内膜癌患者中明显上升,据报道单一使用雌激素制剂发生卵巢癌危险高达5.4%。

3.环境因素

在发达的工业化国家中,卵巢癌发病率是发展中国家的3～5倍,发展中国家的居民移居到发达国家后,卵巢癌的发病率也相应增加。在高度工业发达城市及社会经济地位较高妇女,卵巢癌发病率亦增高。发病与吸烟、工业粉尘、接触滑石粉等致癌物质相关,滑石粉在"盆腔污染"过程中可能通过细胞胞饮作用进入卵巢上皮细胞中,导致卵巢上皮、间质功能紊乱,是致癌危险因素之一。

4.癌基因与抑癌基因

分子生物学、分子遗传学研究发现肿瘤的发生发展是一个多癌基因激活和/或抑癌基因失活的多步骤、多因素参与的复杂过程,研究较多的癌基因有 $K\text{-}ras$、$c\text{-}myc$ 和 $c\text{-}erbR\text{-}2$,抑癌基因有 P^{53} 和 P^{16}。卵巢重复多次的破裂和修复给上皮提供了基因畸变的机会。

(二)发病机制

卵巢恶性肿瘤为卵巢的上皮、性索间质、生殖细胞与髓质在致癌因素、癌基因与抑癌基因的协同作用下,由卵巢良性肿瘤、交界性肿瘤直至进展到恶性肿瘤的连续复杂的病理过程。

(三)病理改变

在人体肿瘤中,卵巢肿瘤的病理类型最为繁多且复杂,其中上皮性癌占绝大多数达85%～90%,其次为卵巢生殖细胞肿瘤,占卵巢肿瘤的10%～15%。

1.上皮性恶性肿瘤

(1)浆液性囊腺癌:约占卵巢恶性肿瘤的40%,双侧性占30%～50%,为单房或多房,部分囊性部分实性,质脆,常有乳头赘生物位于囊内或融合呈实性结节满布囊内壁。1/3可见砂粒体或钙化,囊液为棕黄色,有时呈血性。囊壁、腺腔、乳头皆衬覆单或复层癌细胞,增生的腺腔可共壁,乳头粗细不等。实性癌巢可侵犯间质,核分裂象＞10/10HPFS,囊壁破溃后易种植腹膜及脏器表面,常伴有腹水,预后较差,5年生存率约25%。

(2)黏液性囊腺癌:发生率占卵巢恶性肿瘤3%～10%,绝大多数发生于30～60岁。肿瘤体积较大,多房性占多数,双侧发生率3%～10%。囊实性多见,乳头呈簇状,囊内充盈稀薄或黏稠无色或血性液体,囊壁衬覆单层柱状黏液细胞,腺体折叠形成乳头,或衬覆子宫内膜样的肠型上皮,细胞异型明显,囊壁破溃黏液流入腹腔,可广泛种植形成假黏膜液瘤,5年生存率为40%～64%:

(3)子宫内膜样癌:占卵巢恶性肿瘤的20%左右,高发年龄为40～50岁,约50%为双侧性,约20%同时患有子宫内膜癌。肿瘤多呈囊性。仅少数为实性。肿瘤大小各异,囊内可有乳头,囊内充盈黏液,衬覆高柱状癌细胞,呈单层或复层排列,癌细胞不典型明显,10%可见砂粒体,5年生存率达40%～55%。

(4)透明细胞癌:占卵巢恶性肿瘤的5%～11%,发病年龄多在40～70岁,肿瘤体积较大,24%～40%为双侧性、实性或囊实性,并发子宫内膜异位者25%～50%,囊内可有多个息肉突起,囊内充盈水样或黏液状物体,肿瘤主要由嗜酸性粒细胞、透明细胞和鞋钉样细胞组成,细胞排列呈小管小囊型、乳头型、团块型,癌细胞间变轻重不等,钙化灶为10%～30%,预后较子宫内膜样癌差。

2.生殖细胞肿瘤

(1)无性细胞瘤:好发青少年期,占卵巢恶性肿瘤的3%～5%。绝大多数为单侧性,肿瘤呈圆形或椭圆形,多为实性,质韧或鱼肉样,少数有囊性变,出血坏死。镜下可见3种类型:典型的大瘤细胞型、间变型、伴有合体滋养母细胞型。该肿瘤为低度恶性,对化疗及放疗皆敏感,预后较好,5年生存率可达90%。

(2)未成熟畸胎瘤:占卵巢畸胎瘤的2%～5%,多发于青少年期及生育年龄。呈实性或囊实性,瘤体往往较大,几乎为单侧性;质地软硬不均,软处似鱼肉状;硬处常有骨、软骨;囊内或见黏液,浆液或脂样物;有时可见毛发,多数成分为未成熟的神经组织,常有腹膜种植。预后与病理分级密切相关,肿瘤对化疗较敏感,但复发率和转移率较高。对复发瘤如采取积极手术治疗可使肿瘤向成熟方向逆转。

(3)内胚窦瘤:占卵巢恶性肿瘤的1%,占卵巢生殖细胞肿瘤的22%。好发年轻妇女,中位发病年龄为19岁。肿瘤大小差异大,呈圆形或椭圆形,以实性为主,质脆易破裂,常伴有囊内出血坏死。肿瘤破溃出血可出现发热及剧烈腹痛,为一恶性程度极高的卵巢肿瘤,近代应用联合化疗后,预后有很大改善,手术后

11～63个月生存率提高至50％以上。

3.性索间质细胞瘤

卵巢恶性肿瘤中的5％～10％为性索间质瘤,其中绝大多数为颗粒细胞瘤。90％的颗粒细胞瘤为单侧,好发于生育年龄或绝经后妇女,在青春期发生的仅占5％,约5％患者可合并子宫内膜癌。肿瘤呈分叶状,实性或囊实性,切面灰白略带黄色,常伴有出血坏死,镜下可见典型的 Call-Exner 小体,属中、低度恶性,但也有少部分恶性程度较高,具有远期复发的倾向。

(四)转移途径

卵巢恶性肿瘤的转移途径有局部浸润、直接播散、腹膜后淋巴转移与血行转移,其中以直接播散和腹膜后淋巴转移为主。

1.直接播散

卵巢癌最常浸润部位为膀胱、直肠、乙状结肠、回盲部及子宫输卵管等邻近脏器,形成癌灶粘连封闭盆腔。随大网膜及膈肌上下运动,腹水中脱落癌细胞形成膈肌下肝脏表面及腹膜脏器浆膜面的广泛种植和转移。大网膜转移率为46.3％,膈肌转移率为15.7％～54.5％,小肠转移率为66％,结肠转移率为78％。

2.腹膜后淋巴转移

卵巢的淋巴引流很复杂,大部分经骨盆漏斗韧带引流至腹主动脉旁淋巴结,部分经卵巢固有韧带、阔韧带引流到髂组、闭孔淋巴结,即使在早期卵巢癌,也有10％～20％出现腹膜后淋巴转移。

3.血行转移

多发生于Ⅲ～Ⅳ期患者,进入淋巴系统的肿瘤细胞最终可经静脉至动脉,形成全身各部位的转移,其中以肝、肺等处转移较多见。

(五)临床表现

1.内分泌紊乱

卵巢性索间质肿瘤及部分上皮性肿瘤,由于肿瘤细胞、间质组织能合成并分泌雌激素,使患者表现为内分泌障碍。青春期前出现性早熟,生育年龄妇女出现月经不调、不规则阴道出血。在绝经后妇女出现阴道出血、卵泡膜细胞瘤、卵巢支持间质细胞瘤,由于雄激素分泌而表现为男性化特征。

2.腹部包块

良性卵巢肿瘤生长缓慢,早期体积小多无症状,多在妇科检查时发现。当肿瘤增大超出骨盆腔时,可在下腹部触及活动无压痛的肿物;当肿瘤增大迅速,占据整个腹腔时,患者才出现腹胀、尿频、便秘、气促及双下肢水肿等症状。

3.消化道症状

临床以消化道症状就诊者可占50%以上,绝经后妇女常可达80%。多由于肿瘤巨大压迫肠道或因肿瘤侵犯肠道,种植于大网膜膈肌等部位而产生中量以上腹水,可表现为腹胀、食欲缺乏、便血,严重者可发生肠梗阻,常常被误诊为结核性腹膜炎、肝硬化、腹水而延误治疗。

4.恶病质

为恶性肿瘤发展到晚期引起的非特异性消耗性病变,可表现为消瘦、免疫功能低下、多脏器功能衰竭等。

5.卵巢癌三联征

40岁以下妇女,出现胃肠道症状、卵巢功能障碍。

(六)实验室检查

1.细胞学检查

阴道后穹细胞涂片及腹水瘤细胞检查阳性或查见核异质细胞。

2.B超

通过阴道超声判断肿瘤大小,囊性或实性包膜是否完整,囊内回声,有无乳头与子宫关系,有无腹水。阴道超声可显示同步盆腔解剖结构和肿瘤内血管分布是否丰富及血流特点,肿瘤组织中新生血管大量形成,动静脉吻合增加,显示血管截面积增加,血管阻力明显下降,超声对卵巢恶性肿瘤诊断的特异性和敏感性分别达到100%和93.3%。明显高于MRI和CA125等检查,普遍适用于各级医院。

3.CT

可对卵巢恶性肿瘤定位,确定其与周围组织关系侵犯程度和范围。病情监测和随访上优于B超。在确定肿瘤复发、鉴别腹腔内肿瘤与腹膜后肿瘤、判断盆腔或主动脉旁淋巴结大方面具有较大的优势。但对<2 cm瘤灶不易分辨,对早期诊断不满意。

4.磁共振成像(MRI)

可准确辨认肿瘤组织内脂质成分,可特异性地诊断畸胎瘤,MRI可用于卵巢恶性肿瘤的初步分期,准确率达到78%。对诊断腹膜种植的特异性可达96%,对盆腔种植的特异性为87%,大网膜种植特异性93%,小肠种植为100%,淋巴转移为96%。另外还可用于确定手术残存病灶及肿瘤复发,可作为评价疗效的监测指标,但因检查价格昂贵而非必需的检查手段。

5.肿瘤标志物检测

(1)CA125是目前应用较多的对诊断卵巢上皮性癌有重要参考价值的指标,特别是浆液性囊腺癌,其阳性检测率在80%以上,临床符合率可达90%。CA125测定还可作为评估疗效及随访的监测指标。临床上CA125测定以≥35 IU/mL为阳性标准,但CA125在子宫内膜异位症、子宫肌瘤、卵巢良性肿瘤、盆腔结核、急性盆腔炎等非恶性妇科疾病中均会出现不同程度升高,故应与CA19-9和阴道镜超声联合检测。

(2)甲胎蛋白(AFP)是检测卵巢生殖细胞肿瘤的重要指标,绝大多数内胚窦瘤的AFP极度升高,部分未成熟畸胎瘤,混合性无性细胞瘤及胚胎癌也可不同程度升高,阳性界值<20 ng/mL,AFP还可作为生殖细胞瘤治疗后随访的重要指标。

(3)癌胚抗原(CEA),在晚期卵巢恶性肿瘤,特别是黏液性囊腺癌CEA常常升高,但并非卵巢肿瘤的特异性抗原。

(4)绒毛膜促性腺激素(hCG),卵巢绒癌含有绒癌成分的生殖细胞肿瘤患者血中hCG异常升高。阳性界值血清B亚单位值<3.1 ng/mL。

(5)乳酸脱氢酶(LDH)是1项非卵巢肿瘤的特异性指标,在部分卵巢恶性肿瘤血清中LDH升高,特别是无性细胞瘤常升高。

6.腹腔镜检查

为卵巢癌早期诊断的可靠方法,对性质不明的盆腔包块能通过腹腔镜检查,了解肿块大小与性质,还可对多处组织做活检,吸取腹腔冲洗液或腹水做细胞学检查。观察腹膜、膈下及脏器表面,以做出正确诊断分期及制订治疗方案。腹腔镜检查还可作为判断手术化疗后疗效及有无复发病灶的二探手段。但对多次手术或腹膜有广泛粘连者慎用。

(七)诊断

成功的治疗依赖于早期诊断,而大约2/3的卵巢癌初诊时已属于Ⅲ期或Ⅳ期,故对不同年龄段易发生不同类型的卵巢肿瘤要提高警惕,如生殖细胞肿瘤好发于青春期和育龄的年轻妇女,上皮性肿瘤多见于围绝经期前后的妇女。根据临床表现、实验室检查,以及全身检查及妇科治疗时发现附件肿块大小、活动度与周围脏器关系。有无淋巴结肿大,肝、脾大,有无移动性浊音等,对确诊或判断肿块性质有帮助。

(八)治疗

卵巢恶性肿瘤的治疗应采取以手术为主的综合治疗,在辅助治疗中化疗是重要的治疗手段,另外还可辅以放疗、生物治疗及激素治疗。

1.治疗原则及方法选择

(1)必须通过手术获得明确的手术分期及组织学分类。

(2)应尽最大努力将肿瘤完全切除。

(3)通常是选择以铂类药物为基础的联合化疗作为一线化疗。

(4)化疗要规范、及时,剂量要足,疗程不少于6个。

(5)对年轻、要求保留生育功能的生殖细胞肿瘤者,可施行单侧附件切除或减瘤术,术后选用 PVB 或 PEB 联合化疗方案。

(6)无性细胞瘤复发或残余病灶局限者可采用术后放疗。

(7)复发的卵巢恶性肿瘤估计可被切除时,可施行再次肿瘤细胞减灭术,若能达到残余瘤灶<1 cm,术后配合二线化疗可延长生存期。

(8)复发的卵巢恶性肿瘤对铂类耐药者可选用 Taxol、HMM、IFO 及 TPT作为二线化疗,若为铂类敏感者可继续使用以铂类为主的联合化疗。

2.手术治疗

对早期卵巢癌,手术是最重要的治疗手段,包括全面开腹分期手术和保留生育功能的手术。

(1)全面开腹分期手术:①手术切口以纵向为宜,切口长度要足够充分暴露肝区及横膈部位以便切除转移病灶;②探查前留取腹水或腹腔冲洗液做细胞学检查;③全面探查及活检,包括可疑病灶、粘连、大网膜、肠系膜和子宫直肠陷凹、结肠沟、表面浆膜及盆腹腔壁腹膜;④大网膜大部分切除;⑤全子宫双侧附件切除;⑥盆腔和腹主动脉旁淋巴结清扫术;⑦上皮性卵巢癌应常规切除阑尾。

(2)保留生育功能的手术:即切除患侧附件保留子宫和健侧附件的保守性手术,其余手术范围同分期手术。对晚期和复发性卵巢癌的治疗,原则仍是首选手术,辅以化疗、放疗和生物治疗。

(3)初次肿瘤细胞减灭术:为化疗开始前、初次剖腹的手术,为明确肿瘤诊断和分期而进行的肿瘤细胞减灭术。原则是尽最大努力切除原发病灶及一切转移瘤,若残余癌灶<1 cm,称满意的肿瘤细胞减灭术;残余癌灶>2 cm,称为不满意的肿瘤细胞减灭术。临床实践证实肿瘤细胞减灭术能明确肿瘤分期,减缩癌灶体积,增加对化疗敏感性,改善患者营养状态及生活质量,提高5年生存率。肿瘤细胞减灭术,只要患者可以耐受,就应坚决切除一切肉眼可见的病灶,包括部分肠切除、部分膀胱切除及淋巴结清扫等。如无法做到满意的肿瘤细胞减灭术,则应最大限度地减少创伤,术后尽早开始化疗,残余癌灶和未切除的子宫、淋巴结可考虑在化疗后施行中间性肿瘤细胞减灭术。

(4)中间性肿瘤细胞减灭术:指某些晚期卵巢癌病灶估计手术难以切净,或已有肺肝等远处转移者,可先用几个疗程化疗,再行细胞减灭;部分初次手术因病灶无法切除仅能开腹探查活检的病例,在采用化疗 2～3 个疗程后,再行肿瘤细胞减灭术;部分初次肿瘤细胞减灭术不满意,残余癌灶＞2 cm,待化疗2～4 个疗程后,行二次肿瘤减灭术者,均可称为中间性肿瘤细胞减灭术。

(5)再次肿瘤细胞减灭术:首次治疗患者达到完全缓解后又复发,而再次施行手术治疗称为二次肿瘤细胞减灭术。目前临床随机对照研究资料显示,部分患者二次术后生存期延长,而部分结果为二次手术并不改善化疗期间肿瘤进展和处于稳定状态患者的生存,故再次肿瘤减灭术应注意以下情况。①对初次辅助化疗效果不满意可短期缓解后又复发者,无论是否继续治疗,预后均差;②化疗中肿瘤进展或稳定,再次手术不延长生存;③对这类患者可单独药物化疗或姑息性放疗,或仅使用支持疗法;④缓解超过 1 年可考虑二次手术,如可切净则可延长生存;⑤复发后仍对铂类敏感者,仅对铂类化疗与手术加化疗的生存相似。

再次减灭术需仔细筛选合适患者,应考虑下列因素,①初次手术时残余癌灶的大小;②既往化疗情况;③临床缓解至复发的时间与间隔;④肿瘤复发部位;⑤肿瘤组织学分级;⑥术后有无敏感化疗药物可继续化疗;⑦全身状况及复发症状对患者的影响。

(6)二次探查术:指经过初次满意的肿瘤细胞减灭术后,至少做过 6 个疗程的规范化疗,经过临床妇科检查、影像学实验室检查和实验室 CA125 检测均无肿瘤复发迹象,临床已达到完全缓解而再次施行的剖腹探查术。目的是了解盆腔有无复发和残存微小病灶,是否可以停止化疗或再行少数几个疗程作为巩固化疗;是否需要更换化疗方案,或改用其他治疗方法,可指导临床减少不必要的过度治疗。临床资料显示,二探阴性中约 50% 病例仍将复发,故认为二探术不延长生存期,交界性肿瘤、早期卵巢癌、恶性生殖细胞肿瘤和性索间质肿瘤可不考虑二探。

3.化疗

卵巢癌的化疗应建立在手术彻底切除肿瘤的基础之上,如残留癌灶小于 1 cm,化疗可能使癌灶完全消退,达到无瘤生存。化疗可使原来不能手术切除的达到理想的肿瘤细胞减灭。化疗应根据肿瘤的临床与手术分期、肿瘤的病理类型、分化程度、初次手术切除的范围、选择不同的药物组合,在术前和术后定期使用。

(1)适应证:①估计手术难以大部分切除的晚期卵巢癌可先行术前化疗 1～2 个疗程后再择期手术;②初次手术肿瘤未能切除,可先行化疗 2～3 个疗程后再手术;③初次手术无精确手术临床分期,未行大网膜切除、淋巴结清扫者;④初次手术腹水或冲洗液中查到瘤细胞者;⑤高危组织类型的浆液性囊腺癌、透明细胞癌,中、低分化腺癌(G_2,G_3);⑥初次手术肿瘤包膜溃破,肿瘤与周围组织粘连者;⑦初次手术盆腔或主动脉旁淋巴结阳性者;⑧术后 4 周,CA125 下降低于 50%者。

(2)卵巢上皮性恶性肿瘤的化疗方案。①TP 方案:taxol 135～175 mg/m²,静脉滴注(3 小时),第 1 天;carboplatin 300 mg/m²,静脉滴注,第 2 天。每 3 周重复。②TP 方案:taxol 135～175 mg/m²,静脉滴注(3 小时),第 1 天;DDP 75 mg/m²,静脉滴注,第 2 天。每 3 周重复。③PAC 方案:CTX 600 mg/m²,缓慢静脉推注,第 1 天;ADM 50 mg/m²,缓慢静脉推注,第 1 天;DDP 75 mg/m²,静脉滴注,第 1 天。每 3～4 周重复。④紫杉醇、铂类周疗方案:紫杉醇 60～80 mg/m²,加入生理盐水 250 mL,静脉滴注(1 小时),化疗 6 周为 1 个疗程,休息 2 周。第 1、4 周同时加用 DDP 或卡铂。卡铂 300 mg/m²,加入 5% 葡萄糖液 500 mL,静脉滴注;DDP 70 mg/m²,加放 NS 500 mL,静脉滴注;铂尔定 300 mg/m²,加入 5% 葡萄糖液 500 mL,静脉滴注。⑤拓扑替康、铂类方案:TPT 1 mg/m²,静脉滴注,第 1～5 天;DDP 40 mg/m²,静脉滴注,第 5～6 天。每 4 周重复。

临床药动学的研究表明,紫杉醇的药代效力模型是非线型模型,药物的血浆浓度不一定与投药剂量相关,紫杉醇的抗肿瘤效果主要取决于化疗的计划和方案,低剂量紫杉醇周疗法,可维持有效的血药浓度,发挥抗肿瘤作用,又不会引起太重的骨髓抑制,患者容易接受并坚持。

(3)生殖细胞性肿瘤的化疗方案。①VAC 方案:VCR 1.5 mg/m²,静脉滴注,第 1 天(最大剂量 2.0 mg);KSM 0.5 mg/d 静脉滴注,第 1～5 天;CTX 500 mg/m²,缓慢静脉推注,第 1～5 天,每 3～4 周重复。②PVB 方案:BLM 20 mg/m²,静脉滴注,第 2 天、第 8 天(最大剂量 30 IU);VCR 1.5 mg/m²,静脉滴注,第 1 天、第 2 天(最大剂量 2.0 mg);DDP 2.0 mg/m²,静脉滴注,第 1～5 天,每 3 周重复。③PEB 方案:BLM 20 mg,静脉滴注,第 2 天、第 9 天、第 16 天(最大剂量 30 mg);VP 16 100 mg/m²,静推,第 1～5 天。DDP 20 mg/m²,缓慢静脉推注,第 1～5 天,每 3～4 周重复,共 3 次。

(4)性索间质细胞瘤化疗方案:可参照以上的化疗方案,较常用的化疗方案有 PAC 方案、VAC 方案及 PVB 方案。

(5)化疗途径及期限:化疗途径应以全身化疗为主(静脉或口服),也可配合腹腔化疗及动脉插管栓塞化疗。关于化疗的期限,上皮性癌往往需要6~8个疗程。生殖细胞性肿瘤则为3~6个疗程。疗程的多少还与采用的化疗方案及剂量相关。

(6)介入性栓塞化疗:超选择性动脉插管栓塞疗疗,是治疗晚期卵巢癌的又一途径。单纯动脉灌注化疗与静脉化疗相比,可使局部组织的抗癌药物浓度提高2.8倍,动脉栓塞化疗又比单纯动脉灌注化疗局疗组织AUC提高2.36倍,且能使局部组织保持较长时间的药物高浓度,提高了临床疗效,通常以ADM 50 mg/m²、氮芥(NH_2)5~10 mg/m²加入5%葡萄糖液或0.9%生理盐水150~200 mL稀释动脉灌注,适用于初诊冷冻骨盆并大量腹水的晚期卵巢癌患者。

(7)复发或耐药者的二线化疗:应用铂类药物治疗后缓解期超过6个月复发者,可视为对铂类药物敏感者,可再次使用铂类药物的联合化疗或其他二线化疗。若缓解期少于6个月则属对铂类药耐药,这类患者再次化疗则应选择Taxol、IFO或HMM之一的单药化疗或其他药物的联合化疗。

4.放疗

在卵巢恶性肿瘤中,无性细胞瘤对放疗最敏感,颗粒细胞属中度敏感,而上皮性癌不主张以放疗为主要的辅助治疗手段。但伴有大量腹水者经手术仅有细小粟粒样转移灶或肉眼看不到的残留病灶,可辅以放射性核素腹腔内注射以提高疗效,减少复发。

(1)体外照射:由于卵巢恶性肿瘤常并腹腔的转移,所以常采用全腹外照射,肝脏及肾脏挡铅板防护。全腹辐照野的剂量为2 500~3 000 cGy/4~5周,但卵巢肿瘤的主要病变位于盆腔,因此需对盆腔加强照射,剂量应达4 000~5 000 cGy,放射源要用钴、铯或直线加速器。

(2)放射性核素:通常要用放射性³²P,其半衰期为14天,最大穿透距离较短,故只能用于细小散在的粟粒样病灶。治疗应在手术后3~6周开始,先行单针穿刺滴注生理盐水400 mL,接着1次注入³²P 15 mCi,然后再注入生理盐水600 mL,注射完毕后嘱患者每15分钟更换体位1次,以使³²P在腹腔内均匀分布,对有肠粘连者应禁用放射性核素腹腔注射。

5.激素治疗

卵巢恶性肿瘤中,上皮性肿瘤组织中ER、PR最高。性索间质肿瘤次之。浆液性囊腺癌的ER、PR含量低于子宫内膜样癌,但高于其他恶性肿瘤,ER、PR在黏液性癌较低,在透明细胞癌中更低,卵巢癌的内分泌治疗基础,是测定癌组织中ER、

PR受体浓度,治疗适用于ER、PR(+),临床期,高分化,初次手术较彻底,但有复发转移可能者,仅能作为化疗的辅助治疗及复发癌、耐药病例的姑息治疗。

(九)随访

患者在初次手术后,坚持规范化疗6～8个疗程后,如CA125、AFP及影像学检查为阴性时,可停止化疗进行缓解期随访,定期检查肿瘤标记物如CA125、CEA、AFP、B超、妇科检查。3～6个月复查1次,直至发现复发病灶需再次行肿瘤细胞减灭术和化疗。

二、转移性卵巢肿瘤

一切从其他器官转移至卵巢的肿瘤,统称为转移性卵巢肿瘤,占卵巢恶性肿瘤的10%～30%。其原发癌以乳腺癌、胃癌、结肠癌和子宫内膜癌最多见。

(一)发病机制

卵巢为一个具有丰富的淋巴和血供,且具有分泌雌、孕激素及睾酮的潜能而成为一个很容易生长转移瘤的器官,转移性肿瘤可通过以下途径波及卵巢。

1.直接侵犯

位于卵巢附件的盆腔原发性肿瘤,如子宫内膜癌、输卵管癌、回盲部或乙状结肠癌均可通过直接侵犯方式转移至卵巢。

2.腹水转移

原发于上腹腔的肿瘤,如胃癌,可在肠蠕动和重力作用下,通过腹水将肿瘤细胞运送到卵巢。

3.淋巴转移

卵巢是一个富有网状淋巴管的器官,输卵管系膜血管与卵巢血管有丰富的交通支,它可沿子宫卵巢的血管到腹主动脉和下腔静淋巴结,故卵巢转移性肿瘤具有如下特征。

(1)卵巢转移瘤绝大多数为双侧性。

(2)因转移而增大的卵巢常保持原来形状,肿瘤局限在包膜内生长。

(3)卵巢转移瘤,外观往往正常,镜下可查见淋巴管内瘤栓。

4.血行转移

这种概率较低,乳腺癌、消化道癌及子宫内膜癌可通过血供转移至卵巢。

(二)病理改变

1.大体

(1)乳腺癌或子宫内膜癌行预防性卵巢切除术者卵巢外观正常,仅为镜检发现转移病灶。

（2）胃肠道癌多数转移至双侧卵巢，仍保持卵巢形状，切面常有黏液变区域。

（3）卵巢转移癌伴发腹腔内播散性病灶，约20％并发胸腔积液或腹水。

2.镜下检查

卵巢转移癌可有多种类型，如原发癌是乳腺者，转移瘤保持了原发癌的组织特点，有的则主要是未分化间质细胞浸润。如原发癌来自胃肠道，转移瘤多类似卵巢分泌黏液的原发腺癌，其突出特征是可见印戒细胞，即大的囊腔内被覆产生黏液的高柱状上皮，当细胞质内黏液多时，胞核被挤向一侧而贴近细胞膜呈半月形。

（三）临床表现

1.原发性肿瘤史

卵巢转移性肿瘤与早期卵巢癌一样缺乏特异性症状，故术前诊断较困难，在消化道原发癌中，约42％在发现卵巢癌前有原发瘤切除史，50％～60％的患者并无原发肿瘤史，在发现卵巢转移瘤后才寻找到原发肿瘤。

2.盆腔包块

约76.2％患者是以发现盆腔包块而就诊。

3.阴道异常出血

原发于子宫内膜癌转移至卵巢的患者可出现不规则阴道出血。

4.腹水

腹水在卵巢转移肿瘤中相当常见，淋巴引流的障碍和转移瘤的渗出是腹水的主要来源，腹水发生率约为62.5％，大多数为草黄色，少数呈血性。

5.腹痛

可能由于转移瘤增长迅速，腹腔内广泛转移，与原发癌灶进展有关。

（四）诊断

同原发性卵巢恶性肿瘤。

（五）治疗

卵巢转移性肿瘤，常因形成盆腔的广泛种植而手术无法切净，故生存率较低，预后比原发性卵巢癌要差。临床收治的多数转移性卵巢癌均为原发灶已经治疗，而后发现卵巢转移癌，或先发现卵巢转移癌后，追踪发现原发病灶的。如卵巢转移癌体积大、固定于盆腔，大量腹水伴恶病质，无法手术，可姑息性对症治疗，化疗有一定疗效。

1.手术治疗

如患者一般情况尚可,应积极争取手术切除,手术有利于确诊卵巢肿瘤是原发还是继发。如为原发癌,患者能得到及时有效的治疗;如为继发癌,切除盆腔转移性肿瘤,可解除压迫症状,抑制减少腹水产生,通过腹腔和全身化疗延长患者生存期。

(1)手术范围:多数转移癌局限于卵巢或盆腔,需行全子宫双附件和网膜切除术;如盆腹膜转移灶广泛,应争取做肿瘤细胞减灭术,减小肿瘤体积,增加肿瘤组织对化疗的敏感度;患者体质差有恶病质倾向者,术中且腹腔浆膜层已广泛转移,可行单侧或双侧转移灶切除术。

(2)原发瘤的处理:多数卵巢转移癌来自胃肠道,如查明原发灶在结肠,应争取与转移癌一并切除。如原发为胃癌,病期尚属早期,转移灶局限于盆腔,患者情况允许,可考虑同时切除原发癌,来自乳房的卵巢转移癌,绝大多数原发灶在转移出现前,已手术切除。

2.化疗

转移性卵巢癌常因腹膜内广泛转移,肿瘤体积大,腹膜腔化疗效果不佳,可选择介入动脉灌注化疗有一定临床疗效。

(六)预防

1.原发瘤的预防与筛查

胃癌、结肠癌和乳腺癌为转移性卵巢癌的主要来源,预防转移癌,应以提高对原发癌的早期诊断和治疗,防止治疗过程中的扩散和治疗后复发。

2.其他

对40岁以上的消化道癌或乳腺癌者,在切除原发瘤时,应同期将双侧卵巢切除或放射去势。预防性卵巢切除在提高原发癌的治愈率上具有重要意义。

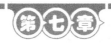

妇科疾病的腹腔镜治疗

第一节　腹腔镜检查及手术

一、手术概述

腹腔镜是将光学、物理学应用于临床医学,是医学上的一大进步。20 世纪 20 年代,腹腔镜开始作为诊断工具用于临床,随着科学设备的不断发展,腹腔镜于 70 年代开始普及,并由单一的腹腔镜检查逐渐发展成为腹腔镜下的手术,由小手术发展成为今天可以进行的复杂的手术。妇科腹腔镜手术已成为新兴的腔镜外科手术学中的重要领域之一。随着设备的不断改善,目前已相继出现无气腹腹腔镜、单孔腹腔镜、机器人腹腔镜等新设备和新技术。在此仅介绍最常用的腹腔镜技术。

(一)分类

腹腔镜分为诊断性腹腔镜检查手术和治疗性腹腔镜手术。腹腔镜检查术:对患者机体影响较少,能直视盆腔及中、上腹部脏器,提高了早期诊断率,在直视下检查盆、腹腔脏器有无异常。目前由于阴道彩超的广泛应用、腹腔镜技术的提高,单一行腹腔镜检查已不多,多为检查和手术同时进行。

腹腔镜手术需要扎实的解剖概念和熟练的技术,应在掌握复杂的开腹手术基础上开展腹腔镜手术。

另外腹腔镜手术需要好的专用器械和设备。①主要设备:摄像系统(监视器、腹腔镜镜头、摄像机、光源);气腹形成系统(气腹机);图像采集系统(工作站)。②主要器械:气腹针、穿刺装置、腹腔镜手术专用微创器械、子宫操纵器(举宫器)、肌瘤粉碎器及充水吸引装置等。

(二)腹腔镜手术的分级

目前按照手术的难易程度,将腹腔镜手术分为 4 级,①一级,以腹腔镜检查为主,简单的手术操作,不造成器官损伤;②二级,输卵管妊娠、卵巢囊肿等与附件相关的手术;③三级,子宫或子宫肌瘤切除;④四级,妇科恶性肿瘤的手术和盆底重建术、生殖道畸形矫治手术及深部浸润型子宫内膜异位症(DIE)等。

(三)腹腔镜的适应证

(1)腹腔镜一级手术:①了解盆、腹腔包块的性质、部位,必要时取活检;②不孕症的诊断,了解输卵管是否通畅,寻找不孕原因及可能的矫治方法;③子宫内膜异位症的病变范围及程度、疗效观察;④生殖器有无畸形,卵巢形态有无异常,有无发育不良、萎缩或多囊卵巢,卵巢组织活检;⑤对不明原因的下腹疼痛(包括绝育或其他手术后)进行盆、腹腔内检查,明确疼痛病因,必要时取活检;⑥代替二次探查手术,对恶性肿瘤手术和化疗后效果进行评价。

(2)腹腔镜二级手术:①异位妊娠早期的诊断,同时行输卵管切开手术或输卵管切除术;②子宫内膜异位症病灶的电凝、切除术;③不孕症粘连松解、整形术;④卵巢肿瘤剔除术或附件切除术;⑤输卵管结扎术;⑥IUD 外游取出术;⑦盆腔脓肿切开引流术;⑧输卵管卵巢囊肿切除术。

(3)腹腔镜三级手术:①子宫肌瘤剔除术;②子宫切除术;③输卵管吻合再通术;④子宫穿孔创面止血缝合术;⑤成熟卵子吸取术;⑥配子输卵管内移植术。

(4)腹腔镜四级手术:①广泛性子宫切除术;②盆腔及腹主动脉旁淋巴结切除术;③深部浸润型子宫内膜异位病灶切除术;④盆底重建术;⑤生殖道畸形矫治术;⑥妇科恶性肿瘤手术。

(四)腹腔镜的禁忌证

(1)绝对禁忌证:①严重的心肺功能不全;②患有出血性疾病;③腹腔内广泛粘连;④弥漫性腹膜炎;⑤大的腹疝及膈疝。

(2)相对禁忌证:①既往手术史或盆腔炎史;②过度肥胖或消瘦者;③盆腹腔肿块超过脐平;④妊娠期;⑤腹腔大量出血;⑥器官异位或异常增大。

二、手术的要点及难点

(一)术前准备

同一般妇科腹部手术。但应对患者做好腹腔镜手术前的心理指导,介绍腹腔镜手术的优越性,取得于同次麻醉下从诊断性腹腔镜转为腹腔镜手术或立即行剖腹手术的患者授权同意。

(二)麻醉

针对患者全身的情况、手术类型,选择适当的麻醉方式。①在行复杂的手术时,多取全麻手术,随时允许将腹腔镜手术转为剖腹术。②对于不宜全麻的患者,诊断性腹腔镜或较简单的腹腔镜手术,硬膜外或脊髓麻醉,但应警惕血管扩张和低血压的危险。③局麻仅用于单纯腹腔镜检查和简单的腹腔镜手术。

(三)体位

患者体位应有助于腹腔镜手术的操作和成功。可根据手术选取:①膀胱截石位(腹腔镜阴式联合手术、盆底手术、子宫内膜异位症手术等);②水平位(附件、卵巢囊肿手术等);③腹腔内注气近结束时取头低臀高 15°体位,使肠管退于上腹部,便于盆腔手术操作;④术毕时取头高足低 45°体位,使腹腔内血或液体流到腹腔,便于吸出。

(四)基本操作

(1)放置子宫操纵器,放置尿管导尿排空膀胱。

(2)气腹:脐孔下缘切开皮肤约 10 mm,提起下腹壁,将 Veress 针经脐孔切口刺入腹腔,在针管内生理盐水自动流入,无阻力,回抽无液体,证明已刺入腹腔,即可开始充气。充气时腹腔压力在 1.3～2.7 kPa(10～20 mmHg),充气量一般 2～3 L,充气速度为每分钟 0.5～1.0 L,患者腹部逐渐隆起,叩诊肝浊音界消失,腹部呈鼓音。术中保持腹腔内静态气压应在 2.0 kPa(15 mmHg)以下。

(3)放置腹腔镜:拔出充气针后,取 11 mm 套管(内置穿刺器),自脐部切口处向盆腔以 60°～70°的角度稍用力将套管左右旋转刺入腹腔,有落空感。退出穿刺器,留套管于原位,放入内镜,接上光源和充气管,检查进入腹腔,于髂前上棘上内侧,避开血管做第二、第三穿刺点,第四操作孔可以选择耻骨联合正中上 2～3 cm 或脐左下 5 cm 左右。置入器械操作。腹腔镜下应详细探查盆子宫、输卵管、卵巢后,结合术前讨论,决定手术范围后方可开始手术。

(4)术中常用止血方法。①能量止血:单双极电凝、PK 刀、超声刀、血管闭合系统(LigaSure)、百克钳等。②以线圈环套结扎止血法:用各种不同强度的肠线或丝线做成内套圈,放入腹腔,套扎组织。③内缝合技术:多用内缝合腔内打结法,即于盆腹腔内用持针器采用显微外科打结技术结扎。也有用内缝合腔外打结法,缝合组织后将针和缝线牵出腔外打滑结,距滑结 1 cm 剪去多余的针和线,推滑结于腔内结扎组织。该技术不足之处是有时由于缝合不紧,止血效果差。

腹腔镜下缝合组织,不必过于强调对合准确。因其是无血操作,术后不易形成粘连和肠麻痹。④应用钛夹处理血管止血,术后X线下可见标志。

三、腹腔镜手术常见并发症及预防

虽然随着设备的更新、技术的不断进步,腹腔镜并发症已经减少,但仍应引起临床重视。据统计腹腔镜并发症的发生率为1.24%,死亡为0.03%~0.14%。

(一)气肿和气栓

最常见的并发症,多发生在初学术者。可出现腹壁处的腹膜外气肿、皮下气肿;腹腔内可出现大网膜气肿、肠道气腹等。气肿是由于Veress针误入腹膜外腔隙充气引起的。此时可见腹部局限性隆起,腹部叩诊鼓音不明显,肝浊音界不消失。

一旦发现,即刻停止注入气体,一般不需特殊处理。需要注意当腹腔充气压力过高时可形成纵隔气肿,易致心搏骤停。充气速度过快,气体进入血管造成气栓,可致猝死。因此行腹壁穿刺时,确定Veress针在腹腔内方可充气,按规定控制充气压力和速度。

(二)出血

出血是腹腔镜下手术最常见的并发症。

1.腹腔穿刺时出血

在腹腔穿刺针进入腹腔时,可出现腹壁血管损伤,特别是选择两侧下腹部皮肤穿刺点时,应注意避开腹壁血管。另一最为严重的是腹主动脉及下腔静脉损伤出血,常常因出血凶猛来不及抢救而危及患者生命。一般发生在初学者或腹腔充气不足时。

因此行腹腔穿刺时应提起腹壁,避开腹壁血管成60°角刺入,用力应适当。对过胖或过瘦者行腹穿时应尤为小心。

2.手术野出血

多为操作时技术不熟练,当有出血时,电凝止血不好,或缝合、套圈不紧,造成血管损伤、活动性出血,导致手术野出血,视野不清,无法操作,此时应尽快吸出游离血,迅速找到出血部位,钳夹或电凝止血。如出血凶猛,止血不佳,有可能因此而转为开腹手术。有时由于套扎不紧,止血效果差。术中应仔细操作,牢固缝扎、钳夹,以免出血。

(三)脏器损伤

主要为肠道与泌尿道损伤,多在解剖复杂、粘连严重分离时受到损伤或电热损伤。

1.脏器电热损伤

对于手术熟练者来说,双极电凝止血是最常用的电凝止血方法。电凝时未注意远离周围肠管、输尿管和膀胱,可出现电损伤或出现迟缓电损伤,导致肠瘘、输尿管瘘或膀胱瘘。

2.脏器损伤

严重粘连时,应仔细操作,一旦发现损伤,立即修补。

(1)术后出现急性腹痛、压痛、反跳痛或板状腹,随之患者发热、血象升高,应注意有无肠管损伤,确诊后及时处理,以免造成化脓性腹膜炎,甚至导致败血症发生,危及生命。电凝损伤术后导致肠壁坏死脱落引起肠穿孔,可在术后 3～7 天发生急性腹膜炎,保守治疗无效时应开腹探查。

(2)膀胱输尿管损伤小者,术后留置导尿管 7～14 天多可自行愈合,损伤大者术中发现应及时修补或行吻合术。如术后出现肾积水、输尿管积水或阴道内流出多量清亮液体,应及时测流出液体的肌酐水平,如同尿肌酐水平,应考虑是否出现泌尿系统损伤,尽快明确诊断,及时处理。

(3)预防方法:应严格掌握腹腔镜手术指征,疑有肠管广泛粘连者为手术禁忌证。

(四)高碳酸血症

充气过多或检查时间过长,二氧化碳经腹膜吸收后进入血液,可出现高碳酸血症,表现为心律失常和酸中毒。术中应严格按充气量和充气速度操作,必要时给予药物纠正酸中毒。

(五)腹腔镜手术中转开腹手术

任何腹腔镜手术都有转开腹手术的可能,尤其复杂的三、四类手术,需要向患者及家属明确交代。

腹腔镜作为微创手术为患者提供了治疗,避免了腹部切口,腹腔内肠管干扰少,术后恢复快;为临床医师提供了新的技术路线和操作技巧,其成功的关键在于能仔细地、有效地控制手术中的每个步骤,力争做到无血操作。

如果术中发现严重的粘连,或尤法解决的出血,或因为恶性需扩大手术范围,而腹腔镜手术又受到局限;或因设备、技术难以确保腹腔镜手术,应转为开腹手术。

(六)气腹导致的术后不适

有腹部憋胀、肩痛等,由二氧化碳气腹刺激膈肌神经放射肩部,减少胃肠道蠕动等引起,多数出院前自行消失。其余并发症同开腹手术。

四、并发症的预防

出血者需有一定的开腹手术基础,有清晰的解剖概念,且需经规范的培训,由浅入深、由易到难,逐步提高腹腔镜的手术技巧。腹腔镜手术对设备的要求较高,应注意不断更新设备,这是确保手术成功的另一保证。

第二节　腹腔镜下附件手术

一、手术概述

是目前最常进行的腹腔镜手术,有条件的在二级医院也在进行该类手术。最多见的是输卵管妊娠手术,其次是卵巢肿物切除术(卵巢肿物剥除术)、内膜异位症(包括卵巢内膜异位囊肿)等。

二、手术要点和难点

(一)腹腔镜下子宫内膜异位症手术

腹腔镜下内膜异位症手术—药物内分泌治疗—再次腹腔镜手术的"三阶段治疗",其疗效明显较剖腹术为好。Semm 报道用该法治疗 572 例子宫内膜异位症或输卵管因素不孕者,妊娠率达 48%。子宫内膜异位症的腹腔镜手术包括以下几种。

1.粘连分离术

包括卵巢粘连分离术、输卵管粘连分离术,如有条件在分离后行输卵管伞部成形术。

2.卵巢内膜异位囊肿剥离术

巧克力囊肿切除或剜出术,子宫内膜异位灶的内凝术。

3.深部子宫内膜异位结节

当宫颈旁、直肠后有深部子宫内膜异位症并结节时,腹腔镜下操作时应注意避免损伤直肠,可在腹腔镜监护下切开阴道后穹隆,取出该部位的内膜异位结节;在切除困难时,也可术后用 GnRH-a 药物治疗。

(二)腹腔镜下卵巢手术

1.卵巢囊肿剔除术

适用于卵巢良性肿瘤或巧克力囊肿剔除。腹腔镜下切开卵巢包膜,钝性将囊肿与正常卵巢组织分离并剔除。

2.取出卵巢肿物

(1)经阴道切开后穹隆,将囊肿置于后穹隆切口处,抽吸囊液后,自阴道取出囊壁。

(2)将切除的卵巢肿物放置在特制标本袋中,置于腹壁切口处,在标本袋内穿刺囊肿,吸出囊液后,自腹壁切口处取出标本袋。

3.卵巢创面出血

出血处电凝止血,可以间断内缝1～2针整形。

4.其他

清洗盆腔、手术结束。

(三)妊娠期腹腔镜手术

目前主要用在妊娠合并卵巢肿瘤。因为认为腹腔镜手术中使用的二氧化碳气体、气腹及电外科有害气体对胎儿有害,因此绝大多数学者对此采取谨慎态度。在20世纪70～80年代妊娠期禁止腹腔镜手术。1991年,Weber等报道了第1例妊娠期腹腔镜手术,随后,多篇报道了有关妊娠期腹腔镜的可行性、有效性及安全性的研究。2004年Rollin等报道妊娠期腹腔镜手术在早产率、新生儿出生体重及出生5分钟,Apgar评分等方面与妊娠期开腹外科手术相比差异无统计学意义。

(四)Burch术

是国际妇科泌尿协会推荐的治疗张力性尿失禁的一线术式,腹腔镜Burch术是在膀胱上腹膜切开,分离进入耻骨后间隙,暴露膀胱颈与近端尿道,用丝线将阴道旁筋膜悬吊到同侧耻骨弓后库柏韧带上。整个手术过程较开腹手术清晰,出血少,止血快,创面小,术后康复快,效果好,尿失禁复发率低。

三、手术并发症和预防

(一)术中卵巢破裂

除出血与脏器损伤外,在行卵巢肿瘤手术中注意防止肿瘤破裂,内容物流入腹腔,造成异物刺激导致的腹膜炎,或可能为恶性肿瘤时导致肿瘤播散。

在术中,切开卵巢表面时,不可过深,以防止破裂。切开卵巢表面时,切口应够长、表浅,以便易于区分肿瘤与正常卵巢组织。在剥除肿瘤后,放于子宫膀胱凹陷处或放入标本袋。如剥离剔除囊肿时破裂,立即用冲吸装置将囊液吸净;如为畸胎瘤破裂,可用热生理盐水冲洗。

(二)电凝止血

应注意对卵巢功能的损伤。有文献报道,电凝止血后可出现闭经,甚至卵巢早衰。因此电凝不可过深、时间不可过长,止血即可。现多主张对患者不用电凝手术,行卵巢缝合止血。

(三)可疑恶性肿瘤

术中可疑为恶性肿瘤时,应送快速冰冻病理学检查。

第三节　腹腔镜下子宫切除术

一、手术概述

自 1989 年 Reich 首次报道腹腔镜子宫切除术以来,腹腔镜子宫切除已成为成熟的子宫切除术式。目前腹腔镜下子宫切除术式主要有腹腔镜子宫次全切除术(laparoscopic subtotal hysterectomy,LSH)、腹腔镜全子宫切除术(laparoscopic total hysterectomy,LTH)、腹腔镜辅助下阴式子宫切除术(laparoscopic assisted vaginal hysterectomy,LAVH)、腹腔镜下筋膜内子宫切除术(laparoscopic intrafascial subtotal hysterectomy,LISH)、腹腔镜子宫肌瘤剔除手术。

二、手术的要点与难点

(一)肌瘤剔除术

浆膜下肌瘤或向浆膜下生长的肌壁间肌瘤直径 5～6 cm 时,可经腹腔镜切除。

1.浆膜下肌瘤或近浆膜的肌壁间肌瘤剔除术

(1)带蒂的浆膜下肌瘤:可在腹腔镜下用有齿钳抓住肌瘤,电凝或热凝其蒂部。从蒂部扭脱肌瘤,创面渗血可电凝止血或缝合。

(2)肌壁间肌瘤:切开(可用电切)肌瘤浆膜面的包膜,用爪状钳牵引、扭转肌瘤,使其分离,可用肌瘤剜出器协助剔出肌瘤,创面继续电凝止血。如切口较大,可行内缝合。

2.肌瘤取出方式

将肌瘤切碎,经 11 mm 套管针鞘取出。或用肌瘤粉碎器粉碎肌瘤取出。会部标本送病理学检查。

(二)腹腔镜子宫切除术

1.腹腔镜下筋膜内子宫切除术

该术式特点为以缝扎或热凝为主要止血手段;在宫颈筋膜内切除子宫,宫颈移行上皮区亦被切除,但主韧带、骶骨韧带和阴道不予切断,因此处有丰富的神经丛,使子宫动脉及输尿管区均不致受损,手术范围小而安全,术后性功能及膀胱直肠功能不受影响,还可预防未来发生宫颈癌。

2.腹腔镜辅助下阴式子宫切除术

该术式是由腹腔镜手术和阴道手术协同完成的,手术操作难度低于腹腔镜下全子宫切除术。腹腔镜下可以保留附件或切除附件,亦可切断圆韧带,离断子宫动脉,切断骨盆漏斗韧带;主韧带和骶骨韧带可以由腹腔镜下切断或由阴道切断,由阴道切开穹隆取出子宫。当需要切除附件时,均可经腹腔镜和阴道手术协同完成。子宫大小也不再受手术限制,大子宫可在腹腔镜下行部分旋切并取出,剩余小部分自阴道可顺利取出。手术时间明显缩短,手术结局清楚、安全,创伤小,术后恢复快。

3.腹腔镜下全子宫切除术

是腹腔镜子宫全切除术中较难的一种。其手术难度主要是需要分离膀胱宫颈阴道间隙与直肠窝间隙,以完整切除宫颈;切除宫颈与缝合阴道时要保障阴道不漏气。掌握该术式将为开展腹腔镜广泛全子宫切除术打下技术基础。

4.腹腔镜子宫次全切除术

用腹腔镜将宫体切除后套扎或缝合宫颈残端,子宫切除过程均由腹腔镜手术完成。它保持了阴道、韧带的完整性,保护了盆底的承托力,保留了宫颈或部分正常的宫颈,保护了宫颈周围重要的感觉神经及正常的性功能,提高了患者术后的生活质量。

(三)生殖道畸形

腹腔镜与宫腔镜联合诊断子宫畸形与其他生殖道先天畸形,近年腹腔镜也开始用于纠正与治疗生殖道畸形。

1.性腺分化和发育异常者的切除手术

回肠代阴道成形术是一种较好的治疗先天性无阴道的方法,腹腔镜或腹腔镜辅助小切口,利用切割缝合器切取部分回肠,分离扩大膀胱直肠间隙,置入人工回肠阴道,创伤小,康复快,预后好。

2.腹腔镜下腹膜代阴道

是目前常用的一种腹腔镜下阴道成形术式,其优点:手术相对简单,由妇科医师单独完成不需要外科协助,创伤小,恢复快,预后佳。

3.残角子宫切除术

同子宫切除术。

三、手术并发症与预防

腹腔镜下子宫切除最易出现的并发症是输尿管损伤,由于腹腔镜视野受限,在切断子宫动脉结或主韧带时,游离不够或韧带较短,在处理时,特别是术者对侧输尿管易电灼伤,或出现迟缓点灼伤,导致输尿管损伤。

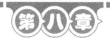

异常妊娠

第一节 流　产

妊娠不足 28 周、胎儿体重不足 1 000 g 而终止者,称为流产。妊娠 12 周前终止者,称为早期流产,妊娠 12 周至不足 28 周终止者,称为晚期流产。流产分为自然流产和人工流产。自然流产占妊娠总数的 10%～15%,其中早期流产占80% 以上。

一、病因

(一)胚胎因素

染色体异常是早期流产最常见的原因。半数以上与胚胎染色体异常有关。染色体异常包括数目异常和结构异常。数目异常以三体居首位,其次为 X 单体,三倍体及四倍体少见。结构异常主要是染色体易位、嵌合体等,染色体倒置、缺失和重叠也有报道。除遗传因素外,感染、药物等因素也可引起胚胎染色体异常。若发生流产,多为空孕囊或已退化的胚胎。少数至妊娠足月可能娩出畸形儿,或有代谢及功能缺陷。

(二)母体因素

1.全身性疾病

孕妇患全身性疾病(如严重感染、高热等)刺激子宫强烈收缩导致流产;引发胎儿缺氧(如严重贫血或心力衰竭)、胎儿死亡(如细菌毒素和某些病毒,如巨细胞病毒、单纯疱疹病毒经胎盘进入胎儿血循环)或胎盘梗死(如孕妇患慢性肾小球肾炎或高血压)均可导致流产。

2.生殖器官异常

子宫畸形(如子宫发育不良、双子宫、子宫纵隔等)、子宫肿瘤(如黏膜下肌瘤等),均可影响胚胎着床发育而导致流产。宫颈重度裂伤、宫颈内口松弛引发胎膜早破而发生晚期自然流产。

3.内分泌异常

黄体功能不足、甲状腺功能减退、严重糖尿病血糖未能控制等,均可导致流产。

4.强烈应激与不良习惯

妊娠期无论严重的躯体(如手术、直接撞击腹部、性交过频)或心理(过度紧张、焦虑、恐惧、忧伤等精神创伤)的不良刺激均可导致流产。孕妇过量吸烟、酗酒、饮咖啡、吸食二醋吗啡(海洛因)等毒品,均可导致流产。

(三)免疫功能异常

胚胎及胎儿属于同种异体生物。母体对胚胎及胎儿的免疫耐受是使胎儿在母体内得以生存的基础。若孕妇于妊娠期间对胎儿免疫耐受降低可致流产,如父方的人白细胞抗原(HLA)、胎儿抗原、母胎血型抗原不合、母体抗磷脂抗体过多、抗精子抗体存在、封闭抗体不足等,均可引发流产。已知调节性 T 细胞(Tr)与效应性 T 细胞(Te)的平衡是维系免疫反应的关键所在。某些特发性流产与调节性 T 细胞功能相对或绝对低下存在明显的相关性,可能是导致孕妇对胎儿免疫耐受性降低的主要原因。

(四)环境因素

过多地接触放射线和砷、铅、甲醛、苯、氯丁二烯、氧化乙烯等化学物质,均可能引起流产。

二、临床表现

主要是停经后阴道流血和腹痛。

(一)孕 12 周前的早期流产

开始时绒毛与蜕膜剥离,血窦开放,出现阴道流血,剥离的胚胎和血液刺激子宫收缩,排出胚胎或胎儿,产生阵发性下腹部疼痛。胚胎或胎儿及其附属物完全排出后,子宫收缩,血窦闭合,出血停止。

(二)孕 12 周后的晚期流产

晚期流产的临床过程与早产和足月产相似,胎儿娩出后胎盘娩出,出血不多。

可以看出,早期流产的临床全过程表现为先出现阴道流血,而后出现腹痛。晚期流产的临床全过程表现为先出现腹痛(阵发性子宫收缩),而后出现阴道流血。

三、实验室检查

(一)血、尿绒毛膜促性腺激素含量测定

低于正常参考值表示未孕或胚胎死亡。

(二)尿中雌激素含量测定

先兆流产、不可避免流产和习惯性流产,黄体酮、雌二醇低于正常,雌三醇仍在正常范围。先兆流产和习惯性流产,雌二醇排出量一般在参考值低限,但必须连续测定才有诊断价值,一般认为,雌二醇24小时尿值低于 $15.6\ \mu mol/L$,则可能有95%的孕妇将流产。

(三)胎盘催乳素(HPL)测定

测定孕妇血中 HPL 含量,可迅速反映胎盘功能状态,在血浆 HPL 连续测定时,若发现 HPL 急剧上升,预示胎儿即将死亡,如下降为 $4\ \mu g/L$ 以下,则常有胎儿宫内窒息,可能导致流产。

四、治疗

(一)先兆流产

卧床休息,禁性生活,必要时给予对胎儿危害小的镇静剂。黄体功能不足者可给予黄体酮 $10\sim20$ mg,每天或隔天肌内注射 1 次;或绒毛膜促性腺激素(hCG)2 000~3 000 U,隔天肌内注射 1 次。其次,维生素 E 及小剂量甲状腺片也可应用。经过治疗,如阴道流血停止,B 超提示胚胎存活,可继续妊娠。若临床症状加重,B 超发现胚胎发育不良,hCG 持续不长或下降表明流产不可避免,应终止妊娠。

(二)难免流产

一旦确诊,应尽早使胚胎及胎盘组织完全排出。早期流产应及时行刮宫并对刮取物仔细检查,并送病理检查。晚期流产时,子宫较大,出血较多,可用缩宫素 $10\sim20$ U 加入 5%葡萄糖液 500 mL 中静脉滴注,促进子宫收缩。当胎儿及胎盘排出后检查是否完全,必要时刮宫清除宫腔内残留的妊娠物。

(三)不全流产

一经确诊,应及时行刮宫术或钳刮术,以清除宫腔内残留组织。出血多或伴有休克者应同时输血输液,并给予抗生素预防感染。

(四)完全流产

症状消失,B超检查宫腔内无残留物,如无感染、一般不需特殊处理。

(五)稽留流产

处理较困难。处理前应检查血常规、出凝血时间、血小板计数、血纤维蛋白原、凝血酶原时间、凝血块收缩试验及血浆鱼精蛋白副凝试验等,并做好输血准备。口服炔雌醇 1 mg 每天 2 次,或己烯雌酚 5 mg 每天 3 次,连用 5 天以提高子宫肌对缩宫素的敏感性。子宫<12 周者,可行刮宫术,术中肌内注射缩宫素,若胎盘机化并与宫壁粘连较紧,手术应特别小心,防止子宫穿孔,一次不能刮净,可于 5～7 天后再次刮宫。如凝血功能障碍,应尽早使用肝素、纤维蛋白原及输新鲜血等,待凝血功能好转后,再行引产或刮宫。

(六)习惯性流产

染色体异常夫妇应于孕前进行遗传咨询,确定是否可以妊娠。在孕前应进行卵巢功能检查、夫妇双方染色体检查与血型鉴定及其丈夫的精液检查,女方尚需进行生殖道检查,包括有无肿瘤、宫腔粘连,并作子宫输卵管造影或宫腔镜检查,以确定子宫有无畸形与病变,有无宫颈内口松弛等。子宫有纵隔的患者,可于宫腔镜下行子宫纵隔切除术;有宫腔粘连者可用探针横向钝性分离粘连;宫颈内口松弛者应在妊娠前行宫颈内口修补术,或于孕 14～18 周行宫颈内口环扎术,术后定期随诊,提前住院,待分娩发动前拆除缝线,若环扎术后有流产征象,应及时拆除缝线,以免造成宫颈撕裂;黄体功能不足或原因不明的习惯性流产妇女当有怀孕征兆时,可按黄体功能不足给以黄体酮治疗,每天 10～20 mg 肌内注射,或 hCG 3 000 U,隔天肌内注射 1 次,确诊妊娠后继续给药直至妊娠 10 周或超过以往发生流产的月份,并嘱其卧床休息,禁性生活。补充维生素 E,注意心理疏导。安定患者情绪。对不明原因的习惯性流产患者,可予免疫治疗。

(七)流产感染

治疗原则为积极控制感染,尽快清除宫内残留物。若阴道流血不多,应用广谱抗生素 2～3 天,待控制感染后再刮宫。若阴道流血量多,静脉滴注抗生素及输血的同时,用卵圆钳将宫腔内残留组织夹出,使出血减少,切不可用刮匙全面搔刮宫腔,以免造成感染扩散,术后应继续给予广谱抗生素,待感染控制后再行彻底刮宫。若已合并感染性休克者,在抗感染同时,应积极抢救休克。若感染严重或腹盆腔有脓肿形成。应予手术引流,必要时切除子宫。

第二节 异位妊娠

当正常妊娠时,受精卵着床于子宫体腔内膜。但是,当受精卵于子宫体腔以外的部位着床时,亦称异位妊娠,习惯称为宫外孕。异位妊娠根据受精卵在子宫体腔外种植部位的不同而分为输卵管妊娠、卵巢妊娠、腹腔妊娠、阔韧带妊娠、宫颈妊娠等。其中,输卵管妊娠约占异位妊娠 95% 左右,尤以壶腹部妊娠最多见,约占 78%,其次为峡部、伞部,间质部妊娠较少见,此节仅描述输卵管妊娠病因、症状和治疗。

一、病因

(一)输卵管炎症

可分为输卵管黏膜炎和输卵管周围炎,两者均为输卵管妊娠的常见病因。输卵管黏膜炎严重者可引起管腔完全阻塞而致不孕,轻者输卵管黏膜粘连和纤毛缺损影响受精卵的运行受阻而在该处着床。输卵管周围炎病变主要在输卵管的浆膜层或浆肌层,常造成输卵管周围粘连,输卵管扭曲、管腔狭窄、管壁肌蠕动减弱,影响受精卵的运行。淋菌及沙眼衣原体所致的输卵管炎常累及黏膜,而流产或分娩后感染往往引起输卵管周围炎。

(二)输卵管手术史

输卵管绝育术后若形成输卵管再通或瘘管,均有导致输卵管妊娠可能,尤其是腹腔镜下电凝输卵管绝育及硅胶环套术绝育;因不孕经接受过输卵管粘连分离术,输卵管成形术,如输卵管吻合术、输卵管开口术者,再次发生输卵管妊娠可能性亦增加。

(三)放置宫内节育器(IUD)

IUD 与异位妊娠发生的关系,已引起国内外重视。一方面,随着 IUD 的广泛应用,异位妊娠发生率增高,其原因可能是由于使用 IUD 后的输卵管炎所致。另一方面,由于放置宫内节育环的异物反应,引起宫内白细胞及巨噬细胞大量聚集,改变了宫内环境,妨碍了孕卵着床,但不能完全阻止卵子在输卵管内的受精和着床,因此使用 IUD 者一旦妊娠,则异位妊娠机会相对增加。

(四)输卵管发育不良或功能异常

输卵管发育不良常表现为输卵管过长,肌层发育差、黏膜纤毛缺乏。其他还有双输卵管、憩室或有副伞等,均可成为输卵管妊娠的原因。输卵管功能受雌、孕激素的调节。若雌孕激素分泌失常,可影响受精卵的正常运行。此外,精神因素也可引起输卵管痉挛和蠕动异常,干扰受精卵的运送。

(五)辅助生育技术

从最早的人工授精到目前常用促排卵药物应用,以及体外受精-胚胎移植(IVF-ET)或配子输卵管内移植(GIFT)等,均有异位妊娠发生,且发生率为5%左右,比一般原因异位妊娠发生率为高。其相关易患的因素有术前输卵管病变、盆腔手术史、移植胚胎的技术因素、置入胚胎的数量和质量、激素环境、胚胎移植时移植液过多等。

(六)其他

子宫肌瘤或卵巢肿瘤压迫输卵管,影响输卵管宫腔通畅,使受精卵运行受阻。

二、病理

(一)输卵管妊娠的特点

由于输卵管管腔狭小,管壁薄且缺乏黏膜下组织,其肌层远不如子宫肌壁厚和坚韧,妊娠时不能形成完好的蜕膜,不能适应胚胎的生长发育。因此。当输卵管妊娠发展到一定时期,将发生以下结局。

1.输卵管妊娠流产

其多见于输卵管壶腹部妊娠,发病多在妊娠8周以后。受精卵种植在输卵管黏膜皱襞内,由于输卵管妊娠时管壁蜕膜形成不完整,常易发生流产。若形成输卵管完全流产,出血一般不多。若形成输卵管不全流产,导致反复出血,形成输卵管血肿或输卵管周围血肿或盆腔积血,量多时流入腹腔。

2.输卵管妊娠破裂

其多见于输卵管峡部妊娠,发病多在妊娠6周左右。短期内即可发生大量腹腔内出血使患者陷于休克,亦可反复出血,在盆腔内与腹腔内形成血肿。输卵管间质部妊娠虽少见,但后果严重,其结局几乎全为输卵管妊娠破裂。由于此处血运丰富,其破裂犹如子宫破裂,症状极为严重,往往在短时期内发作,致大量的腹腔内出血。

3.陈旧性宫外孕

输卵管妊娠流产或破裂,若内出血停止,病情稳定,胚胎死亡可逐渐吸收。但反复内出血所形成的盆腔血肿不能及时消散。血肿机化变硬并与周围组织粘连,则形成陈旧性宫外孕。

4.继发性腹腔妊娠

输卵管妊娠流产或破裂,一般囊胚从输卵管排出到腹腔内,多数死亡,但偶尔也有存活者。若存活的胚胎绒毛组织排至腹腔后重新种植而获得营养,可继续生长发育,继发腹腔妊娠。

(二)子宫的变化

输卵管妊娠和正常妊娠一样,胎盘滋养细胞产生的 hCG 维持黄体生长,使甾体激素分泌增加。因此,月经停止来潮,子宫增大变软,子宫内膜出现蜕膜反应。若胚胎死亡,滋养细胞活力消失,蜕膜自宫壁剥离而发生阴道流血或阴道排出蜕膜管型;子宫内膜的形态学改变呈多样性,除内膜呈蜕膜改变外,若胚胎死亡已久,内膜可呈增生期改变,有时可见 Arias-Stella(A-S)反应,即大量 hCG 和其他激素促使子宫内膜腺上皮增生,形成乳头突入腔内,胞核较肥大的反应现象。虽对诊断有一定价值,但并非输卵管妊娠时所特有。此外,胚胎死亡后,部分深入肌层的绒毛仍存活。黄体退化迟缓,内膜仍可呈分泌反应。

三、临床表现

(一)症状

输卵管妊娠典型症状为停经后腹痛与阴道流血。

1.停经

除输卵管间质部妊娠停经时间较长外,多有 6～8 周停经史。有 20%～30%患者无明显停经史,或月经仅过期数天而不认为是停经。

2.腹痛

腹痛是输卵管妊娠患者的主要症状。腹痛是由于输卵管膨大、破裂及血液刺激腹膜等多种因素引起,常为突发性下腹一侧有撕裂样或阵发性疼痛,并伴有恶心呕吐。

3.阴道流血

胚胎死亡后,常有不规则阴道流血,色暗红量少,一般不超过月经量,少数患者阴道流血量较多,类似月经,阴道流血可伴有蜕膜碎片排出。

4.晕厥与休克

由于腹腔急性内出血及剧烈腹痛,轻者出现晕厥,严重者出现失血性休克。出血量越多越快,症状出现也越迅速越严重,但与阴道流血量不成正比。

5.腹部包块

输卵管妊娠流产或破裂时所形成的血肿时间较久者,由于血液凝固并与周围组织或器官发生粘连形成包块,包块较大或位置较高者,腹部可扪及。

(二)体征

1.全身检查

体温一般正常,休克时可能略低,当内出血吸收时,体温可稍高,而一般不超过 38 ℃。内出血时血压下降,脉搏变快、变弱,面色苍白。

2.腹部检查

腹部有压痛,明显的反跳痛,以病侧最为显著。腹肌强直较一般腹膜炎为轻,显示内出血所产生的血性腹膜刺激与一般感染性腹膜炎不同。腹腔内出血量多时可出现移动性浊音体征。出血缓慢者或就诊较晚者形成血肿,可在腹部摸到半实质感、有压痛的包块。

3.盆腔检查

阴道内常有少量出血,来自子宫腔。阴道后穹常常饱满,触痛。子宫颈有明显的抬举痛,即将子宫颈向上或向左、右轻轻触动时,患者即感剧烈疼痛。在内出血多者,检查时常觉子宫有飘浮感。子宫正常大或稍大,稍软。子宫之一侧可触及胀大的输卵管。就诊时间较迟者,可在子宫直肠窝处触到半实质包块,时间越长,则血包机化变硬。

四、诊断

(一)测定 hCG

测定 hCG 的技术近 10 多年来有了较大的改进。应用 hCG β亚单位(β-hCG)放射免疫法能正确地测定早期妊娠,为诊断异位妊娠的较好方法。绒毛中的合体细胞,分泌 hCG,由于输卵管黏膜、肌层极薄,不能供给绒毛细胞所需的营养,异位妊娠在血浆中的 β-hCG 浓度较低,β-hCG 放射免疫分析法可测出第九天孕卵存在与否。在正常妊娠早期,每 1.2~2.2 天 β-hCG 量增加 1 倍,而86.6%的异位妊娠,其倍增时间缓慢,且其 β-hCG 的绝对值亦低于正常妊娠。

(二)B 型超声

超声检查作为一种影像诊断技术,具有操作简便、直观性强、对人体无损伤、可反复检查等优点,但超声图像复杂,检查人员的技术与经验有较大悬殊,误诊率可达 9.1%。异位妊娠的声像特点:子宫虽增大但宫腔内空虚无孕囊;宫旁出现低回声区,该区若查出胚芽及原始心管搏动,便可诊断异位妊娠。

(三)阴道后穹穿刺或腹腔穿刺

其为目前诊断异位妊娠应用比较广的方法。用于疑有盆腹腔内出血的患者。经阴道后穹穿刺抽出血液,为暗红色不凝固血液,说明内出血存在。内出血量多,腹部检查有移动性浊音,可经下腹一侧做腹腔穿刺。

(四)腹腔镜检查

镜下观察输卵管局部肿大,表面呈紫蓝色,腹腔内多有积血。内出血较大或有血流动力学改变者禁做腹腔镜检查。

(五)诊断性刮宫

诊断性刮宫的主要目的是排除宫内妊娠流产。标本仅见蜕膜未见绒毛,即可排除宫内妊娠;另外,蜕膜出现 A-S 反应也有助于异位妊娠的诊断。

五、治疗

(一)期待疗法

少数输卵管妊娠可能发生自然流产或被吸收,症状较轻而无须手术或药物治疗。在期待过程中应注意生命体征、腹痛变化,并进行 B 型超声和血 β-hCG 监测。

(二)药物治疗

对于要求保留生育能力的年轻妇女可以考虑使用化学药物治疗。患者需符合以下条件:①诊断为未破裂或未流产型的早期输卵管妊娠。②输卵管妊娠包块直径<4 cm。③明显腹腔内出血或出血量<100 mL,生命体征稳定。④血 β-hCG 值<1 000 U/L。⑤常用药物主要为甲氨蝶呤(MTX),MTX 是目前治疗异位妊娠使用最多的药物。MTX 属于叶酸类似物,可以抑制叶酸的合成,干扰 DNA 代谢,抑制细胞增殖。MTX 可以经口服、肌内注射或静脉注射途径给药,也有采用 B 超或腹腔镜监视下局部穿刺注射用药。平均治疗成功率为 82.6%。

中药治疗仍是我国目前治疗输卵管妊娠的方法之一,其优点是免除手术创伤,保持输卵管的解剖形态和生理功能。以活血化瘀为原则。

(三)手术治疗

1.保守性手术

所谓保守性手术,原则上是去除异位妊娠物,尽可能保留输卵管的解剖结构和生理功能。保守性手术适用于有生育要求的年轻妇女,特别是对侧输卵管已切除或有病变的患者。根据妊娠部位及输卵管病变情况选择具体术式。若为伞部妊娠,可行挤压术,将妊娠产物挤出。壶腹部妊娠可行切开清除胚胎术,在患侧输卵管膨大部位与纵轴平行切开系膜 $1\sim2$ cm,将胚胎组织挤出,然后用无损伤丝线在显微镜下缝合。若为峡部妊娠,可行病灶切除输卵管端端吻合术,离宫角近者可行输卵管宫角植入术。术后可在腹腔放置中分子右旋糖苷 $250\sim300$ mL,预防术后粘连。保守性手术也可在腹腔镜下进行。

2.输卵管切除术

输卵管妊娠一般采用输卵管切除术。切除输卵管可以迅速止血,手术可在硬膜外麻醉下进行。休克患者可在抗休克同时局麻下施术,进腹后首先用卵圆钳夹住出血点,暂时止血。并加快补液及输血速度,休克好转后再做输卵管切除;输卵管妊娠的病因往往是双侧同时存在的。一侧输卵管切除后,另一侧输卵管有再次发病的危险。输卵管间质部妊娠应争取在破裂之前手术,以免可能造成生命危险,手术可采用宫角楔形切除或全子宫切除。

3.腹腔镜手术

其是近年来治疗异位妊娠的主要方法,多数输卵管妊娠可在腹腔镜直视下穿刺输卵管的妊娠囊,吸出部分囊液后将 MTX 和四氢叶酸、氟尿嘧啶药物注入。

第三节 早 产

满 28 周至不足 37 周(196～258 天)间分娩者称早产。此时娩出的新生儿称早产儿,出生体重多在 2 500 g 以下,由于各器官发育尚不够健全,易于死亡,出生孕周越小,体重越轻,预后越差。早产儿病死率在发达国家与发展中国家有较大差异,国内报道为 12.7%～20.8%。早产约占分娩总数的 5%～15%。近年来由于早产儿治疗学及监护手段的进步,早产儿的生存率明显提高。

一、原因

(一)感染

绒毛膜羊膜炎是早产的重要原因。感染的来源是宫颈及阴道的微生物,部分来自宫内感染。病原微生物包括需氧菌及厌氧菌、沙眼衣原体、支原体等。

(二)胎膜早破

胎膜早破是造成早产的重要原因。在早产的产妇中,约 1/3 并发胎膜早破。

(三)子宫过度膨胀

双胎或多胎,羊水过多等均可使宫腔内压力升高,以至提早临产而发生早产。

(四)生殖器官异常

如子宫畸形、宫颈内口松弛、子宫肌瘤等。

(五)妊娠并发症

常见的有流感、肺炎、病毒性肝炎、急性肾盂肾炎、慢性肾炎、严重贫血、急性阑尾炎等。有时因医源性因素,必须提前终止妊娠,如妊娠期高血压疾病、妊娠期肝内胆汁淤积症、前置胎盘及胎盘早剥、心脏病、母儿血型不合等。

(六)其他

如外伤、过劳、性生活不当、每天吸烟≥10 支、酗酒等。

二、临床表现

早产的主要临床表现是先有不规则宫缩,伴少量阴道血性分泌物,以后可发展为规则宫缩,其过程与足月分娩过程相似。若胎膜早破则出现阴道流水,往往不能继续妊娠。

三、诊断

早产的主要临床表现是子宫收缩,最初为不规则宫缩,常伴有少许阴道流血或血性分泌物,以后可发展为规则宫缩,其过程与足月临产相似,胎膜早破较足月临产多。宫颈管先逐渐消退,然后扩张。妊娠满 28 周至不足 37 周出现至少 10 分钟一次的规则宫缩,伴宫颈管缩短,可诊断先兆早产。妊娠满 28 周至不足 37 周出现规则宫缩(20 分钟≥4 次,或 60 分钟 8 次),伴宫颈缩短≥80%,宫颈扩张 1 cm 以上,诊断为早产临产。部分患者可伴有少量阴道流血或阴道流液。以往有晚期流产、早产史及产伤史的孕妇容易发生早产。诊断早产一般并不困难,但应与妊娠晚期出现的生理性子宫收缩相区别。生理性子宫收缩一般不规则、无痛感,且不伴有宫颈管消退和宫口扩张等改变。

四、预防

预防早产是降低围生儿病死率的重要措施之一。

（1）加强营养，避免精神创伤，保持身心健康。妊娠晚期禁止性交。

（2）注意休息，宜侧卧位，一般取左侧卧位，可减少子宫自发性收缩，并增加子宫胎盘血流量，改善胎儿的氧气和营养供给。

（3）宫颈内口松弛者应在 14～18 周时做宫颈内口环扎术。

（4）加强对高危妊娠的管理，积极治疗妊娠并发症。

（5）加强产前保健，及早诊断和治疗产道感染。

（6）减少人工流产和宫腔操作的次数，进行宫腔操作时，也要避免对宫颈内口的损伤。

五、处理

根据不同情况决定处理方法。

对先兆早产及早产临产孕妇中无继续妊娠禁忌证、胎膜未破、初产妇宫颈扩张在 2 cm 以内、胎儿存活、无宫内窘迫者，应设法抑制宫缩，尽可能使妊娠继续维持。除卧床休息外，给予宫缩抑制剂为主的药物。

（一）β-肾上腺受体兴奋剂

此类药物作用于子宫平滑肌的 $β_2$ 受体，抑制子宫平滑肌收缩，减少子宫的活动而延长妊娠期。但心血管不良反应较为突出，如心跳加快、血压下降、血糖增高、恶心、出汗、头痛等。故有糖尿病、心血管器质性病变、心动过速者禁用或慎用。目前常用药物有利托君，近年该药逐渐成为国内首选有效药物，100 mg 加于 5% 葡萄糖液 500 mL 静脉滴注，初始剂量为 5 滴/分，根据宫缩调节，每 10 分钟增加 5 滴，最大量至 35 滴/分，待宫缩抑制后持续滴注 12 小时，停止静脉滴注前 30 分钟改为口服 10 mg，每 4～6 分钟一次。用药过程中宜左侧卧位，减少低血压危险，同时密切注意孕妇主诉及心率、血压、宫缩变化，并限制静脉输液量（每天不超过 2 000 mL），以防肺水肿。如患者心率＞120 次/分，应减滴数，如心率＞140 次/分，应停药；如出现胸痛，应立即停药并行心电监护。长期用药者应监测血钾、血糖、肝功能和超声心动图。

（二）硫酸镁

镁离子对促进子宫收缩的钙离子有拮抗作用，从而抑制子宫收缩。一般采用 25% 硫酸镁 16 mL 加于 5% 葡萄糖液 100～250 mL 中，在 30～60 分钟内缓慢静脉滴注，然后维持硫酸镁 1～2 g/h 滴速至宫缩＜6 次/小时，每天总量不超过 30 g。用药过程中，注意膝腱反射存在、呼吸≥16 次/分及尿量≥17 mL/h 或≥400 mL/24 h。因抑制宫缩所需要的血镁浓度与中毒浓度接近，故肾功能不良、肌无力、心脏病患者禁用或慎用。

(三)前列腺素合成酶抑制剂

前列腺素有刺激子宫收缩、软化宫颈和维持胎儿动脉导管开放的作用。前列腺素合成酶抑制剂可抑制前列腺素合成酶、减少前列腺素的合成或抑制前列腺素的释放以抑制宫缩。常用药物有吲哚美辛、阿司匹林等。由于吲哚美辛可通过胎盘,可能引起动脉导管过早关闭,仅在孕 32 周前短期使用,最好不超过 1 周。此类药物目前已较少使用。

(四)镇静剂

镇静剂不能有效抑制宫缩,却能抑制新生儿呼吸,故临产后忌用。仅在孕妇紧张时作为辅助用药。初产妇宫口开大 2 cm 以上,胎膜已破,早产已不可避免时,应尽力设法提高早产儿成活率。

(1)给予氧气吸入。

(2)妊娠<34 周,分娩前给予地塞米松 6 mg 肌内注射,每 12 小时 1 次,共 4 次。

(3)为减少新生儿颅内出血发生率,生产时适时作会阴切开,缩短第二产程。

(4)分娩时慎用吗啡、哌替啶等抑制新生儿呼吸中枢的药物。

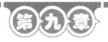

异常分娩

第一节 产力异常

产力包括子宫肌、腹肌、膈肌及肛提肌的收缩力,以子宫肌收缩力为主。产力异常指子宫肌收缩力异常。

一、子宫收缩乏力

子宫收缩乏力指子宫收缩虽有正常的节律性、对称性和极性,但间歇期长、持续时间短、收缩力弱,既不能促使子宫颈口逐渐扩张,也不能迫使胎儿逐渐下降。临产后即表现为子宫收缩乏力,称原发性宫缩乏力,导致潜伏期延长;如发生在产程某一阶段时,则为继发性宫缩乏力,常导致活跃期延长或停滞。

原因:①头盆不称;②胎位异常;③精神因素;④内分泌失调;⑤子宫肌纤维过度伸展(羊水过多、多胎、巨大胎儿等)或变性(多次妊娠与分娩,曾有子宫急、慢性感染等);⑥子宫发育不良或畸形;⑦子宫肌瘤;⑧临产后使用较大剂量镇静、镇痛药等。

(一)诊断标准

1.临床表现

(1)子宫收缩协调,但间隔时间长、持续时间短、收缩力弱,待产妇有不同程度不适和疲劳。

(2)潜伏期延长:潜伏期>16小时。

(3)活跃期延长:活跃期>8小时。

(4)活跃期停滞:活跃期2小时内子宫颈口扩张无进展。

(5)胎头下降延缓或停滞:初产妇活跃晚期,胎头下降速度<1 cm/h;经产妇<2 cm/h。胎头不下降达1小时以上,为下降停滞。

(6)第二产程延长:宫口开全后,初产妇超过 2 小时,经产妇超过 1 小时尚未分娩。

(7)总产程＞24 小时为滞产。

2.检查

(1)腹部检查:子宫收缩时,子宫硬度为用手指压子宫底部肌壁仍有凹陷出现。

(2)肛门或阴道检查:子宫口开张速度为潜伏期＜1 cm/4 h,活跃期＜1.2 cm/h。

(二)治疗原则

1.第一产程

(1)运用四步触诊法复查胎产式及胎方位,重新估计胎儿大小。

(2)阴道检查:了解子宫颈口扩张程度,有无宫颈水肿及胎方位、胎先露高低,有无产瘤和大小;了解骨盆大小、形态,除外头盆不称。如发现产道和/或胎位异常,估计不能经阴道分娩者,及时施行剖宫产术。

(3)估计可经阴道分娩而胎儿监测无窘迫征象,采取下列措施。①鼓励进食:摄入不足者,可予补液,纠正酸中毒、电解质紊乱。②产妇极度疲劳时,可给予哌替啶 50～100 mg(潜伏期)或地西泮(活跃期)10 mg 静脉或肌内注射,以期起到镇静及促进子宫颈口扩张作用。③经以上处理 2～4 小时后,如子宫收缩不见转强,或宫口无进展时,阴道内检查除外头盆不称后应加强子宫收缩,按下列步骤进行:嘱排空膀胱,排尿困难而膀胱胀满者,导尿;破膜时,注意羊水流出量、颜色及性状;破膜后 0.5～1 小时,如宫缩不见转强,静脉滴注催产素加强宫缩。

2.第二产程

(1)胎头颅骨最低点未过坐骨棘,宫口开全已达或超过 2 小时或出现胎儿窘迫征象,应立即施行剖宫产术。

(2)第二产程延长,胎先露已达 S^{+3},可行产钳或胎头负压吸引器助产。

(3)慎防产后子宫收缩乏力性出血及产褥感染。

二、子宫收缩过强

子宫收缩过强是指子宫收缩的节律性、对称性和极性均正常,仅收缩力过强、收缩持续时间长而间歇期时间短。若头盆相称,过强宫缩可致子宫颈口迅速开全,分娩在短时间内结束,总产程不足 3 小时称急产,可致母体会阴、阴道甚至子宫颈裂伤;脱落产(BBA),因未消毒引起感染和会阴裂伤。过强宫缩使胎盘血循环受阻,易发生胎儿窘迫、新生儿窒息或死亡;胎儿娩出过快,不能适应外界压力的骤变,可发生颅内血管破裂出血;生产时,新生儿坠地,可发生骨折、外伤等。如头盆明显不称,过强宫缩可造成子宫破裂,危及母儿安全。

(一)诊断标准

(1)宫缩持续时间可长达 1 分钟,而间歇期可短至 1~2 分钟。宫缩极期时,子宫硬。

(2)产程进展迅速,子宫颈口扩张及胎头下降均快。

(3)头盆不称时,在子宫颈口扩张同时胎头迟迟不下降。

(二)治疗原则

(1)凡有急产史的孕妇,尤其胎先露位置较低者,应在临产前提前住院待产。

(2)产程中吸氧及监测胎儿心率。

(3)宫缩过强时酌情给予阿托品 0.5~1 mg,肌内注射,或 25%硫酸镁 10 mL溶于 5%葡萄糖溶液 20 mL 中缓慢静脉滴注。

三、子宫收缩不协调

子宫收缩丧失对称性及极性,为无效宫缩。由于宫腔内张力高,易致胎儿缺氧。多由精神过度紧张或头盆不称或胎膜早破、羊水过少引起。

(一)诊断标准

(1)产妇感持续腹痛,拒按,呼叫,烦躁不安,疲惫不堪。

(2)子宫收缩纤颤样,宫缩间歇时子宫壁仍不放松或有压痛。

(3)胎心过速或不规律,有时胎位扪不清。

(4)子宫颈口不扩张,胎先露不下降。

(二)治疗原则

(1)哌替啶 100 mg,肌内注射,使产妇入睡,醒后可能恢复协调性收缩,产程得以顺利进展。

(2)如不协调性子宫收缩已被控制,头盆相称,但宫缩不强,可采用催产素静脉滴注催产。

(3)若不协调性子宫收缩未能纠正,伴有胎儿窘迫或头盆不称,应行剖宫产术。

四、子宫痉挛性狭窄环

子宫壁某段肌肉呈痉挛性不协调收缩所形成的环状狭窄,可出现于子宫任何部位,但子宫体部与下段交界处最为多见,也可围绕胎体小部位,如颈、腰处,或在子宫颈外口处。宫缩时,狭窄环上部的肌肉收缩传不到环的下部,产程停滞;环紧卡胎体,阻碍胎儿下降。多因精神过度紧张,粗暴的阴道操作使子宫局部受到强刺激,或滥用宫缩剂等引起。

(一)诊断标准

(1)宫缩时,胎先露部不但不下降,反而上升;子宫颈口不但不扩张,反而缩小。

(2)腹部在子宫上、下段处有狭窄环使子宫呈葫芦形,此环不随宫缩上移。

(3)阴道检查有时可在子宫腔内触及坚硬而无弹性的环状狭窄,环的上、下部分均不紧张。

(二)治疗原则

(1)立即停止阴道操作或停用宫缩剂。

(2)给予镇静解痉剂,哌替啶 100 mg 肌内注射,或阿托品 1 mg 或 25% 硫酸镁 20 mL,稀释后在 10 分钟内缓慢静脉推注。

(3)若经上述处理,狭窄环仍不松弛,且出现胎儿窘迫,应行剖宫术,子宫切口视术中狭窄环的位置而定。

(4)如宫口已开全,胎先露已入盆,可在麻醉下,试行阴道助产结束分娩。

第二节 骨产道异常

骨盆径线过短或形态异常,致使骨盆腔小于胎先露部可通过的限度,阻碍胎先露部下降,影响产程顺利进展,称为狭窄骨盆。狭窄骨盆可以为一个径线过短或多个径线同时过短,也可以为一个平面狭窄或多个平面同时狭窄。当一个径线狭窄时,要观察同一个平面其他径线的大小,再结合整个骨盆腔大小与形态进行综合分析,做出正确判断。

一、狭窄骨盆的分类

(一)骨盆入口平面狭窄

分 3 级:Ⅰ级为临界性狭窄,骶耻外径 18 cm,入口前后径 10 cm,绝大多数可以经阴道自然分娩；Ⅱ级为相对性狭窄，骶耻外径 16.5～17.5 cm，入口前后径 8.5～9.5 cm，需要试产后才能决定是否可以经阴道分娩；Ⅲ级为绝对性狭窄，骶耻外径≤16.0 cm，入口前后径≤8.0 cm，必须以剖宫产结束分娩。在临床实践中常遇到的是前两种。我国妇女常见以下两种类型。

1.单纯扁平骨盆

骨盆入口呈横扁圆形，骶岬向前下突出，使骨盆入口前后径缩短而横径正常。

2.佝偻病性扁平骨盆

童年患佝偻病，骨骼软化使骨盆变形，骶岬被压向前，骨盆入口前后径明显缩短，使骨盆入口呈横的肾形，骶骨下段向后移，失去骶骨正常弯度，变直向后翘。尾骨呈钩状突向骨盆出口平面。由于髂骨外展，使髂棘间径≥髂嵴间径；由于坐骨结节外翻，耻骨弓角度增大，骨盆出口横径变宽。

(二)中骨盆及骨盆出口平面狭窄

分 3 级：Ⅰ级为临界性狭窄，坐骨棘间径 10 cm，坐骨结节间径 7.5 cm；Ⅱ级为相对性狭窄，坐骨棘间径 8.5～9.5 cm，坐骨结节间径 6.0～7.0 cm；Ⅲ级为绝对性狭窄，坐骨棘间径≤8.0 cm，坐骨结节间径≤5.5 cm。我国妇女常见以下两种类型。

1.漏斗骨盆

骨盆入口各径线值正常，两侧骨盆壁向内倾斜，状似漏斗得名。其特点是中骨盆及骨盆出口平面均明显狭窄，使坐骨棘间径、坐骨结节间径缩短，耻骨弓角度＜90°。坐骨结节间径与出口后矢状径之和＜15 cm，常见于男型骨盆。

2.横径狭窄骨盆

与类人猿型骨盆类似，骨盆入口、中骨盆及骨盆出口横径均缩短，前后径稍长，坐骨切迹宽。测量骶耻外径值正常，但髂棘间径及髂嵴间径均缩短。中骨盆及骨盆出口平面狭窄，产程早期无头盆不称征象，当胎头下降至中骨盆或骨盆出口时，常不能顺利转成枕前位，形成持续性枕横位或枕后位而造成难产。

(三)骨盆 3 个平面狭窄

骨盆外形属女型骨盆，但骨盆入口、中骨盆及骨盆出口平面均狭窄，每个平面径线均小于正常值 2cm 或更多，称为均小骨盆，多见于身材矮小、体形匀称的妇女。

(四)畸形骨盆

骨盆失去正常形态称畸形骨盆，仅介绍下列两种。

1.骨软化症骨盆

现已罕见。其是因缺钙、磷、维生素 D 及紫外线照射不足,使成人期骨质矿化障碍,被类骨组织代替,骨质脱钙、疏松、软化。由于受躯干重力及两股骨向内上方挤压,使骶岬突向前,耻骨联合向前突出,骨盆入口平面呈凹三角形,坐骨结节间径明显缩短,严重者阴道不能容纳 2 指。一般不能经阴道分娩。

2.偏斜骨盆

一侧髂骨翼与髋骨发育不良导致骶髂关节固定,因下肢和髋关节疾病,引起骨盆一侧斜径缩短的偏斜骨盆。

二、狭窄骨盆的临床表现

(一)骨盆入口平面狭窄的临床表现

1.胎头衔接受阻

一般情况下初产妇在妊娠末期,即预产期前 1~2 周或临产前胎头已衔接,即胎头双顶径进入骨盆入口平面,颅骨最低点达坐骨棘水平。若入口狭窄时,即使已经临产胎头仍未入盆,经检查胎头跨耻征阳性。胎位异常如臀先露、面先露或肩先露的发生率是正常骨盆的 3 倍。脐带脱垂发生率增加 6 倍。

2.已临产情况

根据骨盆狭窄程度、产力强弱、胎儿大小及胎位情况不同,临床表现也不尽相同。

(1)骨盆临界性狭窄:若胎位、胎儿大小及产力正常,胎头常以矢状缝在骨盆入口横径衔接,多取后不均倾势,即后顶骨先入盆,后顶骨逐渐进入骶凹处,再使前顶骨入盆,则矢状缝位于骨盆入口横径上成头盆均倾势。临床表现为潜伏期及活跃期早期延长,活跃期后期产程进展顺利。若胎头迟迟不入盆,此时常出现胎膜早破,其发生率为正常骨盆的 4~6 倍。由于胎膜早破母儿可发生感染,胎头不能紧贴宫颈内口诱发反射性宫缩,常出现继发性宫缩乏力。潜伏期延长,宫颈扩张缓慢。

(2)骨盆绝对性狭窄:若产力、胎儿大小及胎位均正常,但胎头仍不能入盆,常发生梗阻性难产。这种情况可出现病理缩复环,甚至子宫破裂。如胎先露部嵌入骨盆入口时间较长,血液循环障碍,组织坏死,可形成泌尿生殖道瘘。在强大的宫缩压力下,胎头颅骨重叠,严重时可出现颅骨骨折及颅内出血。

(二)中骨盆平面狭窄的临床表现

1.胎头能正常衔接

潜伏期及活跃期早期进展顺利。当胎头下降达中骨盆时,由于内旋转受阻,胎头双顶径被阻于中骨盆狭窄部位之上,常出现持续性枕横位或枕后位。同时出现继发性宫缩乏力,活跃期后期及第二产程延长,甚至第二产程停滞。

2.胎头受阻于中骨盆

有一定可塑性的胎头开始变形,颅骨重叠,胎头受压,使软组织水肿,产瘤较大,严重时可发生脑组织损伤、颅内出血及胎儿宫内窘迫。若中骨盆狭窄程度严重,宫缩又较强,可发生先兆子宫破裂及子宫破裂。强行阴道助产,可导致严重软产道裂伤及新生儿产伤。

(三)骨盆出口平面狭窄的临床表现

骨盆出口平面狭窄与中骨盆平面狭窄常同时存在。若单纯骨盆出口平面狭窄者,第一产程进展顺利,胎头达盆底受阻,第二产程停滞,继发性宫缩乏力,胎头双顶径不能通过出口横径,强行阴道助产,可导致软产道、骨盆底肌肉及会阴严重损伤,胎儿严重产伤,对母儿危害极大。

三、狭窄骨盆的诊断

在分娩过程中,骨盆是个不变因素。狭窄骨盆影响胎位和胎先露部在分娩机制中的下降及内旋转,也影响宫缩。在估计分娩难易时,骨盆是首先考虑的一个重要因素。在妊娠期间应查清骨盆有无异常,有无头盆不称,及早作出诊断,以决定适当的分娩方式。

(一)病史

询问孕妇有无佝偻病、脊髓灰质炎、脊柱和髋关节结核及外伤史。若为经产妇,应了解既往有无难产史及新生儿有无产伤等。

(二)全身检查

测量身高,孕妇身高<145 cm应警惕均小骨盆。观察孕妇体形、步态及有无跛足,有无脊柱及髋关节畸形,米氏菱形窝是否对称,有无尖腹及悬垂腹等。

(三)腹部检查

1.一般检查

观察腹型,尺测子宫长度及腹围,B型超声观察胎先露部与骨盆关系,还应测量胎头双顶径、胸径、腹径、股骨长,预测胎儿体重,判断能否通过骨产道。

2.胎位异常

骨盆入口狭窄往往因头盆不称、胎头不易入盆导致胎位异常,如臀先露、肩先露。中骨盆狭窄影响已入盆的胎头内旋转,导致持续性枕横位、枕后位等。

3.估计头盆关系

在正常情况下,部分初产妇在预产期前 2 周,经产妇于临产后,胎头应入盆。若已临产,胎头仍未入盆,则应充分估计头盆关系。检查头盆是否相称的具体方法为孕妇排空膀胱,仰卧,两腿伸直。检查者将手放在耻骨联合上方,将浮动的胎头向骨盆腔方向推压。若胎头低于耻骨联合前表面,表示胎头可以入盆,头盆相称,称胎头跨耻征阴性;若胎头与耻骨联合前表面在同一平面,表示可疑头盆不称,称胎头跨耻征可疑阳性;若胎头高于耻骨联合前表面,表示头盆明显不称,称胎头跨耻征阳性。对出现跨耻征阳性的孕妇,应让其取两腿屈曲半卧位,再次检查胎头跨耻征,若转为阴性。提示为骨盆倾斜度异常,而不是头盆不称。

(四)骨盆测量

1.骨盆外测量

骨盆外测量的结果可以间接反映真骨盆的大小。骨盆外测量各径线<正常值 2 cm 或能上能下为均小骨盆。骶耻外径<18 cm 为扁平骨盆。坐骨结节间径<8 cm,耻骨弓角度 90°,为漏斗型骨盆。骨盆两侧斜径(以一侧髂前上棘至对侧髂后上棘间的距离)及同侧直径(从髂前上棘至同侧髂后上棘间的距离)相差>1 cm 为偏斜骨盆。

2.骨盆内测量

骨盆外测量发现异常,应进行骨盆内测量。对角径<11.5 cm,骶岬突出为骨盆入口平面狭窄,属扁平骨盆。中骨盆平面狭窄及骨盆出口平面狭窄往往同时存在,应测量骶骨前面弯度、坐骨棘间径、坐骨切迹宽度(即骶棘韧带宽度)。若坐骨棘间径<10 cm,坐骨切迹宽度<2 横指,为中骨盆平面狭窄;若坐骨结节间径<8 cm,应测量出口后矢状径及检查骶尾关节活动度,估计骨盆出口平面的狭窄程度;若坐骨结节间径与出口后矢状径之和<15 cm,为骨盆出口平面狭窄。

四、狭窄骨盆对母儿影响

(一)对产妇的影响

若为骨盆入口平面狭窄,影响胎先露部衔接,容易发生胎位异常,由于胎先露部被隔在骨盆入口之上,常引起继发性宫缩乏力,导致产程延长或停滞。若为中骨盆平面狭窄,影响胎头内旋转,容易发生持续性枕横位或枕后位。胎头长时间嵌顿于产道内,压迫软组织引起局部缺血、水肿、坏死、脱落,于产后形成生殖道瘘;胎膜早破及手术助产增加感染机会。严重梗阻性难产若不及时处理,可导致先兆子宫破裂,甚至子宫破裂,危及产妇生命。

(二)对胎儿及新生儿的影响

头盆不称易发生胎膜早破、脐带脱垂,脐带脱垂发生率是正常产妇的 4～6 倍,导致胎儿窘迫,甚至胎儿死亡;产程延长,胎头受压时间长,缺血缺氧容易发生颅内出血;产道狭窄,手术助产机会增多,易发生新生儿产伤及感染。

五、狭窄骨盆分娩时处理

首先应明确狭窄骨盆类别和程度。了解胎位、胎儿大小、胎心率、宫缩强弱、宫口扩张程度、胎先露下降程度、破膜与否,结合年龄、产次、既往分娩史进行综合判断,决定分娩方式,

(一)一般处理

在分娩过程中,应安慰产妇,使其精神舒畅,信心倍增,保证营养及水分的摄入,必要时补液。还需注意产妇休息,监测宫缩强弱,勤听胎心。检查胎先露部下降及宫口扩张程度。

(二)骨盆入口平面狭窄的处理

1.明显头盆不称(绝对性骨盆狭窄)

骶耻外径≤16 cm,骨盆入口前后径≤8 cm,胎头跨耻征阳性者,足月活胎不能入盆,不能经阴道分娩。应在临产后行剖宫产术结束分娩。

2.轻度头盆不称(相对性骨盆狭窄)

骶耻外径 16.5～17.5 cm,骨盆入口前后径 8.5～9.5 cm,胎头跨耻征可疑阳性。足月活胎体重＜3 000 g,胎心率及产力均正常,应在严密监护下试产。胎膜未破者可在宫口扩张 3 cm 时行人工破膜。若破膜后宫缩较强,产程进展顺利,多数能经阴道分娩。试产过程中若出现宫缩乏力,可用缩宫素静脉滴注加强宫缩。试产2～4 小时,胎头仍迟迟不能入盆,宫口扩张缓慢,或伴有胎儿窘迫征象,应及时行剖宫产术结束分娩。若胎膜已破,为了减少感染,应适当缩短试产时间。

骨盆入口平面狭窄,主要为扁平骨盆的妇女,于妊娠末期或临产后,胎头矢状缝只能衔接于骨盆入口横径上。胎头侧屈使其两顶骨先后依次入盆,呈不均倾势嵌入骨盆入口,称为头盆均倾不均。若前顶骨先嵌入,矢状缝偏后,称前不均倾;若后顶骨先嵌入,矢状缝偏前,称后不均倾,当胎头双顶骨均通过骨盆入口

平面时,即能较顺利地经阴道分娩。

(三)中骨盆及骨盆出口平面狭窄的处理

在分娩过程中,胎儿在中骨盆平面完成俯屈及内旋转动作。若中骨盆平面狭窄,则胎头俯屈及内旋转受阻,易发生持续性枕横位或枕后位。产妇多表现活跃期或第二产程延长及停滞、继发性宫缩乏力等。若宫口开全,胎头双顶径达坐骨棘水平或更低,可经阴道徒手旋转胎头为枕前位,待其自然分娩,或行产钳或胎头吸引术助产。若胎头双顶径未达坐骨棘水平,或出现胎儿窘迫征象,应行剖宫产术结束分娩。

骨盆出口平面是产道的最低部位,应于临产前对胎儿大小、头盆关系做出充分估计。决定能否经阴道分娩,诊断为骨盆出口狭窄,不应进行试产。若发现出口横径狭窄,耻骨弓角度变锐,耻骨弓下三角空隙不能利用,胎先露部向后移,利用出口后三角空隙娩出。临床上常用出口横径与出口后矢状径之和估计出口大小。若两者之和>15 cm 时,多数可经阴道分娩,有时需用胎头吸引术或产钳术助产,应做较大的会阴后一侧切开,以免会阴严重撕裂。若两者之和<15 cm,足月胎儿不易经阴道分娩,应行剖宫产术结束分娩。

(四)骨盆 3 个平面狭窄的处理

主要是均小骨盆。若估计胎儿不大,胎位正常,头盆相称,宫缩好,可以试产,通常可通过胎头变形和极度俯屈,以胎头最小径线通过骨盆腔,可能经阴道分娩。若胎儿较大,有明显头盆不称,胎儿不能通过产道,应尽早行剖宫产术。

(五)畸形骨盆的处理

根据畸形骨盆种类、狭窄程度、胎儿大小、产力等情况具体分析。若畸形严重,明显头盆不称者,应及早行剖宫产术。

第三节 软产道异常

软产道是子宫下段、宫颈、阴道及骨盆底软组织构成的弯曲管道。软产道异常所致的难产少见,容易被忽视。应于妊娠早期常规行双合诊检查,了解软产道有无异常。

一、外阴异常

(一)会阴坚韧

多见于初产妇,尤其是 35 岁以上高龄初产妇更多见。由于组织坚韧,缺乏弹性,会阴伸展性差,使阴道口狭小,在第二产程常出现胎先露部下降受阻,且可于胎头娩出时造成会阴严重裂伤。分娩时,应作预防性会阴后一侧切开。

(二)外阴水肿

重度子痫前期、重症贫血、心脏病及慢性肾炎孕妇,在有全身水肿的同时,可有重度外阴水肿,分娩时妨碍胎先露部下降,造成组织损伤、感染和愈合不良等情况。在临产前,可局部应用 50% 硫酸镁液湿热敷。临产后仍有严重水肿者,可在严格消毒下进行多点针刺皮肤放液。分娩时,可行会阴后一侧切开。产后加强局部护理,预防感染。

(三)外阴瘢痕

外伤、药物腐蚀或炎症后遗症瘢痕挛缩,可使外阴及阴道口狭小,影响胎先露部下降。若瘢痕范围不大,分娩时可作会阴后一侧切开。若瘢痕过大,扩张困难者,应行剖宫产术。

二、阴道异常

(一)阴道横隔

横隔较坚韧,多位于阴道上、中段。在横隔中央或稍偏一侧常有一小孔,易被误认为宫颈外口。若仔细检查,在小孔上方可触及逐渐开大的宫口边缘,而该小孔直径并不变大。阴道横隔影响胎先露下降,当横隔被撑薄,此时可在直视下自小孔处将隔作 X 形切开。隔被切开后,因胎先露部下降压迫,通常无明显出血,待分娩结束再切除剩余的隔,用肠线间断或连续锁边缝合残端。若横隔高且坚厚,阻碍胎先露部下降,则需行剖宫产术结束分娩。

(二)阴道纵隔

阴道纵隔若伴有双子宫、双宫颈,位于一侧子宫内的胎儿下降,通过该侧阴道分娩时,纵隔被推向对侧,分娩多无阻碍。当阴道纵隔发生于单宫颈时,有时纵隔位于胎先露部的前方。胎先露部继续下降,若纵隔薄可自行断裂,分娩无阻碍。若纵隔厚阻碍胎先露部下降时,须在纵隔中间剪断,待分娩结束后,再剪除剩余的隔,用肠线间断或连续锁边缝合残端。

(三)阴道狭窄

由产伤、药物腐蚀、手术感染致使阴道瘢痕挛缩形成阴道狭窄者,若位置低、狭窄轻,可作较大的会阴后一侧切开,经阴道分娩。若位置高、狭窄重、范围广,应行剖宫产术结束分娩。

(四)阴道尖锐湿疣

妊娠期尖锐湿疣生长迅速,早期可治疗。体积大、范围广泛的疣可阻碍分娩,易发生裂伤、血肿及感染。为预防新生儿喉乳头瘤行剖宫产术。

(五)阴道囊肿和肿瘤

阴道壁囊肿较大时,阻碍胎先露部下降,此时可行囊肿穿刺抽出其内容物,待产后再选择时机进行处理。阴道内肿瘤阻碍胎先露部下降而又不能经阴道切除者,均应行剖宫产术,原有病变待产后再行处理。

三、宫颈异常

(一)宫颈外口黏合

多在分娩受阻时被发现。当宫颈管已消失而宫口却不扩张,仍为一很小的孔,通常用手指稍加压力分离黏合的小孔,宫口即可在短时间内开全。但有时为使宫口开大,需行宫颈切开术。

(二)宫颈水肿

多见于扁平骨盆、持续性枕后位或滞产,宫口未开全过早使用腹压,致使宫颈前唇长时间被压于胎头与耻骨联合之间。血液回流受阻引起水肿,影响宫颈扩张。轻者可抬高产妇臀部,减轻胎头对宫颈压力,也可于宫颈两侧各注入0.5%利多卡因5~10 mL或地西泮10 mg静脉推注,待宫口近开全,用手将水肿的宫颈前唇上推,使其逐渐越过胎头,即可经阴道分娩。若经上述处理无明显效果,宫口不继续扩张,可行剖宫产术。

(三)宫颈坚韧

常见于高龄初产妇,宫颈缺乏弹性或精神过度紧张使宫颈挛缩,宫颈不易扩张。此时可静脉推注地西泮10 mg,也可于宫颈两侧各注入0.5%利多卡因5~10 mL。若不见缓解,应行剖宫产术。

(四)宫颈瘢痕

宫颈锥形切除术后、宫颈裂伤修补后感染、宫颈深部电烙术后等所致的宫颈瘢痕,虽于妊娠后软化,若宫缩很强,宫口仍不扩张,不宜久等,应行剖宫产术。

(五)宫颈癌

此时宫颈硬而脆,不应经阴道分娩,应行剖宫产术,术后放疗。若为早期浸润癌,可先行剖宫产术,随即行广泛性子宫切除术及盆腔淋巴结清扫术。

(六)宫颈肌瘤

生长在子宫下段及宫颈部位的较大肌瘤,占据盆腔或阻塞于骨盆入口时,影响胎先露部进入骨盆入口,应行剖宫产术。若肌瘤在骨盆入口以上而胎头已入盆,肌瘤不阻塞产道则可经阴道分娩,肌瘤待产后再行处理。

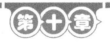

助 产 技 术

第一节　缩宫素应用

缩宫素是由下丘脑分泌,储存于神经垂体中的一种激素,其重要作用是选择性兴奋子宫平滑肌,可促进宫颈成熟、增强子宫收缩力及收缩频率,故临床上广泛应用于妊娠晚期引产及产程中加强宫缩,以及在产后促进子宫收缩,减少产后出血发生率。

一、适应证

(一)母体方面

(1)妊娠期高血压:轻度、重度子痫前期胎儿已成熟,或重度子痫前期经非手术治疗效果不明显或病情恶化,子痫控制后 24 小时无产兆,并具备阴道分娩条件者。

(2)妊娠期并发症:妊娠并发慢性高血压、慢性肾小球肾炎、肾盂肾炎反复发作、糖尿病等,需提前终止妊娠。

(3)胎膜早破:孕周≥36 周,胎儿已成熟,24 小时未自然临产者。

(4)绒毛羊膜炎:继续妊娠可能造成胎儿宫内感染。

(5)延期或过期妊娠:妊娠达 41 周以上,生化或生物物理监测指标提示胎儿胎盘功能不良或妊娠达 42 周。

(6)有潜伏期延长趋势,潜伏期超过 8 小时,经过休息后排除不协调宫缩和头盆不称者。

(7)活跃期继发宫缩乏力者(排除头盆不称)。

(8)新生儿娩出后促进子宫收缩,减少产后出血。

(二)胎儿方面

(1)胎儿宫内环境不良:继续妊娠会对胎儿造成危害,甚至随时有胎死宫内之可能,宫外环境比宫内环境更有利于新生儿的存活。这种情况包括:严重的胎儿生长受限,母儿血型不合,胎儿水肿,羊水过少,可疑胎儿宫内窘迫。

(2)胎死宫内及胎儿畸形。

二、禁忌证

(一)绝对禁忌证

(1)有子宫手术史,包括古典式剖宫产、子宫整形术、子宫穿孔修补术等,此外还有因肌瘤较大、数目较多,子宫肌瘤剜除术透过内膜进入宫腔的情况。

(2)前置胎盘(尤其是中央性前置胎盘)或前置血管。

(3)绝对或相对头盆不称及胎位异常,不能经阴道分娩者。

(4)胎儿不能耐受阴道分娩负荷者(严重胎儿胎盘功能不良)。

(5)孕妇不能耐受阴道分娩负荷,如心力衰竭、重型肝肾疾病、重度先兆子痫并发脏器损伤。

(6)脐带隐性脱垂。

(7)软产道异常,包括宫颈浸润癌、宫颈水肿、产道梗阻等。

(8)某些生殖感染性疾病(如疱疹感染急性期、HPV感染等)。

(9)骨盆结构畸形。

(10)对引产药物过敏者。

(二)相对禁忌证

(1)子宫下段横切口剖宫产史。

(2)臀位。

(3)羊水过多。

(4)双胎及多胎妊娠。

(5)经产妇分娩次数≥5次者。

(6)孕妇有心脏病或重度高血压。

三、应用前准备

(1)严格把握使用指征。

(2)仔细核对预产期,防止人为的早产和不必要的引产。

(3)判断胎儿成熟度:如果胎肺尚未成熟,如情况许可,尽可能先促进胎肺成熟,再引产。

(4)详细检查骨盆大小及形态、胎儿大小、胎位、胎头是否入盆、头盆是否相称,排除阴道分娩禁忌证。

(5)对高危妊娠孕妇在引产前应常规胎心监测、B超检查胎儿状态和羊水情况,必要时进行生物物理评分,以了解胎儿胎盘储备功能、胎儿能否耐受经阴道分娩。

(6)妊娠并发内科疾病,在引产前,需要请内科医师会诊,充分估计孕妇原发病严重程度及阴道分娩风险,并进行相应检查,制订详细防治预案。

(7)向孕妇解释引产的指征和方式,获得其知情同意。

(8)引产医师应熟练掌握各种引产方法及其并发症的早期诊断和处理,要严密观察产程,做好详细记录,引产期间需配备阴道助产及剖宫产手术所需的人员和设备。

(9)宫颈成熟度的评价:目前公认的评估宫颈成熟度常用的方法是 BISHOP评分法。评分≤4分提示宫颈不成熟,需要促宫颈成熟。评分>17分提示宫颈成熟。评分越高,宫颈越成熟,引产成功率越高。0~3分引产不易成功,4~6分成功率仅50%,7~8分成功率80%,评分≥8分者,引产成功率与经阴道分娩自然临产结果相似。

四、应用方法

(一)静脉滴注缩宫素

持续性小剂量静脉滴注缩宫素为安全常用的引产方法,但在宫颈不成熟时,引产效果不好。其特点:可随时调整用药剂量,保持生理水平的有效宫缩,一旦发生异常可随时停药,缩宫素作用时间短,半衰期为1~6分钟(平均3分钟)。

(二)静脉滴注药的配制方法

应先用0.9%氯化钠溶液500 mL,用7号针头行静脉滴注,根据用药目的调整好输液滴速(引产或催产),然后再向0.9%氯化钠溶液中加入2.5 U缩宫素,将药液摇匀后继续滴入。切忌先将2.5 U缩宫素溶于0.9%氯化钠溶液中直接穿刺行静脉滴注,因此法可能在短时间内使过多的缩宫素进入体内,对母儿不安全。

(三)缩宫素引产方法

因缩宫素个体敏感度差异极大,静脉滴注缩宫素应从小剂量开始循序增量,起始剂量为 2.5 U 缩宫素溶于 0.9％氯化钠溶液 500 mL 中即 0.5％缩宫素浓度，以每毫升 20 滴计算相当于每滴生理盐水液中含缩宫素 0.25 mU。从 10 滴/分，即 2.5 mU 开始，根据宫缩、胎心情况调整滴速，一般每隔 30 分钟调整 1 次。静脉滴注缩宫素推荐使用低剂量，最好使用输液泵。起始剂量为 2.5 mU/min 开始，根据宫缩调整滴速，一般每隔 30 分钟调整 1 次。

(四)缩宫素催产的方法

适用于协调性宫缩乏力、宫口扩张≥3 cm、胎心良好、胎位正常、头盆相称者。原则是以最小浓度获得最佳宫缩，一般将缩宫素 2.5 U 加于 0.9％氯化钠溶液 500 mL 中，使每滴液体含缩宫素 0.33 mU(每毫升 15 滴计算)，从 4～5 滴/分即 1～2 mU/min 开始，根据宫缩强弱进行调整，调整间隔为 15～30 分钟，每次增加 1～2 mU/min 为宜。最大给药剂量通常不超过 20 mU/min(60 滴/分)，维持宫缩时宫腔内压力达 6.7～8.0 kPa(50～60 mmHg)，宫缩间隔 2～3 分钟，持续 40～60 秒。对于不敏感者，可酌情增加缩宫素剂量。

五、使用中管理与注意事项

(1)美国妇产科学院建议，应用缩宫素时对胎心率和宫缩的监测应该同高危妊娠一样受重视。在缩宫素使用中应有医师或助产士在床旁守护，监测宫缩、胎心、血压、羊水性状(如已破膜)及产程进展等情况。评估宫缩强度的方法有 3 种：①触诊子宫；②电子胎儿监护；③宫腔内导管测量子宫收缩力，计算 Montevideo 单位(MU)，MU 的计算是将 10 分钟内每次宫缩产生的压力(mmHg)相加而得，假如 10 分钟内有 4 次宫缩，每次宫缩的压力分别为 6.9 kPa(52 mmHg)、7.6 kPa(57 mmHg)、6.4 kPa(48 mmHg)和 8.0 kPa(60 mmHg)，则宫缩强度为 217 MU。一般临产时宫缩强度为 80～120 MU，活跃期宫缩强度为 200～250 MU，应用缩宫素促进宫缩时必须达到 200～300 MU 时，才能引起有效宫缩。若 10 分钟内宫缩≥5 次或 15 分钟内有超过 7 次宫缩，或宫缩持续 1 分钟以上或胎心率异常，应立即停止滴注缩宫素。外源性的缩宫素在母体血中的半衰期为 1～6 分钟，故停药后能迅速好转，必要时加用镇静药和抑制宫缩的药物。若发现血压升高，应减慢滴注速度。如已破膜应观察羊水性状。

(2)警惕变态反应。

(3)缩宫素避免肌内、皮下穴位注射及鼻黏膜用药。

(4)缩宫素引产与缩宫目的不同，切不可混为一谈，连在一起使用缩宫素可导致胎儿宫内窒息，甚至产生死产的恶果。

（5）引产时缩宫素使用剂量小，可延长使用时间，但也以用完 1 000 mL 溶液为限。待诱发有效宫缩成功后，宫颈开始扩张，即应减量或停用。

（6）如产妇正式临产后，引产目的已达到，就应逐渐停止使用，切不可在产程中继续使用，除非出现继发性子宫收缩乏力再考虑使用。

（7）用于产程早期时，待产程进展正常后也应减量或停用。在产程中使用时最好不要超过 3 小时。因缩宫素所导致的子宫收缩与生理性子宫收缩不完全一样，收缩过后子宫不能完全放松，久而久之影响胎儿循环可导致胎儿宫内窒息。

（8）宫口开大 2～3 cm，发现潜伏期延长，需用缩宫素时，首先行人工破膜，同时了解羊水情况，根据情况观察 1～2 小时，再决定是否静脉滴注缩宫素。

（9）活跃期继发宫缩乏力者（排除头盆不称），使用缩宫素的目的就是催产。方法为缩宫素 2.5 U＋0.9％氯化钠溶液 500 mL，4～5 滴/分开始，每 15～30 分钟增加 1～2 滴/分，根据宫缩调整滴速，待产程进展正常后方可停药。

（10）宫口扩张速度不但与宫缩强度和频率有关，也取决于宫颈本身条件，当宫颈质硬、宫颈厚或水肿时，增加缩宫素用量是无效的。应配合应用降低宫颈肌张力及解除痉挛的药物，才能使产程进展。在调整缩宫素用量的同时，静脉推注地西泮 10 mg 可使宫颈平滑肌松弛，提高宫颈顺应性，同时与缩宫素产生协同作用更有利于产程进展。

（11）若出现宫缩过强、过频，过度刺激综合征，胎儿窘迫及梗阻性分娩，子宫先兆破裂，羊水栓塞等证候，应①立即停止药物使用；②立即左侧卧位、吸氧、静脉输液（不含缩宫素）；③静脉给予子宫松弛药，如 25％硫酸镁液 20 mL 加入 5％葡萄糖溶液 100 mL 静脉快滴 30 分钟滴完，然后硫酸镁 15 g 加入 5％葡萄糖溶液 500 mL 静脉滴注，1～2 g/h 即维持 25 滴/分滴速；④立即行阴道检查，了解产程进展，未破膜者给予人工破膜，观察羊水有无胎粪污染及其程度；⑤经上述综合处理，尚不能消除其不良因素，短期内又无阴道分娩可能，或病情危重，为保母子平安应迅速选用剖宫产终止妊娠。

（12）引产失败：缩宫素引产成功率与宫颈成熟度、孕周、胎先露高低有关，如连续使用 2～3 天仍无效，应改用其他方法引产。

（13）在胎儿肩娩出 1 分钟内触摸检查腹部以除外多胎，肌内注射缩宫素 10 U。

（14）预防性应用缩宫素可有效减少产后出血的发生率。用法：10 U 肌层或宫颈注射，然后 10～20 U 加入 500～1 000 mL 晶体液静脉滴注，给药速度根据患者反应调整,常规速度 250 mL/h,约 80 mU/min。但由于缩宫素的半衰期较短,需要持续静脉滴注以维持药效。近年来,卡贝缩宫素越来越多地被用于防止产后出血,其优点在于半衰期是缩宫素的 4～10 倍,并可以单剂量静脉注射,与缩宫素相比更加安全和耐受。

(15)由于缩宫素有抗利尿作用,当用量≥20 mU/min 时,肾脏对水的重吸收增加,大量液体的输入可引起水中毒,导致抽搐、昏迷,甚至死亡。

第二节　人　工　破　膜

正常情况下,胎膜破裂一般是在宫口近开全或开全时。根据国内外文献报道和临床观察,羊膜张力大时行人工破膜,有利于胎头下降,直接降至子宫下段压迫宫颈,引起子宫反射性收缩,从而加速产程进展。助产士应该知道,自然分娩是正常生理现象,无指征的破膜往往弊大于利。

一、适应证

(1)过期妊娠者,于宫口开大 2 cm 时行破膜术,宫缩加强宫颈扩张。

(2)怀疑胎儿窘迫时,为了解胎儿宫内情况,可人工破膜,根据羊水量、颜色及性状,有无胎粪,及时判断和处理。

(3)产程进展延缓或阻滞,但无明显头盆不称等异常胎位时(臀位与横位)可行人工破膜。

(4)宫口已开全仍未破膜者可行人工破膜。

二、术前准备

(1)询问了解病史,体格检查,无阴道分娩禁忌证。

(2)排除生殖道炎症。

(3)B超检查排除前置胎盘。

三、操作要点

(1)产妇排空膀胱后,取膀胱截石位。外阴常规消毒,铺巾,产妇不能自解小便,膀胱充盈者导尿,术者洗手消毒穿消毒衣,戴消毒手套。

(2)在阴道窥器下查看阴道黏膜、宫颈(有无水肿、糜烂、新生物)情况,消毒阴道。

(3)用右手示指、中指伸入阴道,了解软产道及骨产道有无异常,然后将两指伸入子宫颈内,了解有无脐带,同时稍扩张子宫颈,左手执鼠齿钳或长弯钳,在右手指指导下,触到前羊膜囊,钳破胎膜。如羊水量不多可上推胎头或用手指扩张破口,以利羊水流出。

(4)前羊膜囊充盈者,在两次宫缩之间,用手指引导注射针头刺破前羊膜囊,让羊水缓慢流出,以防脐带脱垂。

(5)无明显羊膜囊时,为避免伤及胎儿头皮,可在阴道窥器直视下,用长钳行人工破膜。

四、注意事项

(1)破膜后见羊水流出,呈清白色液体。

(2)羊水呈黄色或黄绿色或稠厚糊状、深绿色均提示有胎粪污染,疑胎儿窘迫,羊水过少者须及时处理。

(3)破膜后应立即听胎心,观察胎心变化。

(4)人工破膜引产时应避免在胎头尚未入盆时操作。

(5)臀位者禁止人工破膜。

(6)发生脐带脱垂,应立刻抬高臀部,在严格消毒条件下,徒手上推胎头,用手保护脐带,避免脐带受压,立即行剖宫产术挽救胎儿生命。回纳脐带往往脐带仍滑出,延误抢救时间。

(7)为防止羊水栓塞,破膜操作应在两次宫缩间隙进行。

(8)破膜12小时没有分娩者,应做外阴无菌护理,减少阴道检查次数,常规应用抗生素,缩短产程,尽可能在24小时内结束分娩。

(9)人工破膜属于无菌操作技术,助产士应严格执行无菌操作规程。

五、并发症

(1)脐带脱垂:破膜可能增加脐带脱垂的发生。

(2)胎儿窘迫:破膜后宫缩加强,胎头直接受压,胎儿负荷有所增加,迷走神经兴奋,出现一过性胎心减慢。

(3)羊水栓塞:破膜后,出现较强宫缩,羊水及其内容物可进入血液循环,有可能发生羊水栓塞。

(4)破膜后的宫内感染:有学者报道,破膜24小时以后分娩者中,菌血症的发生率为17%,由于抗生素的运用,临床症状可以不明显。

第三节　产后胎盘检查及相关处理

第三产程结束后,进行胎盘胎膜的检查。如果胎盘、胎膜残留宫腔,或未及时发现胎盘、胎膜的异常情况,则可能会引起产后出血或产褥期感染等严重的不良后果,故应对产后的胎盘、胎膜进行认真的检查。

一、胎盘检查

将胎盘平铺,先检查胎盘母体面的胎盘小叶有无缺陷,然后将胎盘提起,检查胎盘是否完整,再检查胎盘胎儿面边缘有无血管破裂,以便及时发现副胎盘。副胎盘为一小胎盘,与正常胎盘分离,但两者间血管相连。若有副胎盘、部分胎盘残留或大部分胎盘残留时,应在无菌操作下深入宫腔取出残留组织。

(一)胎盘形状

1.正常胎盘

为盘状,多呈卵圆形或圆形。有些形状异常的胎盘娩出时,要特别注意胎盘边缘部有无断裂血管,胎膜上有无圆形的绒毛膜缺损区。

2.异常胎盘

(1)带状胎盘:胎盘围绕孕卵形成一个环状,宫底及宫颈两极均为胎膜者称为带状胎盘或环状胎盘。若是不完全的环,则胎盘在平面上展开呈肾形。

(2)膜状胎盘或弥漫性胎盘:是异常伸展的胎盘,直径可达 35 cm,而厚度仅为 0.5 cm。膜状胎盘常有部分滞留而需徒手剥离。

(3)有缘胎盘及轮廓胎盘:胎盘的胎儿面有一黄白色环,宽约 1 cm,环的内缘与胎盘的边缘距离不等,将胎儿面分成略凹陷中央部分和周围部分。在胎膜皱褶外的周围部分绒毛组织缺乏绒毛膜板,故称绒毛膜外胎盘。轮廓胎盘的环为一环形皱褶,皱褶的内缘下有一环形壁,轮廓胎盘也可分为完全性及部分性。有缘胎盘和轮廓胎盘尚可混合存在。有缘胎盘和轮廓胎盘常有产前出血者,其产后出血量也显著增加,需要徒手剥离胎盘者也增加。

(4)多部胎盘:是一个胎盘分成两叶、三叶或更多,但有一共同的部分互相连在一起。

(5)多叶胎盘:由大小几乎相等的两叶、三叶或多叶胎盘组成,这些叶的血管汇合入 1 个血管后进入脐带。

(6)多个胎盘:由完全分开的两三叶或多个叶构成,每个叶的血管很清晰,这些血管仅在进入脐带时才汇合。

(7)副胎盘和假叶胎盘:副胎盘为一小胎盘,与正常胎盘分离,但两者间有血管相连。副胎盘和主胎盘之间无血管相连,则称为假叶胎盘。主胎盘娩出后,副胎盘可遗留在宫腔内造成胎盘残留,导致母体产后出血及感染。副胎盘由于无血管与主胎盘相连,更易造成胎盘残留而不被发觉。故在胎盘娩出后应详细检查,注意胎盘上有无大块残缺,并仔细查看邻近胎膜上有无断裂的血管,以便及早发现副胎盘残留,即使无出血,也应将其取出。有时连接主、副胎盘的血管可能脱垂于先露部之前,形成前置血管,在妊娠期或分娩期发生破裂或断裂,引起产前或产时出血,易导致胎儿窒迫,甚至死亡。

(二)胎盘大小及重量异常

正常胎盘重量约为胎儿体重的 1/6,为 500～600 g。胎盘重量超过 800 g 或 800 g 以上者,称为巨大胎盘;胎盘重量与胎儿体重不成比例,一般均伴有某种疾病,应引起注意。

1.大胎盘

在某些疾病如先天性梅毒,胎盘重量可能是胎儿重量的 1/4 或 1/3,甚至达 1/2,最大的胎盘通常发生于母亲有红细胞增多症的胎儿。其他如先天性结核、弓形体病、巨细胞病毒感染等也可引起大胎盘。妊娠期高血压的患者也可出现大胎盘,有时胎盘重量约为胎儿体重的 1/4。另外,某些免疫性疾病如 ABO 血型不合引起新生儿溶血时,常有大胎盘,胎盘重量可与胎儿重量相等,甚至超过胎儿体重,这种情况胎盘绒毛常呈增生肥大性病变。

内分泌疾病(如糖尿病)也可出现大胎盘。偶尔在胎儿患有某种严重疾病,如先天性充血性心力衰竭,或母亲有红细胞增多症时,胎盘也可有绒毛增生肥大的改变,且与疾病的严重程度成正比,胎儿常有水肿,胎盘也水肿,胎盘显著增大,胎盘与胎儿重量之比可达 1：2 左右。

2.小胎盘

胎盘重量＜400 g,常见于早产或未成熟产,由于妊娠月份及胎盘本身的变化,如母体面钙化、胎盘退行性变等,常并发胎盘功能不全,因而易引起胎儿宫内发育迟缓及新生儿营养不良。

(三)胎盘种植异常

1.前置胎盘

胎盘边缘或部分胎盘有黑紫色陈旧血凝块附着,胎膜自破,破口距胎盘边缘<7 cm。

2.粘连性胎盘、植入性胎盘及穿透性胎盘

此类病变的胎盘均是胎盘与子宫的异常附着。

(四)胎盘循环障碍

1.绒毛周围大量纤维蛋白沉积

纤维蛋白沉积较广泛者可形成一肉眼可见的斑块,多位于胎盘的边缘带,也可发生于胎盘的中央带。其发生率在正常足月胎盘中约22%,在未成熟胎盘中约6%,在重度妊娠期高血压、慢性高血压或过期妊娠胎盘中发生率为12%~13%。

2.绒毛膜下纤维蛋白沉积

在胎儿面绒毛膜下呈白色斑块,质硬,散在或融合,与正常组织间界限清晰。正常足月胎盘中约20%可见此种病变,对胎儿的生长发育无不良影响。

3.绒毛膜间血栓

大部分血栓位于胎盘的中央部,少数病变也可发生于胎盘底部,与底板相连。病灶呈圆形或卵圆形,单个或多个,多个者较多,最多一个胎盘可有20余个大小不等、形成时间不等的血栓。血栓直径自数毫米到数厘米不等,一般为1~2 cm。

4.胎盘梗死

梗死灶往往为多发性,直径从数毫米到数厘米不等。整个胎盘或大部分呈急性梗死者罕见,这种情况仅见于产妇分娩时突然死亡、暴发性子痫、子宫胎盘卒中等。

5.干绒毛动脉血栓

在胎盘上产生一个界限清晰的无血管绒毛区。正常足月胎盘中有单个干绒毛动脉血栓形成者约为5%,糖尿病胎盘干绒毛动脉血栓发生率高达10%,而死胎胎盘约14%有多发性干绒毛动脉血栓。

(五)胎盘其他异常

1.绒毛膜囊肿

位于胎盘的胎儿面,在羊膜和绒毛膜血管下。有的囊肿位于脐带附着处附近,像残留的卵黄囊。囊肿往往为单个,直径从数毫米到数厘米不等。

2.胎盘隔囊肿

位于母体叶间隔中,是胎盘组织中常见的小囊肿,11%~20%的胎盘均有此种囊肿。多见于水肿的胎盘、糖尿病或母胎 Rh 血型不合的胎盘。囊肿呈圆形或卵圆形,直径从数毫米至1 cm 大小。

3.钙化灶

肉眼可见的足月胎盘钙化灶发生率为14%～37%。

4.绒毛膜羊膜炎

肉眼观察典型的绒毛膜羊膜炎,病程长者,羊膜粗糙呈黄色或失去正常光泽,且常有恶臭,羊膜脆。

5.脐带炎

有些感染如白色念珠菌感染,脐带表面可见典型的颗粒状。陈旧性渗出在脐带中可聚集成血管周围的同心环状,易发生钙化,脐带脆而不易钳夹。

6.羊膜带综合征

羊膜带综合征的胎盘其胎膜上有一个或数个洞孔,胎儿面羊膜呈不规则条索状,胎盘或羊膜与胎儿畸形部位,如面部、头部、腹部或肢体有粘连,借粘连带相连。脐带往往较短。

7.无脐带

无脐带极罕见。此种发育异常导致胎盘直接与胎儿腹部相连,并发内脏外翻(无脐带综合征),是一种致死性畸形。

8.脐带附着异常

脐带附着于胎盘边缘者称球拍状胎盘,发生率为0.1%～15%。脐带附着于胎膜上的胎盘称帆状胎盘,发生率为0.1%～13.6%,在足月分娩单胎中的发生率平均为1%。

二、胎盘人工剥离术

胎盘人工剥离术是用人工的方法使胎盘与子宫内壁分离。助产者不应干预过早,如果在胎盘尚未剥离时用力按揉、下压宫底、牵拉脐带会引起胎盘剥离不全或子宫内翻,因此正确识别胎盘剥离征象、掌握好胎盘人工剥离术的指征及实施方法非常重要。

正确处理第三产程是预防产后出血的关键,而正确处理胎盘娩出,能够减少产后出血的发生。第三产程中发现胎盘滞留、胎盘粘连时,如果能准确及时地行胎盘人工剥离术,可以有效预防和减少产后出血。

(一)适应证

(1)胎儿娩出后,胎盘部分剥离而引起子宫大量出血时(活动性出血＞150 mL)。

(2)第三产程超过30分钟,虽出血不多,但经排空膀胱、使用宫缩药、轻轻按压宫底仍不能娩出胎盘者。

(3)检查娩出的胎盘或胎膜不完整,胎盘边缘有断裂的血管,可疑有副胎盘残留者。

(二)术前准备

(1)交叉配血,建立静脉双通道,备好各种子宫收缩药(缩宫素、米索前列醇、卡前列甲酯栓、卡贝缩宫素等)及止血药物,从而最大限度地保证产妇安全。当出血较多时,应立即启动产后出血抢救预案,无胎盘植入者应尽快将胎盘剥离出来,同时密切观察产妇的情况,如失血过多,一般情况较差,应及时输血。

(2)更换手术衣及手套,外阴再次消毒。

(3)排空膀胱。

(4)若检查发现宫颈内口较紧者,应肌内注射阿托品 0.5 mg 及哌替啶 100 mg。也可全身麻醉,应用异丙酚。

(三)手术步骤与注意事项

1.术中注意要点

(1)术者将一手手指并拢呈圆锥状直接伸入宫腔,手掌面向着胎盘母体面,手指并拢以手掌尺侧缘缓慢将胎盘从边缘开始逐渐自子宫壁分离,另一手在腹部协助按压宫底,待确认胎盘已全部剥离后,用手牵拉脐带协助胎盘娩出。

(2)胎盘娩出后,立即应用子宫收缩药,加强宫缩,减少继续出血。

(3)术者注意操作动作轻柔,避免暴力强行剥离或用手指抠挖子宫壁导致穿破子宫。

(4)若找不到疏松的剥离面,无法剥离者,应想到胎盘植入的可能,不应强行剥离,否则容易造成子宫壁损伤甚至子宫破裂,而应行床旁 B 超检查。确诊胎盘植入者,可行子宫动脉栓塞术,或行子宫切除术。

(5)胎盘植入或胎盘子宫附着粘连,不可强行牵拉脐带,以免造成子宫内翻。

(6)取出的胎盘应立即仔细检查胎盘、胎膜是否完整,有无副胎盘,若有缺损应行清宫术或再次徒手伸入宫腔,清除残留胎盘和胎膜,但应尽量减少进入宫腔的次数。

2.术后注意要点

(1)实施人工胎盘剥离术后应常规应用抗生素预防感染。

(2)加强产后观察,产后 2 小时是产后出血发生的高危时段,注意阴道出血情况,发现异常及时处理。

（3）鼓励产妇多饮水，督促其产后 4～6 小时内将膀胱排空，量宫高。应严密观察产妇生命体征、子宫收缩，以免影响子宫收缩，定时按压宫底、测量血压。

（4）鼓励母婴皮肤早接触、早吸吮，能反射性引起子宫收缩，减少出血量。

三、产后清宫术

正常产后及引产后子宫大且软，剖宫产术后子宫有瘢痕，复旧差，无 B 超引导行清宫术时因不能直视宫腔内情况，术中吸刮部位无针对性，稍有不慎即可能引起严重的损伤，如子宫穿孔、清宫不全，以及在先天性子宫畸形时易漏吸。而B超能清晰地显示子宫内情况，指示吸刮器的行径，并能动态观察宫内情况的变化，手术针对性强，创伤面小，手术时间缩短，出血量减少，从而可减少并发症的发生。

（一）适应证

（1）阴道分娩时因胎盘粘连、胎盘嵌顿等而行手取胎盘后发现胎盘、胎膜组织娩出不完整。

（2）产时胎盘、胎膜组织娩出基本完整，但产后 B 超发现宫腔内有组织残留，行药物非手术治疗无效。

（3）产后晚期出血是因胎盘、胎膜残留引起，如生命体征平稳，出血不多，先进行抗感染及缩宫治疗，3～5 天后行清宫术。如患者病情危重，出血较多，甚至休克，均应在抗感染、纠正休克的同时行清宫术，术后予抗感染及缩宫治疗。

（4）排除胎盘植入，无特殊禁忌（包括心、肺等内脏疾病，血液病，感染等）。

（二）禁忌证

并发严重内外科并发症，无法耐受手术者。

（三）麻醉方法

一般不需要麻醉，特殊情况下可行全身短效麻醉或注射镇痛药。

（四）体位

取膀胱截石位。

（五）手术步骤

（1）建立静脉通路。

（2）常规冲洗消毒外阴、阴道，铺无菌巾。

（3）用宫颈钳固定宫颈上唇，沿子宫体方向将探针送至子宫底部，了解子宫大小。

（4）将卵圆钳顺子宫体方向送入宫腔内，钳夹宫腔内组织，特别是胎盘附着面，将较多量组织钳夹后，以大号刮匙顺序搔刮整个宫腔。必要时可以在无负压下,将大号宫腔吸引器送入宫腔,然后维持负压,进行刮吸。整个操作过程动作要轻柔。如感觉到子宫壁已变粗糙或观察到吸瓶内出现血性泡沫,检查宫腔深度显著缩小,意味着子宫内已清空,可结束手术。对瘢痕子宫的产妇,在清宫过程中避免接触手术瘢痕处。

(5)手术过程中出血多时,可予缩宫素静脉滴注促进子宫收缩。

(6)清宫手术必要时可在 B 超引导下进行。

(六)术后处理

1.组织送检

必要时将刮取物送病理检查。

2.预防感染

口服抗生素 3～5 天。

3.促进子宫复旧

适当应用药物促进子宫收缩。

(七)并发症

1.子宫穿孔

妊娠使子宫壁变得脆弱,清宫术时易造成子宫穿孔。对出血较少的子宫穿孔,可行抗感染、止血等非手术治疗;若穿孔较大,并发大出血,则需剖腹探查止血,行穿孔创面的修补,或行子宫切除术。

2.感染

术前准备充分,助产技术严格无菌操作,术后预防性抗生素治疗,可减少感染的发生。

3.子宫腔粘连

如清宫时搔刮过度,会出现宫腔粘连,其后果为不孕、流产、闭经、痛经等。

4.出血

产后子宫尚未恢复正常,清宫过程中可能因子宫收缩不良而出血,可予缩宫素静脉滴注以促进子宫收缩,减少出血量。

参考文献

[1] 李玮.实用妇产科诊疗新进展[M].西安:陕西科学技术出版社,2021.

[2] 张海红.妇产科临床诊疗手册[M].西安:西北大学出版社,2021.

[3] 薛敏,潘琼.妇产科疾病处方速查[M].北京:人民卫生出版社,2021.

[4] 冯磊.新编妇产科疾病手术学[M].开封:河南大学出版社,2021.

[5] 刘杨.妇产科疾病诊疗及辅助生殖技术[M].哈尔滨:黑龙江科学技术出版社,2021.

[6] 李光凤.临床妇产实践技术[M].长春:吉林科学技术出版社,2020.

[7] 李焱.妇产科学理论与实践[M].北京:科学技术文献出版社,2020.

[8] 李智.临床妇产科学[M].长春:吉林科学技术出版社,2020.

[9] 苏翠红.妇产科常见病诊断与治疗要点[M].北京:中国纺织出版社,2021.

[10] 石一复,郝敏.妇产科症状鉴别诊断学[M].北京:人民卫生出版社,2021.

[11] 张秋香.临床妇产科学诊疗[M].北京:科学技术文献出版社,2020.

[12] 李奇洙.新编妇产科学[M].哈尔滨:黑龙江科学技术出版社,2020.

[13] 郝翠云,申妍,王金平,等.精编妇产科常见疾病诊治[M].青岛:中国海洋大学出版社,2021.

[14] 郝晓明.妇产科常见病临床诊断与治疗方案[M].北京:科学技术文献出版社,2021.

[15] 王冬.实用临床妇产科学[M].郑州:郑州大学出版社,2020.

[16] 詹银珠.妇产科学基础与临床[M].天津:天津科学技术出版社,2020.

[17] 李荣光,李存利,王海荣.临床妇产科学[M].厦门:厦门大学出版社,2020.

[18] 李庆丰,郑勤田.妇产科常见疾病临床诊疗路径[M].北京:人民卫生出版社,2021.

[19] 王艳.临床妇产疾病诊疗与护理[M].南昌:江西科学技术出版社,2020.

［20］张爱君.临床妇产科学新进展［M］.天津：天津科学技术出版社,2020.

［21］赵文芳,田艳春,王照英,等.妇科常见病与产科并发症［M］.青岛：中国海洋大学出版社,2021.

［22］王红艳.妇产科学最新诊断与治疗［M］.哈尔滨：黑龙江科学技术出版社,2020.

［23］艾淑芬.临床妇产诊疗与生殖技术［M］.哈尔滨：黑龙江科学技术出版社,2020.

［24］杨小莉.现代妇产科学新进展［M］.北京：科学技术文献出版社,2020.

［25］张美美.妇产科学最新诊疗研究［M］.哈尔滨：黑龙江科学技术出版社,2020.

［26］伊同英,李静,张正玲,等.卡贝缩宫素联合缩宫素预防高危妊娠阴道分娩产后出血的临床分析［J］.甘肃医药,2020,39(5)：403-405.

［27］张力尹,李春梅.分腿位与截石位腹腔镜子宫切除术对患者血流动力学、呼吸功能及体位相关并发症的影响［J］.临床和实验医学杂志,2021,20(6)：649-652.

［28］吴政华,姜川,郑远琴,等.超声检测子宫内膜厚度对异常妊娠的临床效果分析［J］.影像研究与医学应用,2021,5(8)：103-104.

［29］李敏.人工破膜在剖宫产术后足月妊娠阴道试产中的可行性研究［J］.中国社区医师,2021,37(26)：24-25.

［30］李巧弟,赵丽君,李华锦,等.缩宫素引产导致宫缩过频的相关因素分析［J］.系统医学,2021,6(24)：155-158.